龙江医派现代中医临床思路与方法丛书

总主编　姜德友　李建民

妇科疾病辨治思路与方法

主编　冯晓玲　韩凤娟

科学出版社
北京

内 容 简 介

本书为"龙江医派现代中医临床思路与方法丛书"之一，旨在通过系统介绍龙江医派中医妇科疾病辨治思路与方法，指导广大中医药工作者的临床工作。本书将龙江医派诊治疾病的辨证思路运用到中医妇科病的诊治中，希望可为中医妇科疾病的诊断及治疗提供思路和方法。

本书适用于广大中医药工作者、妇科临床医师参考阅读。

图书在版编目（CIP）数据

妇科疾病辨治思路与方法 / 冯晓玲，韩凤娟主编. 北京：科学出版社，2018.10

（龙江医派现代中医临床思路与方法丛书/姜德友，李建民主编）

ISBN 978-7-03-058984-2

Ⅰ. ①妇… Ⅱ. ①冯… ②韩… Ⅲ. ①中医妇科学－辨证论治 Ⅳ. ①R271.1

中国版本图书馆 CIP 数据核字(2018)第 225493 号

责任编辑：鲍 燕 / 责任校对：张凤琴
责任印制：张欣秀 / 封面设计：北京图阅盛世文化传媒有限公司

科 学 出 版 社 出版
北京东黄城根北街 16 号
邮政编码：100717
http://www.sciencep.com

北京建宏印刷有限公司 印刷
科学出版社发行 各地新华书店经销
*
2018 年 10 月第 一 版 开本：787×1092 1/16
2018 年 10 月第 一 次印刷 印张：18 1/4
字数：468 000
定价：**108.00 元**
（如有印装质量问题，我社负责调换）

《龙江医派现代中医临床思路与方法丛书》
总编委会

总 主 编
姜德友　李建民

副总主编
周亚滨　邹　伟　刘松江　张铁林　王丽芹

编　委
（按姓氏笔画排序）

于学平	马　建	王　军	王　珏	王　珑	王　海
王　颖	王东梅	王建伟	王玲姝	王树人	王桂媛
王宽宇	方东军	尹　艳	艾　民	冯晓玲	宁式颖
刘　莉	刘朝霞	安立文	孙　凤	孙　秋	孙丽华
严　斌	李　妍	李　晶	李竹英	李泽光	李晓南
李晓陵	杨素清	时国臣	吴效科	宋爱英	张　弘
张　伟	张　旭	张　茗	张丹琦	张传方	陈　波
陈英华	武桂娟	苑程鲲	周　凌	赵　军	赵　钢
赵　楠	姜益常	姚　靖	耿乃志	聂　宏	聂浩劫
徐京育	栾金红	梁　群	葛明富	韩凤娟	程为平
程永志	程丽敏	蔡宏波	阚丽君		

学术秘书
谢春郁　孙许涛　田　伟

总　序

　　龙江医派群贤毕至，少长咸集，探鸿蒙之秘，汇古今之验，受三坟五典，承金匮玉函，利济苍生，疗民之夭厄，独树北疆，引吭而高歌。

　　昔亘古洪荒，有肃慎油脂涂体，至渤海金元，医官设立，汇地产药材朝贡贸易，明清立法纪医馆林立，民国已成汇通、龙沙、松滨、呼兰、宁古塔、三大山六大支系；后高仲山负笈南渡，学成而还，问道于岐黄，沉潜力研，访学于各地，汇名家于一体，广纳龙江才俊，探讨交流，披荆斩棘，开班传学，筚路蓝缕。至于现代，西学东渐，人才辈出，中西汇通，互参互用，承前辈实践经验，融现代诊疗技艺，参地域气候特点，合北疆人群体质，拼搏进取，承前启后，自成一派，独树北疆。

　　《龙江医派丛书》集前辈之经验，付梓出版，用心良苦，《龙江医派现代中医临床思路与方法丛书》承先贤之技艺，汇古通今，蔚为大观。二者相辅相成，互为经纬，一者以名家个人经验为体系，集史实资料，有前辈幼承庭训、兼济苍生之道途，有铁肩担道、开派传学之事迹，又有临证心得、个人经验之荟萃；另者以临床分科为纲领，汇中西之论，有疾病认识源流、历代论述之归纳，有辨证识病、处方用药之思路，又有地产药材、龙江经验之心悟。二者相得益彰，发皇古义，探求新知，集龙江之学，传之于世。

　　丛书收罗宏博，取舍严谨，付梓出版，实为龙江中医之幸事。其间论述，溯本求源，博采众长，述前人之所未逮；提纲挈领，珠玉琳琅，成入室之津梁，临证思考跃然纸上，嘉惠后学功德无量。

　　忆往昔命途多舛，军阀迫害，日伪压迫，国医几近消亡，吾辈仗义执言，上书言志；中华人民共和国成立，国泰民安，大力扶持，蒸蒸日上；时至今朝，民族自豪，欣欣向荣，百花齐放，虽已年近期颐，逢此盛世，亦欢欣鼓舞，然中医之发展任重道远，望中医后学，补苴前贤，推陈出新，承前启后，再接再厉！

　　爰志数语，略表心忱，以为弁言！

張琪

2017 年 9 月

总　前　言

中医药学源远流长，中华版图幅员辽阔，南北气候不同，地理环境有别，风俗习性各异，加之先贤探索发挥，观点异彩纷呈，各抒己见、百花齐放，逐渐形成了风格各异的诊疗特色和学术思想，共同开创了流派林立的学术盛况，中医学术流派的形成和发展是中医学的个体化治疗特点、师承学习的结果，是中医学理论和实践完善到一定程度的产物，同时也是中医学世代相传、得以维系的重要手段。

龙江医派作为我国北疆独树一帜的中医学术流派，受到北方寒地气候特点、多民族融合、饮食风俗习惯等多种因素的影响，加之北疆地产药材、少数民族医药观念与经验汇聚，结合中医三因制宜、辨证施治等理念，共同酝酿了学术思想鲜明、诊疗风格独特的北疆中医学术流派——龙江医派。针对外因寒燥、内伤痰热、气血不畅等病机，积累了以温润、清化、调畅气血为常法的诊疗经验和独具特色的中医预防养生方式，体现了中医学术流派的地域性、学术性、传承性、辐射性、群体性等诸多特点。

回首龙江医派的发展，由荆棘变通途，凝聚了无数人的汗水和努力，在前辈先贤筚路蓝缕、披荆斩棘，皓首穷经，沉潜力研等龙医精神的感召下，当代龙江中医人系统传承前辈学术经验，结合现代医学临床应用，立足黑土文化特色，荟萃龙江中医学术，付梓出版《龙江医派现代中医临床思路与方法丛书》，本集作为《龙江医派丛书》的姊妹篇，从现代医学疾病分科的角度，对龙江中医临床诊治的经验进行系统的总结与荟萃，覆盖内、外、妇、儿等各科常见疾病，并囊括针灸、推拿、护理等专业，共分 24 册。丛书遴选黑龙江省在相关领域具有较高学术影响力的专家担任主编，由临床一线的骨干医生进行编写，丛书广泛搜集并论述黑龙江省对于常见病、疑难病的治疗思路，吸纳国内当代中医名家的学术精华，系统整理中医在各科疾病治疗中的先进理念，承前辈经验，启后学医悟，博采众长，汇古通今。

在编撰过程中，丛书注重对学术经验的总结提炼，强调对龙江地域特色学术观点的应用，开阔思路，传递中医临床思维，重视对龙江地区常见病、多发病的诊疗思路，在对患者的辨证处方过程中，在对疾病的分型治疗等方面，着重体现北方人群体质特点与疾病的关系，在养生防病的论述中也突出北疆寒地养生防病特征，在用药经验中更是强调道地药材、独创中成药和中医特色诊疗技术的应用，着力体现龙江人群的体质特点和处方用药的独到之处。

中医药学博大精深，龙江医派前辈先贤拼搏进取的精神鼓舞着一代代龙江中医人前赴后继、砥砺前行，在丛书出版之际，向为龙江中医前辈经验传承和编撰本部丛书付出辛劳、作出贡献的各位同仁致以谢意，同时感谢科学出版社对本丛书出版的大力支持。

由于水平所限，时间仓促，虽几易其稿，然难免有疏漏之处，希望广大读者在阅读过程中多提宝贵意见，以便修订完善。

《龙江医派现代中医临床思路与方法丛书》总编委会

2017 年 9 月

前　言

　　龙江医派是近现代在我国北疆崛起的中医学术流派，是在黑龙江省独特的历史、文化、经济、地理、气候等诸多因素作用下逐渐形成的，有鲜明地域和黑土文化特色的学术流派。龙江医派体现了地域性、学术性、继承性、辐射性、群体性等特点。龙江医派的形成与发展是黑龙江省中医药学术界理论产生和创新的土壤，黑龙江省中医从业者的凝聚中心，黑龙江省中医学术探讨的平台和学术园地，黑龙江省中医药人才培养与成长的核心动力，引领、传承、传播黑龙江省中医学术的主体力量，黑龙江省中医文化品牌和精神家园，龙江医药学的特色标志，黑龙江省非物质文化遗产，黑龙江省的重要地理文化标志。

　　中医妇科学是中医药最具优势的学科之一，为中医药学的发展、广大妇女的健康事业做出了重大贡献。《妇科疾病辨治思路与方法》一书，将传统中医妇科学的理论思想同龙江医派的学术思想紧密结合。中医妇科学传统的研究范围包括月经不调、崩漏、带下、子嗣、妊娠、临产、产后、乳疾、癥瘕、前阴诸疾及杂病等内容。《医宗金鉴·妇科心法要诀》说："男妇两科同一治，所异调经崩带癥，嗣育胎前并产后，前阴乳疾不相同。"这是对中医妇科疾病范围的高度概括和总结。本书为适应现代中医妇科学的发展，在绪论中系统阐述了中医妇科学的基本原理，并结合龙江医派的辨病辨证思路，对中医妇科疾病的发病机制、审因候机思路、临床诊疗思路及治疗方面进行了系统阐述。在常见疾病的辨治思路与方法中，为了拓宽学习者的思路，提高临床诊断准确性及加深对中医理论的理解，对中医妇科疾病的名称不仅采用中医病名，更结合临床实际，对部分常见病直接采用西医疾病中的疾病名称进行命名。设立的病证类型有妊娠期疾病、月经期疾病、女性生殖系统炎症、外阴皮肤病、女性生殖系统肿瘤、妊娠滋养细胞疾病、子宫内膜异位症及子宫腺肌症、不孕症。在各个病证类型的介绍中，以中医理论为基础，结合西医妇产科学的理论基础、实验室检查及妇科体格检查、产科概要、常见妇产科疾病与计划生育知识，以供临证治疗时参考。

　　本书中各位中医妇科学专家均为龙江中医妇科学中的优秀人才，中医理论基础扎实，临床实践经验丰富，能将传统中医妇科学中的精髓同现代西医妇产科学的诊疗技术结合并熟练运用，体现了龙江中医妇科学的全面性及科学性。在临证诊疗中，针对黑龙江这一地域环境及患者体质因素，遣方用药与中医基础理论中的因人制宜、因地制宜、因时制宜紧密结合；并结合龙江医派在长期医疗实践过程中，凝聚成独树一帜的诊疗风格及用药特色，其学术思想鲜明、北疆寒地特点浓郁。龙江中医妇科在天人合一、整体观念、病证结合、三因制宜等思想指导下，通过一代又一代医家长期的临床实践，结合黑龙江省的寒地特点，民众的生活方式、饮食习惯，认识到常见妇科疾病的主要病因病机，并积累了以滋肾补肾、疏肝养肝、健脾和胃、调理气血为常法的诊疗经验及具有黑土寒地特色的中医预防与调养方法。

　　由于编者学术水平所限，书中难免有纰漏之处，诚请妇科同仁提出宝贵意见，以期再版时修订提高。

《妇科疾病辨治思路与方法》编委会

2017 年 9 月

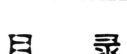

目　录

总序

总前言

前言

第一章　绪论 …………………………………………………………………………… 1

　　第一节　妇科疾病概述 ………………………………………………………………… 1

　　第二节　常见妇科疾病辨治思路与方法 ……………………………………………… 9

第二章　妊娠期疾病 ……………………………………………………………………… 14

　　第一节　自然流产 …………………………………………………………………… 15

　　第二节　异位妊娠 …………………………………………………………………… 22

　　第三节　早产 ………………………………………………………………………… 28

　　第四节　过期妊娠 …………………………………………………………………… 33

　　第五节　妊娠高血压综合征 ………………………………………………………… 39

　　第六节　妊娠期肝内胆汁淤积症 …………………………………………………… 45

　　第七节　妊娠合并糖尿病 …………………………………………………………… 49

　　第八节　妊娠剧吐 …………………………………………………………………… 57

　　第九节　前置胎盘 …………………………………………………………………… 64

　　第十节　胎盘早剥 …………………………………………………………………… 71

第三章　月经期疾病 ……………………………………………………………………… 78

　　第一节　异常子宫出血 ……………………………………………………………… 82

　　第二节　闭经 ………………………………………………………………………… 90

　　第三节　多囊卵巢综合征 …………………………………………………………… 97

　　第四节　经前期综合征 ……………………………………………………………… 105

　　第五节　绝经综合征 ………………………………………………………………… 114

　　第六节　高泌乳素血症 ……………………………………………………………… 120

第七节　绝经后出血 ………………………………………………………… 128

第八节　卵巢功能不全 ……………………………………………………… 133

第四章　女性生殖系统炎症 ………………………………………………… 141

第一节　外阴炎 ……………………………………………………………… 141

第二节　前庭大腺炎、前庭大腺囊肿 ……………………………………… 148

第三节　阴道炎 ……………………………………………………………… 154

第四节　盆腔炎性疾病 ……………………………………………………… 160

第五章　外阴皮肤病 ………………………………………………………… 174

第一节　外阴鳞状上皮增生 ………………………………………………… 174

第二节　外阴硬化性苔藓 …………………………………………………… 178

第三节　外阴湿疹 …………………………………………………………… 182

第六章　女性生殖系统肿瘤 ………………………………………………… 190

第一节　人乳头瘤病毒感染、宫颈上皮内瘤变 …………………………… 190

第二节　宫颈癌 ……………………………………………………………… 196

第三节　子宫肌瘤 …………………………………………………………… 202

第四节　子宫体癌 …………………………………………………………… 208

第五节　卵巢肿瘤 …………………………………………………………… 221

第七章　妊娠滋养细胞疾病 ………………………………………………… 234

第一节　葡萄胎 ……………………………………………………………… 234

第二节　妊娠滋养细胞肿瘤 ………………………………………………… 238

第八章　子宫内膜异位症及子宫腺肌病 …………………………………… 247

第一节　子宫内膜异位症 …………………………………………………… 247

第二节　子宫腺肌病 ………………………………………………………… 255

第九章　不孕症 ……………………………………………………………… 262

第十章　辅助生殖技术 ……………………………………………………… 268

参考书目 ……………………………………………………………………… 277

第一章 绪 论

第一节 妇科疾病概述

一、中医妇科学定义及命名原则

中医妇科学是运用中医学理论研究女性解剖、生理、病理特点，诊断辨证规律和防治女性特有疾病的一门临床学科。由于女性在生殖方面的生理、病理特点与男性有别，故有设立专科的必要。唐代孙思邈《备急千金要方·妇人方》说："妇人之别有方者，以其胎妊、生产、崩伤之异故也……所以妇人别立方也。"由此说明，妇女脏腑、经络、气血的活动有其特殊的方面，必须进行专门的研究和讨论。中医妇科学传统的研究范围包括月经不调、崩漏、带下、子嗣、妊娠、临产、产后、乳疾、癥瘕、前阴诸疾及杂病等内容。《医宗金鉴·妇科心法要诀》说："男妇两科同一治，所异调经崩带癥，嗣育胎前并产后，前阴乳疾不相同。"这是对中医妇科疾病范围的高度概括和总结。

二、中医妇科病审因候机思路

导致妇女疾病的因素有淫邪因素、情志因素、生活因素和体质因素。淫邪因素之中以寒、热、湿为多发；情志因素方面以怒、思、恐为常见；生活因素主要指房劳多产、饮食失节、劳逸过度、跌仆闪挫、调摄失宜等；体质因素（包括先天因素）是指人的体质强弱而言，即脏腑、经络、气血功能活动的盛衰。淫邪因素、情志因素和生活因素都是致病的条件，它们作用于机体后能否发病，以及发病后的表现形式、程度与转归如何，是由体质强弱的因素决定的，而妇科病证则常是由脏腑、气血、冲任督带四脉和胞宫功能盛衰决定的。《素问·评热病论》说："邪之所凑，其气必虚"，正说明了外因是变化的条件，内因（体质）是变化的根据，外因通过内因而起作用，现将妇科疾病的审因候机思路从病因病机方面论述于下。

（一）病因方面

1. 淫邪因素

淫邪因素是指风、寒、暑、湿、燥、火六种病邪的统称。其常称为"六气"，其失常如太过、不及或非时而至则为六淫，成为致病因素。六淫皆能导致妇产科疾病，但因妇女以血为本，寒、热、湿邪更易与血相搏而导致妇产科诸证。《灵枢·痈疽》说："寒邪客于经络之中，则血泣（涩），血泣则不通。"《素问·阴阳应象大论》说："热盛则肿"（营气逆于肉里）。《素问·调经论》说："寒湿之中人也，皮肤不收，肌肉坚紧，荣血泣。"这些都充分说明寒、热、湿邪致病主要引起血分病变，当然血与气是互相协调、互相依存、互相为用的，且气血又来源于脏腑，因此伤于血分，也会累及气分和脏腑。

（1）寒邪：寒为阴邪，收引凝涩，易伤阳气，影响气血运行。寒邪就部位而言有外寒、内寒之分，就性质而论有实寒、虚寒之别，这四者常是交互存在的，但应以虚、实为纲。寒邪伤人的具体病因可归纳为：若感受寒邪、冒雨涉水、过食生冷，则血为寒凝，血行不畅，胞脉阻滞，可出现月经后期、痛经、闭经、癥瘕等；若机体阳气不足，寒自内生，脏腑功能失常，影响冲任、胞宫的功能，可出现痛经、带下病、妊娠腹痛、宫寒不孕等。

（2）热邪：热为阳邪，耗气伤津，每易动血，迫血妄行。热邪同样有外热、内热、实热、虚热之分，这里仍以虚、实为纲将热邪病因归纳为：若感受热邪、五志过极化火、过服辛辣助阳之品，都可导致阳热内盛；或素体阴分不足，阳气偏盛，以致阴虚而生内热。至于热毒则属实热范畴，即所谓热之极为毒，是实热中的重证。无论实热、虚热都可损伤冲任经脉，迫血妄行，出现月经先期、崩漏、经行吐衄、胎漏、胎动不安、恶露不绝、产后发热等。

（3）湿邪：湿为阴邪，重浊腻滞，阻塞气机。湿邪依其伤害人体部位的不同有外湿和内湿之别。若感受水湿、冒雨涉水或久居阴湿之地，以致湿邪内侵，是外湿；若脾阳素虚，运化失职，湿浊内盛，或肾阳不足，气化失常，水气内停，都可导致水湿停聚，是内湿。湿为有形之阴邪，因此湿邪伤人无虚、实之分，但却能随人体的阴阳盛衰及湿浊停留之久暂，而发生从化的转变，或从阳化为湿热，或从阴化为寒湿。关于湿毒，一是湿热蕴结所致，一是从阴部感染而来。总之，湿邪重浊趋下，下注冲任，带脉失约，可致带下病、阴痒、不孕症等；若在孕期，受胎气影响可致妊娠呕吐、妊娠水肿等。

2. 情志因素

情志因素是指喜、怒、忧、思、悲、恐、惊七种情志的变化。妇女受到过度的精神刺激，情志发生变化主要引起气分病变，继而引起血分病变，使气血不和，以致机体阴阳失调、脏腑功能失常而发病。《素问·举痛论》说："百病皆生于气也，怒则气上，喜则气缓，悲则气消，恐则气下……惊则气乱，劳则气耗，思则气结。"《医宗金鉴·妇科心法要诀》说："妇人从人，凡事不得专主，忧思、忿怒、郁气所伤，故经病因于七情者居多，盖以血之行止顺逆，皆由一气率之而行也。"这里不仅说明了情志变化主要引起气分病变，同时说明了内伤七情之中，以怒、思、恐对妇科病证影响较显著，故分述于下。

（1）怒：精神抑郁，忿怒过度，常使气滞不畅，气逆冲上，进而引起血分病变，可致月经后期、痛经、闭经、崩漏、经行吐衄、妊娠呕吐、缺乳、癥瘕等。在脏腑之中又常伤及于肝。《万氏妇人科·调经章》说："女子之性，执拗偏急，忿怒妒忌，以伤肝气，肝为血海，冲任之系。冲任失守，血妄行也。"

（2）思：忧思不解，积念在心，每使气结，气机不畅，气结血滞，可致月经后期、月经过少、闭经、胎动不安、堕胎、小产、缺乳、癥瘕等。在脏腑之中又常伤及于脾胃，影响气血生化之源。《沈氏女科辑要笺正·月事不来》说："《经》言'不得隐曲'，即指所思不遂，谋虑拂逆而言，则心脾之营阴暗耗，而不月之病成矣。"

（3）恐：惊恐过度，常使气下、气乱，失去对血的统摄和调控，可致月经过多、崩漏、胎动不安、堕胎、小产等，甚或闭经。例如，第二次世界大战期间，由于长期的恐惧、忧虑和紧张，不同地区数以万计的妇女闭经，战争结束后，生活并未得到改善，但妇女都恢复了月经。惊恐过度，在脏腑之中主要伤及肾。《妇科玉尺·月经》说："经血暴下者……《内经》曰火主暴速，亦因暴喜暴怒忧结惊恐之致。"

总之，女性发生的怒、思、恐等强烈的情志变化可以使整个机体气机失调，导致气血病变，并且可以导致肝、脾、肾三脏功能失常。

3. 生活因素

生活因素是致病的条件，也是影响体质因素的条件，在一定程度上是损伤体质强健的重要原因。

（1）房劳多产：妇女若先天不足，或早婚、房事不节、产多乳众，都可损伤肾气，耗伤气血。肾气不足，气血失调，能引起各种月经病、带下病、胎动不安、堕胎、小产、不孕等。

（2）饮食失节：若暴饮暴食、过食肥甘、饮食偏嗜或寒温失宜，都可损伤脾胃，引起脾气虚、脾阳虚、脾之化源不足等诸病。若过食辛辣助阳之品，可致月经先期、月经过多、经行吐衄、胎动不安等；过食寒凉生冷食物，可致痛经、闭经、带下病等。

（3）劳逸过度：妇女在月经期、妊娠期和产育期劳动要适度。劳则气耗，逸则气滞。劳倦伤脾，过力伤肾。若经期繁劳过力，可致经期延长或月经过多。若孕期持重过劳，易致胎动不安、堕胎、小产；反之，过度安逸，气血凝滞，易成滞产。产后持重、操劳过早，易致子宫脱垂。

（4）跌仆闪挫：跌仆伤血，闪挫伤气，气血两伤，冲任失调，导致经产诸病。妇女在经期、孕期登高持重，或跌仆闪挫，易致月经过多、崩漏、胎动不安、堕胎、小产等病。阴户受伤可致阴户血肿或撕裂伤。

（5）调摄失宜：正常规律的生活是健康的基础。无论是过度节食减肥，还是长期服用药物减肥，都会对女性身心造成伤害，可致月经后期、月经过少，甚至闭经。口服短效避孕药，有的发生阴道不规则少量出血，有的发生闭经。孕前酗酒可致"胎儿酒精中毒综合征"（生长迟缓、小头畸形）；孕后大量吸烟，可致流产、死胎、畸胎、低体重儿及胎儿宫内窒息等。

4. 体质因素

人体的体质因素明显地表现出抗病能力的强弱，它不仅决定上述致病因素能否损伤机体导致疾病，而且决定疾病的种类、程度、转归和预后。《灵枢·百病始生》说："卒然逢疾风暴雨而不病者，盖无虚，故邪不能独伤人"，说明了体质因素的重要性。同时，不同类型的体质因素，可能影响机体对某种致病因素的易感性。吴德汉《医理辑要》说："要知易风为病者，表气素虚；易寒为病者，阳气素弱；易热为病者，阴气素衰；易伤食者，脾胃必亏；劳伤者，中气必损。需知发病之日，即正气不足之时。"可见在同样的生活环境中，体质强健者在致病因素的作用下可以不病，而体质虚弱者因经受不了致病因素的攻击而发生疾病。

人体由于先天禀赋的不同，后天营养状态和生活习惯的影响，可以形成不同类型的体质，有的人素禀阳盛，经常便秘、手足心热；有的人素禀阴盛，经常便溏、畏寒肢冷。不同类型的体质，同一因素致病可有不同临床表现。同样是先天不足、早婚多产、房事不节以致损伤肾气，但结果不同，有的人主要是损伤了命门真火，而表现为肾阳虚衰诸证，如肾阳虚型经行泄泻、带下病、子肿、不孕等；有的人主要是耗伤了阴精真水，而表现为肾阴亏损诸证，如肾阴虚型崩漏、闭经、经断前后诸证、胎动不安等。又如同样是感受湿邪，但由于体质阴阳盛衰的不同，而结果各异。有的湿邪从阳化热，表现为湿热诸证，如湿热型带下病、阴痒等；有的湿邪从阴化寒，表现为寒湿诸证，如寒湿凝滞型痛经、闭经等。此外，体质强健者，病轻而易治；体质虚弱者，病重而难愈。由此可见，体质因素在疾病的发生、发展、转归和预后的整个过程中起着决定性的作用。

（二）病机方面

妇产科疾病的病理机制，可以概括为三个大的方面：脏腑功能失常影响冲任为病；气血失调影响冲任为病；直接损伤胞宫影响冲任为病。

妇科疾病病机与内科、外科等其他各科疾病病机的不同点，就在于妇科疾病病机必须是损伤冲任督带的。在生理上胞宫是通过冲任督带和整体经脉联系在一起的；在病理上脏腑功能失常、气血失调等只有在损伤了冲任督带的功能时，才能导致胞宫发生经、带、胎、产、杂等诸病。历代医家多是以此立论的。

《诸病源候论》论妇人病，凡月水不调候五论、带下候九论、漏下候七论、崩中候五论，全部以损伤冲任立论；《校注妇人良方》称："妇人病有三十六种，皆由冲任劳损而致，盖冲任之脉为十二经之会海"；李时珍更明确地说："医不知此，罔探病机"，说明必须突出"冲任损伤"在妇科疾病病机中的核心地位。

1. 脏腑功能失常影响冲任为病

中医学认为脏腑功能活动是人体生命的根本。脏腑功能失常可以导致气血失调，影响冲任督带和胞宫的功能，导致妇科经、带、胎、产诸病的发生，其中与肾、肝、脾胃的功能失常关系密切。肾藏精，主生殖，胞络系于肾。五脏之真，唯肾为根，故五脏之伤，穷必及肾。肾在妇科疾病病机中占有特殊重要的位置，若先天不足、早婚多产、房事不节、劳繁过力或惊恐过度均可损伤肾气，影响冲任、胞宫的功能而发生妇产科疾病。由于机体阴阳盛衰的不同及损伤肾气、肾精、肾阳的不同，因此在临床上有肾气虚、肾阴虚、肾阳虚等不同证型。肝藏血，调节血量；主疏泄，而司血海，性喜条达；通调气机，体阴而用阳，助脾胃消食运化。若素性抑郁，忿怒过度，或肝血不足，肝阳偏亢，均可使肝的功能失常，表现为易郁、易热、易虚、易亢的特点，影响冲任、胞宫的功能，导致妇产科疾病的发生。脾主运化，在气为湿，与胃同为气血生化之源，为人体后天之本；脾司中气，其气主升，对血液有收摄、控制和保护作用。若饮食失节、劳倦过度、减肥调养失宜或忧思不解，均可损伤脾胃，影响冲任、胞宫的功能，而发生妇产科疾病。心藏神，主血脉。若忧思不解，积念在心，阴血暗耗，心气不得下达，冲任血少，血海不能按时满盈，可致月经过少、闭经；阴血不足，心火偏亢，届绝经之年，肾水不足，不能上济心火，可致经断前后诸证；心火偏亢，移热小肠，传入膀胱，可致妊娠小便淋痛；营阴不足，神失所养，可致脏躁。肺主气，主肃降，朝百脉而通调水道。若阴虚肺燥，经期阴血下注冲任，肺阴愈虚，虚火上炎，损伤肺络，可致经行吐衄；孕期肃降失职，则致妊娠咳嗽。若肺气失宣，水道不利，可发生妊娠小便不通、产后小便不通。

2. 气血失调影响冲任为病

气血失调，是妇产科疾病中一种常见的发病机制。由于经、孕、产、乳都是以血为用，而且皆易耗血，所以机体常处于血分不足、气偏有余的状态。《灵枢·五音五味》说："妇人之生，有余于气，不足于血，以其数脱血也。"由于气血之间是相互依存、相互滋生的，伤于血，必影响到气；伤于气，也会影响到血。所以临证时应该分析是以血为主，或以气为主的不同病机。如前所述，情志变化主要引起气的失调，而寒、热、湿邪则主要引起血的失调。当然，脏腑功能失常亦可导致气血失调。明确这一病机要点可以为审因论治提供线索。

（1）气失调：气是指在人体内流动着的精微物质，也是脏腑经络活动能力的表现，它涵盖了元气、宗气、卫气、营气的全部功能。在病因里已经叙及情志变化主要引起气分病变，脏腑功能失常亦可引起气分病变。气分病变的主要证型有气虚、气滞、气逆、气寒和气热。

（2）血失调：血乃中焦脾胃所纳水谷化生之精微物质，上输于肺心变化为赤色的血，亦可由肾精化生而来。血循行于脉道之中，内养五脏六腑，外濡形体肌肤，是人体精神活动的物质基础。在病因里已叙及寒、热、湿邪主要引起血的失调，同样脏腑功能失常，亦可引起血的失调。血的失调主要证型有血虚、血瘀、血热、血寒、出血等。

（3）气血同病：气血之间是相互依存、相互化生的，血伤影响到气，气伤也影响到血，只是所伤先后不同而已。在临床上最常见的气血同病证型有气血虚弱和气滞血瘀。

3. 直接损伤胞宫影响冲任为病

经期或产时忽视卫生，感染邪毒，搏结胞宫，损伤冲任，可致月经不调、崩漏、带下病、产后发热等。久居湿地，冒雨涉水，或经期游泳，寒湿之邪，侵袭胞宫，客于冲任，血为寒湿凝滞，可致痛经、闭经、癥瘕等。跌仆闪挫、外伤（含宫腔手术创伤）、房事不节，或"合之非道"（不洁性交或经期性交），可直接伤及胞宫，冲任失调，导致月经不调、崩漏、胎动不安、堕胎、小产、不孕、带下病、妇人腹痛等。

综上所述，三种病机不是孤立的，而是相互联系、相互影响的。如脏腑功能失常，可导致气血失调；气血失调，也能使脏腑功能失常；同样直接损伤胞宫，可能导致脏腑功能失常、气血失调。总之，不论何种致病因素损伤了机体，不论病变起于哪个脏腑，在气还是在血，其病机反应均是整体的，都是损伤冲任督带的生理功能从而引发妇产科疾病的。懂得这些，才能从错综复杂的变化中，找出经、带、胎、产、杂等诸病病机的关键，最后做出比较正确的诊断。

三、中医妇科病辨证思路

妇科疾病的辨证要点，是根据经、带、胎、产的临床特征，结合全身症状、舌苔、脉象，按照阴阳、表里、寒热、虚实八纲辨证的原则，来确定证型诊断的。因此对妇科疾病的辨证，必须从局部到整体进行全面综合分析，才能辨别脏腑、气血的病变性质，做出正确诊断，为治疗提供可靠的依据。

妇科疾病采用的辨证方法主要是脏腑辨证和气血辨证，个别采用卫气营血辨证，如产后发热的感染邪毒型，病变表现了温热病的发展全过程，此时用卫气营血辨证较为合理。当然无论何种辨证方法，尽可以八纲统而论之。

（一）脏腑辨证

1. 肾病辨证

肾病在妇科临床上主要表现为虚证，有肾气虚、肾阴虚、肾阳虚等证型，并可导致多种妇科疾病，如月经先期、月经后期、月经先后无定期、崩漏、闭经、经断前后诸证、带下病、胎动不安、堕胎、小产、妊娠肿胀、子宫脱垂、不孕等。在辨证时要掌握肾的生理功能和病理变化。肾藏精，主生殖，腰为肾之府，肾与膀胱相表里；肾开窍于耳，肾主骨、生髓，脑为髓之海。《灵枢·海论》说："髓海不足，则脑转耳鸣，胫酸眩冒，目无所见，懈惰安卧是也。"所以，肾虚证必有"头晕耳鸣，腰酸腿软"的证候，其肾气虚者常兼小便频数，精神不振，舌淡苔薄，脉沉细；肾阴虚者常兼手足心热，颧赤唇红，舌红苔少，脉细数；肾阳虚者常兼畏寒肢冷，小便清长，夜尿多，舌淡苔白，脉沉细而迟或沉弱。

2. 肝病辨证

肝病在妇科临床上主要表现为实证和虚中夹实证，有肝气郁结、肝郁化火、肝经湿热、肝阳上亢、肝风内动等证型，并可见于多种妇科疾病，如月经先期、月经先后无定期、痛经、闭经、崩漏、带下病、阴痒、妊娠恶阻、妊娠眩晕、妊娠痫证、缺乳、不孕等。在辨证时要掌握肝的生理功能和病理变化。肝藏血，主疏泄，肝位于右胁，与胆相表里，开窍于目，肝脉布胁肋，过少腹、乳房，挟胃过咽上巅，肝在体为筋，在志为怒，在气为风。《灵枢·胀论》说："肝胀者，胁下满而痛引小腹。"所以肝实证多有"胸胁、乳房、少腹胀痛，烦躁易怒"的证候，其肝气郁结者常兼时欲太息，食欲不振，舌苔正常，脉弦；肝郁化火（热）者常兼头晕胀痛，目赤肿痛，或头晕目眩，口苦咽干，舌红，苔薄黄，脉弦数；肝经湿热者常兼头晕目眩，口苦咽干，便秘溲赤，舌红，苔黄腻，脉弦滑而数；肝阳上亢者主要表现为虚中夹实证，头晕头痛，目眩心烦，少寐多梦，四肢麻木，震颤，手足心热，舌红苔少，脉弦细或弦而有力；肝风内动者也为虚中夹实证，较前证又进一步发展，常兼四肢抽搐，角弓反张，突然昏厥，不省人事，舌红或绛，无苔或花剥，脉弦细而数。

3. 脾病辨证

脾病在妇科临床上主要表现为虚证或虚中夹实证，有脾气虚（胃虚）、脾阳虚（痰湿）等，并可导致多种妇科疾病，如月经先期、月经后期、月经过多、崩漏、闭经、经行泄泻、带下病、妊娠恶阻、胎动不安、妊娠肿胀、子宫脱垂、不孕等。在辨证时要掌握脾的生理功能和病理变化。脾主运化，为气血生化之源；脾居中焦，与胃相表里；脾司中气，其气主升，可以统血；脾主四肢、肌肉，开窍于舌；在色为黄，在气为湿。《素问·太阴阳明论》说："今脾病不能为胃行其津液，四肢不得禀水谷气，气日以衰，脉道不利，筋骨肌肉皆无气以生，故不用焉。"所以，脾虚证多有"脘腹胀满，不思饮食，四肢无力"的证候，其脾气虚者常兼口淡乏味，面色淡黄，舌淡，苔薄白，脉缓弱；脾阳虚者常兼畏寒肢冷，大便溏泄，甚则浮肿，舌淡，苔白腻，脉缓滑无力；痰湿内盛者常兼头晕目眩，心悸气短，形体肥胖，苔腻，脉滑。

4. 心病辨证

心病辨证在妇科临床上证型较少，主要见于月经过少、闭经、经断前后诸证、妊娠小便淋痛、脏躁等。辨证时要熟悉心的生理功能和病理变化。心藏神，主血脉，胞脉属心，心与小肠相表里，在气为火。《素问·调经论》说："心藏神……神有余则笑不休，神不足则悲。"所以，心病多有"心悸心烦，少寐多梦，神志失常"的证候，依其心气虚、心阴虚、心火偏亢等变化而有不同兼症。

5. 肺病辨证

肺病辨证在妇科临床上证型也较少，主要见于经行吐衄、妊娠咳嗽、妊娠小便不通、产后小便不通等。辨证时要熟悉肺的生理功能和病理变化。肺主气，主肃降，肺与大肠相表里，肺开窍于鼻，通调水道，朝百脉，在气为燥。《素问·至真要大论》说："诸气愤郁，皆属于肺。"所以，肺病多有"咳嗽喘满"的证候，依其阴虚肺燥、肃降失职、肺气失宣等变化各有兼症可凭。

（二）气血辨证

1. 气病辨证

气在人体有推动、温煦、防御、固摄、升发、气化等多种生理功能，在病理上有气虚、气陷、气滞、气逆等不同变化。气虚证以全身功能活动低下为主要特征。在妇科临床上气虚可以导致多种疾病，如月经先期、月经过多、崩漏、胎动不安、恶露不绝、子宫脱垂等。在辨证时气虚证常见"气短懒言，神疲乏力，舌淡苔薄，脉缓弱"的证候。气虚进一步发展可以导致升举无力而下陷，出现气陷证则兼有头晕目眩、小腹空坠等症。值得注意的是，气虚证与脾虚证虽有一定联系，但在证候上有所区别。气滞证以全身或局部气机不畅与阻滞为主要特征。在妇科临床上气滞也能导致多种疾病，如月经后期、痛经、经行乳胀、妊娠肿胀、难产、缺乳、癥瘕等，在辨证时气滞证常见"胸闷不舒，小腹胀痛，舌苔正常，脉弦或弦涩有力"的证候。气滞进一步发展可以导致全身气机壅塞而升降失常，出现气逆证，在前证的基础上兼见咳逆喘息，或恶心呕吐，或头晕胀痛等症。另外，气滞证与肝郁证有一定联系，但在证候上也是稍有区别的。

2. 血病辨证

血在人体有内荣脏腑、外润肌肤而充养精神的生理功能，在病理上有血虚、血瘀、血寒、血热、出血等不同变化。血虚证以血液不足，脏腑血脉失养，全身虚弱为主要特征。在妇科临床上血虚可以导致多种疾病，如月经后期、闭经、胎动不安、产后腹痛、不孕等，在辨证时血虚证常见"头晕眼花，心悸少寐，手足发麻，皮肤不润，面色萎黄或苍白，舌淡苔少，脉细无力"的证候。血瘀证以血液运行迟缓，或阻滞不畅，壅遏脉道为主要特征。在妇科临床上血瘀也能导致多种疾病，如崩漏、闭经、痛经、产后腹痛、恶露不绝、胞衣不下、癥瘕等，在辨证时血瘀证常见"刺痛拒按，痛有定处，皮肤干燥，甚则甲错，腹内积块，舌紫黯，或有瘀斑、瘀点，脉沉涩有力或沉滑"的证候。引起血瘀的常见因素有气虚、气滞、寒凝、热灼。气虚证、气滞证已如前述。血寒、血热也可引起血瘀，当然血寒者有寒证可凭，辨证时常见"小腹绞痛或冷痛、得温痛减，畏寒肢冷，面色青白，舌暗苔白，脉沉紧"的证候；血热者有热证可见，辨证时常见"心胸烦闷，渴喜冷饮，小便黄赤，大便秘结，舌红苔黄，脉滑数"的证候。出血证以脉络损伤，血溢于脉外为特征。在妇科临床上，血上溢者有经行吐血、衄血；血下溢者有月经过多、经期延长、经间期出血、崩漏、胎动不安、胎漏、堕胎、小产、产后血崩、产后恶露不绝等；还有内出血疾病如异位妊娠、黄体破裂等（中医学认为是瘀血）。这些以出血为主的疾病，在辨证时主要见到前述血虚证，大量出血时则可见到气随血脱的危候，即肢冷汗出，昏仆不知人，脉微细欲绝等，甚至可见到亡阳之候如四肢厥逆，冷汗淋漓，临证时必须积极救治。当然引起出血的原因有气虚、血热、血瘀的不同，在临床辨证时也可见到相应的证候，前面已论及，这里不再赘述。

四、中医妇科病的治疗方法

（一）内治法

1. 补肾滋肾

肾为先天之本，主藏精气，是人体生长、发育和生殖的根本。妇女发育到一定时期，肾气旺盛，天癸成熟，冲任通盛，才有月经和孕育的可能。若肾气不足，冲任亏损，就会发生经、带、胎、产、杂诸方面的疾病。所以补肾滋肾是治疗妇产科疾病的一个重要原则。同样是早婚多产、房事不节，但由于体质不同，有的损伤肾气，有的损伤肾阳，有的则损伤肾阴，因此在运用补肾方法时，又有平补、温补、滋补之分。主要通过补肾益气、滋肾益阴、温肾助阳、温阳行水、滋肾养肝、温肾健脾等法进行补肾。

2. 疏肝养肝

肝藏血，主疏泄，性喜条达。又肝司血海，冲为血海。妇女若肝气平和，则经脉流畅，血海宁静，经、孕、产、乳正常。但由于妇女数伤于血，气分偏盛，情绪易激动，每致肝失条达，疏泄无度，冲任不调，发生经、带、胎、产、杂诸病，治疗应以疏肝养肝为主。因此，疏肝养肝成为治疗妇科疾病的又一个重要原则。

3. 健脾和胃

脾胃为后天之本、气血生化之源，而冲脉又隶于阳明。妇女脾胃健运，气血充盛，则血海满盈，经候如期，胎孕正常。若脾胃失调，生化之源不足，影响冲任，就容易发生经、带、胎、产、乳各种疾病。其治疗原则应是健脾和胃，资其化源。

4. 调理气血

气血来源于脏腑，运行于经络，是妇女经、孕、产、乳的物质基础。气为血之帅，血为气之母，两者是相互协调、相互为用的。妇女若气血调畅，则五脏安和，冲任通盛，经孕正常。然妇女以血为本，血随气行，由于经、孕、产、乳的关系，容易耗血伤气，导致气血失调，影响冲任，发生妇科疾病。气血失调，不但是妇产科疾病的成因，有时也是妇产科疾病的结果。因此，调理气血成为治疗妇产科疾病的重要原则之一。

（二）外治法

外治法是中医治疗学的组成部分之一，外治法在妇科临床上应用的历史悠久，内容丰富。早在《金匮要略》中就有多种外治法的记载，如"少阴脉滑而数者，阴中即生疮，阴中蚀疮烂者，狼牙汤洗之"；在用法上还有详细记载，云："以绵缠筋如茧，浸汤沥阴中，日四遍"；同时还记载了温阴中坐药——蛇床子散，"以白粉少许，和令相得，如枣大，绵裹内之，自然温"。后世妇科专著中对妇科外治法也有大量记载，如外阴熏洗、阴道冲洗、阴道纳药、肛门导入、外敷、热熨、灸治、针刺、割治、切开排脓等，根据病情设方取法，以取得杀虫、清热、解毒、止痒、止带、止痛、止血、祛寒、消肿、排脓、生肌等疗效。现在妇科临床上常用的外治法有外阴熏洗法、阴道冲洗法、阴道纳药法、贴敷法、热熨法、导肠法、腐蚀法等，使药物直达病所，以取得疗效。

妇科外治法最常用于前阴诸病，病变部位主要表现在前阴局部，但这些局部的反应和影响可累及全身，同样有些前阴病又是全身病变在外阴局部的反应。所以治疗上既要采用外治法局部用药，又要结合内治法进行整体调治。前阴病多为邪毒、病虫致病，发生肿胀、脓肿、溃疡、糜烂等病变，在外治法中常选用清热、解毒、杀虫、收敛之类的药物。常用清热药物为黄柏、黄连、知母等；常用解毒药物为金银花、蒲公英、土茯苓、鱼腥草、败酱草、白花蛇舌草等；常用杀虫药物为苦参、鹤虱、蛇床子、百部、雄黄、白头翁等；常用收敛药物为乌梅、五倍子、赤石脂、乌贼骨、海蛤粉、枯矾等。兹就妇科主要外治原则及外治法叙述如下。

（1）熏洗法：指用药水熏蒸和洗涤外阴局部的方法，主要用于外阴病变，如瘙痒、湿疹、肿胀、溃疡等。使用方法：将所用药物包煎，必须煮沸 20～30 分钟后方可外用。同时将药水倾入专用盆内，趁热熏洗患部，先熏后洗，待温度适中方可洗涤外阴或坐盆，每次 10 分钟。溃疡者不浸洗。7 日为 1 个疗程，每日 1 剂，煎 2 次，分早、晚熏洗。

（2）冲洗法：指用药水冲洗阴道、外阴的方法，主要用于阴道及宫颈的病变，如滴虫性阴道炎、真菌性阴道炎、非特异性阴道炎、急慢性宫颈炎（糜烂）等。使用方法：将所用药物包煎，煮沸 20～30 分钟，待药水温度适宜（与体温基本一致）时，置阴道冲洗器内进行冲洗。但阴道内皱襞多，分泌物及病原体不易冲洗干净，擦洗效果更好，即坐于药水盆内，已婚者可挟持棉球蘸药水擦洗阴道，洗得越彻底效果越好。7 日为 1 个疗程，每日 1 剂，煎 2 次，分早、晚冲洗。坐盆洗者每次 5～10 分钟。

（3）纳药法：指将外用药物放置于阴道穹隆和子宫颈部位的方法，主要用于宫颈及阴道的病变，如慢性子宫颈炎（糜烂）、子宫颈癌、滴虫性阴道炎、真菌性阴道炎、非特异性阴道炎、老年性阴道炎等。使用方法：将外治药物按需要制成栓剂、膏剂或粉剂等消毒后备用。待外阴或阴道清洁处理后，栓剂可放置于阴道后穹隆，此法可指导患者自己操作；膏剂可涂于无菌纱布上，粉剂可以蘸在带线棉球上，由医务人员常规操作置于创面上。7～10 次为 1 个疗程，每日或隔日上药 1 次。

（4）贴敷法：指将外治用的水剂、散剂或膏剂用无菌纱布贴敷于患处的方法，主要用于外阴或乳房的病变，如外阴肿胀、外阴溃疡、外阴脓肿切开、急性乳腺炎或回乳等。使用方法：水剂时可将无菌纱布浸满药水，贴敷于患处；散剂时可直接撒布破溃之创面上；膏剂时可涂于无菌纱布上，贴敷于患处；然后覆盖纱布固定。每日或隔日换药 1 次，至痊愈为止。

（冯晓玲）

第二节　常见妇科疾病辨治思路与方法

在诊察全身症状、舌苔、脉象的同时，着重阐述经、带、胎、产方面的诊察方法。在临床上必须四诊合参，不可偏废。《素问·阴阳应象大论》说："视喘息，听音声，而知所苦；观权衡规矩，而知病所主；按尺寸，观浮沉滑涩，而知病所生。以治无过，以诊则不失矣。"所以在临证时一定要通过望、闻、问、切四种手段对患者进行全面的调查了解。

一、望诊

根据妇科特点，望诊时除观察患者的神志、形态、面色、唇色、舌质、舌苔外，应注意观察月经、带下和恶露的量、色、质的变化。

1. 望形神

形是神志存在的基础，神是形体生命活动的表现。有形才有神，形健则神旺，形衰则神惫。《素问·上古天真论》有"形神合一"及"形与神俱"的理论，说明了形与神的依存关系。

在妇科临床上，望形神的改变对诊断疾病的性质和轻重有重要参考价值。若神思清楚，捧腹曲背，面呈痛苦，多为妇科痛证，或为妇人腹痛，或为经行腹痛，或为胎动不安腹痛、异位妊娠，或为产后腹痛；若妊娠足月，腹痛阵作，一阵紧一阵，坐卧不宁，是临产之象。

若头晕困倦，甚至昏不知人，肢冷汗出，面色苍白或晦暗，多为妇科血证，或为经血过多、崩漏暴下，或为堕胎、小产、胎堕不全、异位妊娠，或为产后血崩。若神昏谵语，高热不退，躁动不宁，面赤息粗，多为妇科热证，或为热入血室，或为感染邪毒产后发热。若神情淡漠，向阳而卧，欲得衣被，面色白或青白，多为妇科寒证，或为月经错后、闭经，或为妊娠腹痛，或为宫寒不孕。若神昏口噤，项背强直，角弓反张或四肢抽搐，为肝风内动，多见于妊娠痉证，或重型产后破伤风。上列诸病形神俱变，多数症情危重，临床应结合病史及兼症，详细辨证，积极救治。

望形体还宜注意体格发育。女性成熟之年，月经来潮，胸廓、肩部、臀部丰满，乳房隆起，有腋毛、阴毛生长，躯体有相应的高度，表现出女性具有的体态。否则，月经初潮来迟，或月经不潮、性征发育欠佳，多属肾气亏损。妊娠之妇，乳房胀大，乳头、乳晕着色，孕4个月后小腹膨隆，并逐月相应长大。若闭经4～5个月未显身形者，多属胎萎不长、死胎，或根本未孕。

2. 望面色

面部颜色和光泽的变化，可以反映脏腑气血盛衰和邪气消长的情况。面色白者多属气虚、阳虚；兼有面目虚浮者，多夹痰湿；面色苍白者，多为急性大失血，或气血两虚；面色浮红而颧赤者，多为肺肾阴虚或阴虚血热；面色萎黄少泽者，多为血虚、脾虚；面色红润者，多为气血充盛，或血热；面色紫暗者，多为气滞、血瘀，或血寒；面色晦暗者，多为肾气虚、肾阳虚；兼目眶暗黑者，多属肝肾亏损。

3. 望唇舌

望唇舌包括望口唇、望舌质、望舌苔。

（1）望口唇：口唇的颜色、润燥等变化主要反映脾胃的情况。唇色红润，是脾胃健运，气血充盛之正常人的表现。唇色淡白，多是急性大失血，或气血两亏；唇色淡红，多是血虚、脾虚，或阳虚内寒；唇色深红，多属血热；兼见口唇干裂，甚或肿胀生疮，多属热毒或肝火；口唇溃疡发于经前，多属阴虚内热；口唇紫暗或有瘀斑，多属血瘀；唇色青紫，多属血寒。

（2）望舌质：舌为心之苗窍，但五脏六腑通过经络、经筋都直接或间接与舌相联，脏腑精气均上荣于舌，故脏腑的病变都反映于舌。舌质的颜色、形态、荣枯对判断正气盛衰、病邪性质和进退有重要价值。舌质深红，多为血热；舌尖红赤，为心肺有火；舌边红赤，为肝胆火炽；舌质绛红，为热入营血；舌色淡红，多属血虚、气虚；舌色淡白，多为气血两亏，或阳虚内寒；舌质暗红，多属气血郁滞；舌有瘀斑、瘀点，多属血瘀；舌质青紫，多为寒凝血瘀。舌形胖大湿润，多属脾虚、湿盛；舌形瘦小，多属津亏血少；舌形瘦小色淡，多属气血两虚；舌形瘦小色红而干，多属阴虚血热；舌面有裂纹，多是热邪伤阴，或血虚不荣，或脾虚湿浸。

（3）望舌苔：舌苔的颜色，可察病变之寒热；舌苔的厚薄，可辨邪气之深浅；舌苔的润燥，可验津液之盛衰。白苔主寒证、表证：苔薄白，多为气虚，或外感风寒；苔薄白而滑，多为阳虚湿浊初犯；苔白厚腻，多为湿浊内停，或寒湿凝滞。黄苔主热证、里证：苔薄黄，多属血热轻证，或外感风热；苔黄厚而干，多属血热重证，或里热炽盛；苔焦黄，或焦老有芒刺，多属热结在里。灰苔主湿证、里证：苔灰而润，多属痰饮内停，或寒湿内阻；苔灰而干，甚或黑苔，多属热炽伤津，或阴虚火旺，或肾阴亏损。舌绛红而干，无苔或花剥苔，多属热入营血、阴虚火炽。

4. 望月经

经量过多，多属血热或气虚；经量过少，多属血虚、肾虚或寒凝血滞；经量时多时少，多属气郁、肾虚。经色紫红或鲜红，多属血热；经色淡红，多属气虚、血虚；经色紫暗，多属瘀滞。经质稠黏，多属瘀、热；经质稀薄，多属虚、寒；夹紫暗血块，多属血瘀。

5. 望带下

带下量多，属病态，或因湿热较重，或由脾虚、肾虚，临证必当详辨。带下色白，多属脾虚、肾虚；带下色黄，多属湿热或湿毒；带下色赤或赤白相兼，多属血热或邪毒。带质清稀，多属脾虚、肾虚；带质稠黏，多属湿热蕴结。

6. 望恶露

恶露量多，色淡，质稀，多为气虚；色鲜红或紫红，稠黏，多属血热；色紫黑有块，多为血瘀。

二、闻诊

闻诊包括耳听声音、鼻嗅气味两个方面。

1. 耳听声音

听患者的语音、呼吸、嗳气、叹息、痰喘、咳嗽等声音，可帮助判断病在何脏何腑、属虚属实。如语音低微，多属中气不足；寡欢少语，时欲太息，多属肝气郁结；声高气粗，甚或语无伦次，多属实证、热证；嗳气频作，或恶心呕吐，多属胃气上逆、脾胃不和；喘咳气急，多属饮停心下，或肺气失宣。

2. 鼻嗅气味

了解病体及病室气味，以辨阴阳、寒热。在妇科主要是了解月经、带下、恶露等的气味。若气味腥臭，多属寒湿；气味臭秽，多属血热或湿热蕴结；气味恶臭难闻，多属邪毒壅盛，或瘀浊败脓等病变，为临床险证。

三、问诊

问诊是诊察疾病的重要方法之一。通过问诊可以了解患者起居、饮食、特殊的生活习惯等，同时了解疾病的发生、发展、治疗经过、现在症状及其他与疾病有关的情况，为诊断提供重要依据。《素问·三部九候论》说："必审问其所始病与今之所方病，而后各切循其脉。"前人还系统地总结了"十问"，充分体现了问诊的重要性。问诊在临床具体运用上是有一定技巧的，一是围绕患者主诉进行询问；二是根据望、闻、切所得初步印象进行询问，这样往往会得到肯定的回答，而且在诊断上有重要价值。如果盲目地泛泛询问，可能造成两种后果，一是所问多得到否定的回答，使患者失去对医生的信任；二是所问得的证候虚、实、寒、热交织错杂，给诊断造成困难。在妇科疾病的诊察中，要熟练掌握与妇女经、带、胎、产有关的问诊内容。

（1）年龄：不同年龄的妇女，由于生理上的差异，表现在病理上各有特点，因此在治疗中也各有侧重。《素问病机气宜保命集·妇人胎产论》说："妇人童幼天癸未行之间，皆属少阴；天癸即行，皆从厥阴论之；天癸已绝，乃属太阴经也。"一般来说，青春期常因肾气未充，易导致月经疾患。中年妇女由于胎产、哺乳，数伤气血，肝肾失养，常出现月经不调，胎前、产后诸病。老年妇女脾肾虚衰，易发生经断前后诸证、恶性肿瘤等。因此，询问年龄在妇科诊断上具有一定参考价值。

（2）主诉：应该包括两个要素，即主要病证性质和发生时间。关于主诉，在问诊时必须首先询问清楚，在具体书写时要求文字简练、精确。主诉为其他问诊内容提供线索，在疾病的诊断上有重要价值。

（3）现病史：包括发病原因或诱因、起病缓急、起始有哪些症状、治疗经过与效果及现在有何症状等。

（4）月经史：了解月经初潮年龄，月经周期，经行日数，末次月经日期，末前次月经日期，经量、经色、经质的变化，经期前后的症状，现在或经断前后的情况。经期提前，多属血热或气虚；经期错后，多属血虚或寒凝；经期或先或后，多属肝郁或肾虚。月经持续超过7日以上，属月经过多或经期延长；不足2日，为月经过少。育龄妇女突然停经，应注意是否妊娠。若经前或经期小腹疼痛拒按，多属实证；经后腰酸腹痛，按之痛减，多属虚证。胀甚于痛，多属气滞；痛甚于胀，多属血瘀。小腹冷痛喜按，得温痛减，多属虚寒；小腹冷痛拒按，得温痛减，多属寒实。

（5）带下：询问带下的量、色、质、气味等情况，也需结合望诊、闻诊进行辨证。若带下量明显增多，色白清稀，气味腥臭，多属虚证、寒证；色黄或赤，稠黏臭秽，多属热证、实证。同时还应注意阴部有无坠、胀、痒、痛等情况。

（6）婚产史：问结婚年龄、配偶健康情况、孕产次数等，有无堕胎、小产、难产、死胎、葡萄胎、胎前产后诸病，以及避孕措施等。

（7）既往史：目的在于了解过去病史与现在妇科疾病的关系。既往有慢性肾病病史者，怀孕后可能浮肿较重；既往有高血压病史者，怀孕末期患子晕、子痫的机会增多，而且病情较重，应予重视；而有严重贫血、心力衰竭、药物中毒、严重感染等病史者，常出现死胎、堕胎、小产；有结核病史、反复刮宫病史者，常患闭经。

（8）家族史：着重了解有无遗传性疾病、肿瘤病史等。另外，肝炎、肺结核也有一定家族性，与生活上的经常接触有关。

（9）个人生活史：包括职业、工作环境、生活习惯、嗜好、家庭情况等。如久居湿地，或在阴湿地区工作，常为寒湿所侵；偏嗜辛辣，易致血热；家庭不睦，常致肝气郁结；经期产后，房事不禁，易致肾气亏损，或感染邪毒。

四、切诊

（一）脉诊

妇科疾病寒、热、虚、实的辨证，其脉诊与其他科相同。

1. 月经脉

（1）月经常脉：月经将至，或正值月经来潮期间，脉多滑利。

（2）月经病脉：主要有虚、实、寒、热四个方面。脉缓弱，多属气虚；脉细而无力或细弱，多属血虚；脉沉细，多属肾气虚；脉细数，多属肾阴虚，或虚热；脉沉细而迟或沉弱，多属肾阳虚，或虚寒。脉弦，多属气滞、肝郁；脉涩而有力或滑，多属血瘀；脉滑而有力，多属痰湿与血搏结；脉沉紧，多属血寒；脉沉迟无力或沉细而迟，多属虚寒；脉沉紧或濡缓，多属寒湿凝滞。脉滑数、洪数，多血热；脉细数，多属虚热；脉弦数有力，多属肝郁化热。

2. 妊娠脉

（1）妊娠常脉：妊娠2～3个月后，六脉多平和而滑利，按之不绝，尺脉尤甚。

（2）妊娠病脉：若妊娠脉现沉细而涩，或两尺弱甚，多属肾气虚衰，冲任不足，易致胎动不安、堕胎等。若妊娠末期脉弦而劲急，或弦细而数，多属肝阴不足，肝阳偏亢，易致妊娠眩晕、妊娠痫证。

（3）临产脉：又称离经脉。《脉经》称："怀妊离经，其脉浮。"《妇人大全良方》说："沉细而滑亦同名。"《证治准绳》说："诊其尺脉转急，如切绳转珠者，即产也。"《薛氏医案》说："试捏产母手中指，中节或本节跳动，方与临盆即产矣。"后世多有相同或相近之论。一般来说，离经脉是六脉浮大而滑，即产时则尺脉转急，如切绳转珠，同时中指本节、中节甚至末端指侧动脉搏动。

（二）按诊

妇产科疾病的按诊，主要是按察腹部、四肢。

凡痛经、经闭等月经病，临证应按察小腹，以辨证之虚实，并审孕病之区别。若妇女经行之际，小腹疼痛拒按，多属实证；隐痛而喜按，多属虚证；诊四肢不温，小腹疼痛，喜热喜按，多属虚寒。若诊四肢冷凉，多为阳虚、气虚之证；若手足心热，则属阴虚内热之象。妊娠肿胀者，临诊常按下肢。若按胫凹陷明显，甚或没指者，多属水盛肿胀；按之压痕不显，随手而起，多属气盛肿胀。因此，临床上宜四诊合参，抓住主症，分析病变所在，才能做出正确的诊断。

（冯晓玲）

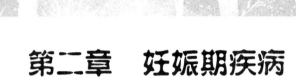

第二章 妊娠期疾病

妊娠期间，发生与妊娠有关的疾病，称妊娠病，亦称胎前病。妊娠病不但影响孕妇的健康，还可妨碍胎儿的正常发育，甚至造成堕胎、小产，因此必须注意平时的预防和发病后的调治。

临床常见的妊娠病有妊娠恶阻、妊娠腹痛、胎漏、胎动不安、滑胎、堕胎、小产、胎死不下、异位妊娠、胎萎不长、鬼胎、胎气上逆、胎水肿满、妊娠肿胀、妊娠心烦、妊娠眩晕、妊娠痫证、妊娠咳嗽、妊娠失音、妊娠小便淋痛、胎位不正、过期不产等。

妊娠病的发病原因，不外乎外感六淫、情志内伤、劳逸过度、房事不节、跌仆闪挫等。其发病机制可概括为四个方面：其一，由于阴血下注冲任以养胎，出现阴血聚于下，阳气浮于上，甚者气机逆乱，阳气偏亢的状态，易致妊娠恶阻、妊娠心烦、妊娠眩晕、妊娠痫证等；其二，由于胎体渐长，致使气机升降失调，又易形成气滞湿郁，痰湿内停，可致妊娠心烦、妊娠肿胀、胎水肿满等；其三，胞脉系于肾，肾主藏精而关乎生殖，因此肾气亏损，则胎元不固，易致胎动不安、堕胎、小产、滑胎等；其四，脾胃为气血生化之源，而胎赖血养，若脾虚血少，胎失所养，可致胎漏、胎动不安、胎萎不长等。

妊娠病的辨证要点，需要了解妊娠月份、胎儿情况、孕妇的全身症状及舌苔、脉象等，运用四诊八纲进行综合分析，确定其诊断。目前临床必须借助妊娠试验、B型超声检查及相关的实验室检查等协助妊娠及妊娠疾病的诊断。

妊娠病论治过程中，要注意三个问题。首先，通过妊娠试验和B型超声检查，确定妊娠为第一要务，同时根据其他证候及检查所见，确定其为何种妊娠。其次，辨明母病、胎病的不同，如因母病而致胎不安者，重在治疗母病，母病去则胎自安；若因胎不安而致母病者，重在安胎，胎安则母病自愈。再次，选方用药须知时刻顾护胎元。

妊娠病的治疗原则，是治病与安胎并举。具体治疗大法有三：补肾，目的在于固胎之本，用药以补肾益阴为主；健脾，目的在于益血之源，用药以健脾养血为主；疏肝，目的在于通调气机，用药以理气清热为主。若胎元异常，胎殒难留，或胎死不下者，则安之无益，宜速下胎以益母。

妊娠期间，凡峻下、滑利、祛瘀、破血、耗气、散气及一切有毒药品，都宜慎用或禁用。但在病情需要的情况下，如妊娠恶阻也可适当选用降气药物，所谓"有故无殒，亦无殒也"。唯须严格掌握剂量，并当"衰其大半而止"，以免动胎、伤胎。

本书中妊娠期疾病主要包括自然流产、异位妊娠、早产、过期妊娠、妊娠高血压综合征、妊娠期肝内胆汁淤积症、妊娠期糖尿病、妊娠剧吐、前置胎盘、胎盘早剥等疾病。

（冯晓玲）

第一节　自 然 流 产

妊娠不足28周、胎儿体重不足1000g而终止者，称为自然流产（spontaneous abortion）。发生在12周以前的流产定义为早期流产，妊娠12周至不足28周的流产定义为晚期流产。据估计，在人类全部妊娠中，胚胎着床后31%发现自然流产，其中约80%为早期自然流产，其中，大部分胚胎在着床后很快停止发育，即发生在月经前期的流产，仅表现为月经过多或月经延期，也称生化妊娠。

中医学中自然流产属于妊娠腹痛、胎漏、胎动不安、滑胎、堕胎、小产、胎死不下等范畴。

一、临床诊断要点与鉴别诊断

（一）诊断标准

1. 病史

询问有无停经史、早孕反应及其出现时间，阴道出血量、持续时间、与腹痛的关系，腹痛的部位、性质，有无妊娠组织排出。了解有无发热、阴道分泌物有无臭味可协助诊断流产感染。询问反复流产病史有助于诊断复发性流产。

2. 症状

堕胎者多先有阴道流血，继之阵发性小腹疼痛，或胚胎自然殒堕，全过程伴有阴道流血；小产者多先有阵发性腹痛，后有阴道流血或伴羊水溢出，或胎儿自然殒堕，此过程与足月产相似。无论堕胎、小产，有时胎堕不全引起大量出血，可致气随血脱之危候，应予及时诊断和处置。胎死不下者可无明显症状，或在妊娠早期早孕反应消失、乳胀等感觉消失；妊娠中晚期孕妇自觉胎动消失，腹部不再继续增大，乳房松软变小，全身乏力，食欲不振；若胎儿在宫内死亡时间较长，可出现口臭、腰酸腹坠、阴道流血、脉涩等症。

3. 检查

（1）体格检查：测量体温、脉搏、呼吸、血压，有无贫血及急性感染征象。腹部查体时注意腹部有无压痛、反跳痛及肌紧张，移动性浊音情况。外阴消毒后行妇科检查，了解宫颈有无扩张，有无妊娠组织阻塞宫口或羊膜囊膨出，子宫有无压痛，子宫大小与停经时间是否相符，双附件有无压痛、增厚或包块。疑为先兆流产者，操作应轻柔。

（2）实验室检查：①染色体异常主要根据胚胎染色体和夫妇双方外周血染色体核型分析以明确是胚胎的染色体异常，还是父源性或母源性的染色体异常。②内分泌功能检查：临床上主要根据患者月经周期情况、基础体温、全套性激素测定、子宫内膜活检及甲状腺功能和血糖检测等，以了解是否存在黄体功能不全或其他内分泌疾病。

（3）其他检查：宫颈功能不全的诊断。有不明原因的晚期流产、早产，或未足月胎膜早破史，且分娩前或破膜前无明显宫缩，胎儿存活，应怀疑宫颈功能不全。

1）非孕期：妇科检查发现宫颈外口松弛明显，宫颈扩张器探查宫颈管时，宫颈内口可顺利通过 8 号扩张棒。

2）妊娠期：无明显腹痛且宫颈内口开大 2cm 以上，宫颈管缩短并软化，此外 B 型超声测量宫颈内口宽＞15mm 均有助于诊断。

（二）鉴别诊断

首先区别流产类型，同时需要与异位妊娠、葡萄胎、功能失调性子宫出血、盆腔炎及急性阑尾炎等进行鉴别。

二、审析病因病机

（一）肾虚

先天禀赋不足，肾气虚弱，冲任欠盛，胎元不实。

（二）气血虚弱

素体虚弱，或久病大病，气血化源不足，无以养胎载胎。

（三）血热

热病瘟疫，热伏冲任，扰动血海，损伤胎元。

（四）外伤

跌仆闪挫，气血紊乱，伤及胎气等导致冲任不固，胎元损伤，胎结不实，终致胚胎、胎儿殒堕离胞而下，引起堕胎、小产。

（五）癥瘕伤胎

素有癥积，日久阻滞气机，伤及胎气等导致冲任不固，胎元损伤。

本病病机多由肾虚先天禀赋不足、气血虚弱化源不足、血热热伏冲任、外伤气血紊乱、癥瘕伤胎，而最终导致冲任损伤，胎元不固而发生本病。

三、明确辨证要点

（一）辨寒热

阴道流血血色鲜红或深红，质地黏稠，渴喜冷饮，为热证；阴道流血血色清稀，手足不温，为寒证。当需辨其虚实。

（二）辨虚实

阴道流血色暗淡质稀，精神倦怠乏力为虚证。阴道流血色鲜红质黏稠，精神亢奋甚则狂躁为实证。临证需仔细区分辨别。

四、确立治疗方略

本病治疗大法以下胎益母为主。必要时可配合清宫术或钳刮术尽快排出子宫内容物，以减少出血。若殒堕过程中，突然阴血暴下，出现气随血脱的危象，又当益气固脱以救其急，在实施输血、抗休克等急救措施之同时，即行清宫术、钳刮术。胎堕完全者，则以调养气血为主。滑胎多属虚证，"虚则补之"为其治疗原则，其治疗应"预防为主，防治结合"。未孕前以补肾健脾、益气养血、调固冲任为主，预培其损。经不调者，当先调经；若因他病，如子宫畸形、子宫肌瘤而致滑胎者，当先治他病。另外，再次妊娠应距上次殒堕1年左右，以利恢复健康。一旦妊娠或怀疑有孕，应立即保胎治疗。治疗期限应超过以往殒堕的最大时限，且无胎漏、胎动不安征象时，方可停药观察之。

五、辨证论治

（一）先兆流产

1. 肾虚证

（1）抓主症：妊娠期间腰酸腹痛，胎动下坠，或伴阴道少量流血。

（2）察次症：阴道流血色暗淡，头晕耳鸣，两膝酸软，小便频数，或曾屡有堕胎。

（3）审舌脉：舌淡，苔白，脉沉细而滑。

（4）择治法：补肾益气，固冲安胎。

（5）选方用药思路：本病为先天禀赋不足，肾气虚弱，冲任欠盛，胎元不实，应用寿胎丸（《医学衷中参西录》）加党参、白术。肾虚冲任不固，胎失所系，蓄以养胎之阴血下泄，故腰酸腹痛、胎动下坠，或有阴道少量流血、色暗淡；肾虚则髓海空虚，骨无所主故头晕耳鸣、两膝酸软；肾虚膀胱失于温煦，故小便频数；肾虚冲任不固，无力系胎，故屡孕屡堕。方中菟丝子补肾填精，固摄冲任；桑寄生、续断补肾强腰安胎；党参、白术、阿胶益气填精，养血安胎，共奏补肾填精、益气养血、固冲安胎之效。

若肾阴虚兼有手足心热、面赤唇红、口燥咽干、舌红、少苔、脉细滑而数，治宜滋阴补肾，固冲安胎，加熟地黄、山茱萸、地骨皮补肾滋阴；阴道流血者，酌加女贞子、旱莲草养阴清热，凉血止血；若肾阳虚兼有腰痛如折、畏寒肢冷、小便清长或夜尿频数、面色晦暗、舌淡、苔白滑、脉沉细而迟，治宜补肾助阳，固冲安胎。

2. 气虚证

（1）抓主症：妊娠期间腰酸腹痛，小腹空坠，或阴道少量流血。

（2）察次症：阴道流血色淡质稀，精神倦怠，气短懒言，面色白。

（3）审舌脉：舌淡，苔薄，脉缓滑。

（4）择治法：益气固冲安胎。

（5）选方用药思路：本证气虚冲任不固，胎失摄载，气不摄血，血不化赤，气虚系胞无力，中阳不振，故选用举元煎（《景岳全书》）加续断、桑寄生、阿胶。方中人参、白术、黄芪、炙甘草补气健脾，益气摄血，安胎；升麻升举中气，益气安胎；阿胶养血止血安胎；续断、桑寄生补肾强腰安胎。全方共奏益气固冲安胎之效。

（6）据兼症化裁：若阴道下血量多者，酌加乌贼骨、艾叶炭以固冲止血。

3. 血虚证

（1）抓主症：妊娠期间腰酸腹痛，胎动下坠，阴道少量流血。

（2）察次症：头晕眼花，心悸失眠，面色萎黄。

（3）审舌脉：舌淡，苔少，脉细滑。

（4）择治法：补血固冲安胎。

（5）选方用药思路：血虚则冲任匮乏、精亏血少，不能养胎，胎元不固，胎动下坠，应用苎根汤（《妇人大全良方》）加川续断、桑寄生。方中当归、白芍、干地黄补血养血和血；阿胶、苎麻根养血止血安胎；配续断、桑寄生补肾固冲安胎；甘草和中。诸药合用，共奏补肾养血、固冲安胎之效。

（6）据兼症化裁：若阴道流血量多可加阿胶、艾叶炭固冲止血；若气虚明显可加黄芪、升麻补气升提，固摄胎元。

4. 血热证

（1）抓主症：妊娠期间，腰酸腹痛，胎动下坠，或阴道少量流血，血色深红或鲜红。

（2）察次症：心烦少寐，渴喜冷饮，便结溲黄。

（3）审舌脉：舌红，苔黄，脉滑数。

（4）择治法：清热凉血，固冲安胎。

（5）选方用药思路：本证热伤冲任，迫血妄行，损伤胎气，胎元不固，胎动下坠，故选用保阴煎（《景岳全书》）。药用生地黄、熟地黄、芍药、山药、续断、黄芩、黄柏、生甘草。方中黄芩、黄柏、生地黄清热凉血安胎；熟地黄、白芍养血敛阴；山药、续断补肾固冲安胎；炒地榆、槐花凉血止血安胎；甘草调和诸药。全方共奏清热凉血、固冲安胎之效。

（6）据兼症化裁：若下血较多者，酌加苎麻根、旱莲草、藕节炭、地榆炭凉血止血；腰痛明显、小腹下坠甚者，酌加菟丝子、桑寄生固肾安胎。

5. 外伤证

（1）抓主症：妊娠期间，跌仆闪挫，或劳力过度，继发腰腹疼痛，胎动下坠，或伴阴道流血。

（2）察次症：精神倦怠。

（3）审舌脉：脉滑无力。

（4）择治法：益气养血，固肾安胎。

（5）选方用药思路：孕后起居不慎，或跌仆闪挫，或为劳力所伤，以致气血紊乱，气乱则胎失所载，应用加味圣愈汤（《医宗金鉴》）。方中圣愈汤补气益血，固养胎元；杜仲、续断补肾固冲安胎；砂仁理气和胃安胎。全方共奏益气养血、固肾安胎之效。

（6）据兼症化裁：若阴道流血量多者，去当归、川芎之辛窜动血，酌加阿胶、乌贼骨、艾叶炭止血安胎。

6. 癥瘕伤胎证

（1）抓主症：宿有癥积，孕后腰酸腹痛，胎动下坠，阴道不时少量下血，色红或暗红。

（2）察次症：皮肤粗糙，口干不欲饮，舌暗红或边尖有瘀斑。

（3）审舌脉：苔白，脉沉弦或沉涩。

（4）择治法：祛瘀消癥，固冲安胎。

（5）选方用药思路：妇人宿有癥疾，瘀血阻滞胞脉，阻碍胎元生长，甚至损伤胎气，为癥病而有瘀血内滞之象，应用桂枝茯苓丸（《金匮要略》）加菟丝子、续断、杜仲。方中桂枝温通血脉，活血散瘀；配茯苓健脾益气，宁神安胎；牡丹皮、赤芍合桃仁活血祛瘀；菟丝子、续断、杜仲补肾固冲安胎，共收消癥安胎之效。

（6）据兼症化裁：若阴道流血量多者，酌加阿胶、乌贼骨、旱莲草止血安胎。

（二）难免流产

1. 胎殒难留证

（1）抓主症：多由胎漏、胎动不安发展而来，阴道流血量逐渐增多，腹痛腹坠加重。

（2）察次症：会阴逼坠，或羊水溢出。

（3）审舌脉：舌紫暗或边有瘀点，脉沉弦。

（4）择治法：祛瘀下胎。

（5）选方用药思路：因故胎殒，胞脉受损，殒胎阻滞，血不归经，胎殒胞宫，欲排不能，应用脱花煎（《景岳全书》）加益母草。方中当归、川芎、红花、益母草、牛膝活血祛瘀，兼有催生下胎之效；肉桂温通血脉；车前子滑利泄降。全方用于胎殒难留，共奏活血祛瘀下胎之效。

（6）据兼症化裁：若腹痛阵作，血多有块者，酌加炒蒲黄、五灵脂以助祛瘀下胎、止痛止血之效。

2. 胎堕不全证

（1）抓主症：胎殒之后，尚有部分妊娠组织残留于宫腔，腹痛阵作，阴道下血持续不止，甚至大量出血。

（2）察次症：可由出血过多及疼痛出现面色苍白，乏力，语声低微。

（3）审舌脉：舌淡红，苔薄白，脉沉细无力。

（4）择治法：益气祛瘀。

（5）选方用药思路：胎殒已堕，堕而不全，留而为瘀，瘀阻胞中，应用脱花煎（《景岳全书》）加人参、益母草、炒蒲黄。方用脱花煎祛瘀下胎；加人参益气以助下胎排瘀之力；益母草、炒蒲黄以祛瘀生新，止痛止血。

（6）据兼症化裁：若暴下不止，突然晕厥，不省人事，病急势危者，也可急用独参汤或用参附汤益气固脱，回阳救逆。上述情况在处置时须同时配合补液、输血、抗休克，并及时清除宫腔残留组织，给予清宫术、钳刮术等。

（三）稽留流产

1. 气血虚弱证

（1）抓主症：孕期胎死胞中不下，小腹隐痛，或有冷感，或阴道流淡红色血水。

（2）察次症：头晕眼花，心悸气短，精神倦怠，面色苍白。

（3）审舌脉：舌淡，苔白，脉细弱。

（4）择治法：益气养血，活血下胎。

（5）选方用药思路：本证气血虚弱，气虚运送无力，血虚产道失于濡润，故胎死腹中久不产下，应用救母丹（《傅青主女科》）。方中人参大补元气，以助运胎之力；当归、川芎养血活血，以濡润产道；益母草活血又善下死胎；黑芥穗、赤石脂引血归经以止血，使胎下而不致流血过多。全方有补气血、下死胎之效。

（6）据兼症化裁：气血虚甚者，酌加黄芪、阿胶补益气血；小腹冷痛者，酌加吴茱萸、乌药、艾叶温暖下元而行气下胎。

2. 瘀血阻滞证

（1）抓主症：孕期胎死胞中不下，小腹疼痛，或阴道流血紫暗有块。

（2）察次症：面色青暗。

（3）审舌脉：舌紫暗，脉沉涩。

（4）择治法：行气活血，祛瘀下胎。

（5）选方用药思路：瘀血阻滞冲任，损及胎气，则胎死胞中不下，故选用脱花煎加芒硝。

（6）据兼症化裁：若瘀血阻滞日久，损伤气血，而致气血虚弱者，酌加黄芪、当归、川芎补气养血活血。

3. 湿阻气机证

（1）抓主症：孕期胎死胞中不下，小腹冷痛，阴中流出黏腻黄汁。

（2）察次症：胸腹满闷，口出秽气，神疲嗜睡。

（3）审舌脉：苔白厚腻，脉濡缓。

（4）择治法：健脾除湿，行气下胎。

（5）选方用药思路：本证脾虚湿阻，壅塞胞脉，气机阻滞，运胎无力，故胎死胞中不下，方用平胃散（《太平惠民和剂局方》）加芒硝、枳实。方中苍术健脾燥湿；厚朴、枳实行气消胀满；陈皮理气化痰；甘草和中；加芒硝软坚滑利下胎，共奏健脾除湿、行气下胎之效。

（6）据兼症化裁：若日久痰湿困脾，脾虚重，酌加山药、白术。

（四）复发性流产

1. 肾气亏损证

（1）抓主症：屡孕屡堕，甚或如期而堕。

（2）察次症：精神委靡，头晕耳鸣，腰酸膝软，夜尿频多，目眶暗黑，或面色晦暗。

（3）审舌脉：舌淡，苔白，脉沉弱。

（4）择治法：补肾益气，固冲安胎。

（5）选方用药思路：本证肾气亏虚，冲任不固，胎元失养，胎失所载，故屡孕屡堕，应用补肾固冲丸（《中医学新编》）。方中菟丝子、续断、巴戟天、杜仲、鹿角霜补肾益精，固冲安胎；当归、熟地黄、枸杞子、阿胶滋肾填精，养血安胎；党参、白术、大枣健脾益气以资化源；砂仁理气调中安胎，使补而不滞。全方合用，使肾气健旺，冲任巩固，胎有所系，则自无殒堕之虑，或以寿胎丸酌加补气养血、填精固冲诸药。

（6）据兼症化裁：若偏于阴虚，兼见心烦少寐、便结溲黄、形体消瘦、舌红、苔薄黄、脉细滑而数者，加女贞子、旱莲草。

2. 气血两虚证

（1）抓主症：屡孕屡堕。

（2）察次症：头晕眼花，神倦乏力，心悸气短，面色苍白。

（3）审舌脉：舌淡，苔薄，脉细弱。

（4）择治法：益气养血，固冲安胎。

（5）选方用药思路：本证气血两虚，冲任不足，不能养胎载胎，故使屡孕屡堕，应用泰山磐石散（《景岳全书》）去川芎。方中人参、黄芪、白术、甘草补中益气以载胎；当归、白芍、熟地黄补血以养胎；续断补肾强腰以固胎；砂仁、糯米调养脾胃以助气血生化；白术配黄芩为安胎要药。全方合用共奏双补气血、固冲安胎之效。

（6）据兼症化裁：若偏于气虚，可加大黄芪用量，酌加党参；若血虚偏重，酌加阿胶。

3. 肾虚血瘀证

（1）抓主症：屡孕屡堕，甚或如期而堕。

（2）察次症：头晕耳鸣，腰酸膝软，小腹或少腹疼痛拒按，乳房胀痛，心烦易怒。

（3）审舌脉：舌质紫暗，苔薄，脉沉弦而涩。

（4）择治法：补肾安胎，化瘀止痛。

（5）选方用药思路：肾虚精亏血少，冲任血虚，胎失所养，又郁怒伤肝，气滞血瘀，瘀阻冲任，不能养胎，故致屡孕屡堕，甚或如期而堕，故选用寿胎丸酌加丹参、白芍、黄芩。全方共奏补肾安胎、缓肝之急而祛瘀止痛之效。

（6）据兼症化裁：若肾虚较重，酌加枸杞子、熟地黄、巴戟天；血瘀较重者，酌加丹参、当归。

六、中成药选用

（1）滋肾育胎丸：适用于肾阴虚内热证。每次 5g，每日 3 次，淡盐水或蜂蜜水送服。

（2）孕康口服液：适用于肾气虚及气血虚弱型。每次 20ml，每日 3 次，口服。

七、单方验方

（1）"当归寄生汤""安胎饮"化裁：当归 10g，杭白芍 15g，川芎 6g，熟地黄 12g，艾叶炭 9g，甘草 6g，阿胶 10g，桑寄生 30g。

（2）"助孕宁""寿胎丸"化裁：菟丝子 10g，阿胶 10g，桑寄生 10g，续断 10g，黄芪 20g，党参 10g 等。

八、中医特色技术

穴位贴敷：选用保胎中药，如菟丝子 10g，桑寄生 10g，续断 10g，阿胶 10g，蜂蜜适量等调和后，患者选取坐位或侧卧位，取中脘、神阙、足三里（双侧）进行贴敷，每个穴位贴敷 4 小时左右，每日 1～2 次。

九、预防调护

（1）预防方面，生活起居要规律，注意劳逸结合，寒温适宜。

（2）安抚患者，消除其恐惧和不安心理，增强其治疗的信心，使患者配合治疗。

（3）在调摄方面，加强饮食管理，给予易于消化而且营养丰富的食物，可以多食用牛奶、新鲜蔬菜、鱼类、肉类、禽蛋类等食物。

十、各家发挥

马宝璋认为导致本病的核心机制是肾气亏损与气血失调,在治疗上以保胎为原则;"安胎必补肾,兼予调养气血",以寿胎丸加味治疗胎动不安、滑胎确有提纲挈领、纲举目张的效用。可谓知其要者,一言以蔽之,不知其要者,流散无穷。既如滑胎一症,不仅孕期确有肾虚见证,而且平时也多有头晕耳鸣、腰酸腿软之症。从"不治已病治未病"的角度来看,对滑胎症在孕前进行调治则更属必要,即在平时给予寿胎丸加味治疗,以达补肾益气、填精养血的目的。则肾气既固,精血充盛,胎孕得以摄养,岂有不安之理?保产无忧不无忧,芩术圣药不全灵,辨证审因最重要,安胎之本在肾经。

王秀霞认为复发性流产的患者不宜急于求子,否则再次妊娠后胚胎易再次丢失,随之治疗难度也会增加。应重视"调固冲任,预培其损"的治疗原则。故在治疗时,采用补益肾气、养血调经、调固冲任的治则,并运用"治未病"的思想,提倡"孕前治疗",以预防为主,防治结合。王秀霞建议流产后再次妊娠的时间应距离上次胎殒半年到一年,而反复性流产的患者应适当延长再次妊娠的时间,妊娠后,应积极保胎,时长以超过以往堕胎的最长时间为佳。王秀霞认为中医"治未病"思想在防治复发性流产中非常关键,提出对于复发性流产的患者,应积极查找妊娠失败的病因,在未孕前即开始对症治疗,以补益肾气为主,辅以"虚则补之,热则清之,寒则散之,瘀则散之"等法,使气血阴阳调和,肾气充实,脾气充足以资化源,为下次备孕做好充足的准备。月经周期及经血量正常,任通冲盛,肾气充实,氤氲之时才易受孕,故依据患者月经的前、后期遣方用药:在月经前期,自拟调经方加减,以养血调经为主,调固冲任,兼以补肾益气;月经后期,自拟益肾方加减,以补肾益气为主,辅以养血调经之药。根据月经的周期进行调补对症治疗,为再次妊娠做好充足的准备,再次妊娠后应积极保胎治疗,至无胎漏及胎动不安症状之时,治疗时间以超过以往出现堕胎的最长时间为宜。

韩延华认为,胎动不安的原因不外乎房事不节、情志不调、屡孕屡堕、跌仆损伤以致气虚、血虚、血瘀、肾虚等,但总其大要,肾虚是最主要的原因。临床上首先要确定胎儿是否存活,其次要根据患者的体质辨证而治。韩氏认为,治疗胎动不安,应以"未病先防,预培其损""已病防变,辨证施之"为原则,辨其根源是母病还是胎病,诚如《经效产宝》所言:"安胎有二法,因母病以动胎,但疗疾,其胎自安,又缘胎有不坚,故致动以病母,但疗胎则母缓。其理甚效,不可违也。"韩氏治疗胎动不安,秉承古训,强调"治病与安胎共举",防止疾病的传变,辨证施治,灵活加减。

(赵 颜)

第二节 异位妊娠

异位妊娠(ectopic pregnancy)又名宫外孕,是指受精卵在子宫体腔以外着床,主要以输卵管妊娠为主,占90%~95%,当输卵管妊娠破裂后,可造成急性腹腔内出血,发病急,病情重,处理不当可危及患者生命,是妇产科临床常见急腹症,是导致孕产妇死亡的主要原因之一。中医学中,凡孕卵在子宫体腔以外着床发育,称"异位妊娠",亦称"宫外孕"。

一、临床诊断要点与鉴别诊断

（一）诊断标准

输卵管妊娠未发生流产或破裂时，临床表现不明显，诊断较困难，需采用辅助检查方能确诊。输卵管妊娠流产或破裂后，诊断无论多么困难，都应严密观察病情变化。若阴道流血淋漓不断者，腹痛加剧，盆腔包块增大，以及血红蛋白呈下降趋势等，有助于确诊。必要时可以采用下列检查方法协助诊断。

（1）人绒毛膜促性腺激素（hCG）测定：尿或血 hCG 测定对早期诊断异位妊娠至关重要。异位妊娠时，患者体内 hCG 水平较宫内妊娠低。连续测定血 hCG，若倍增时间大于 7 日，异位妊娠可能性极大；倍增时间小于 1.4 日，异位妊娠可能性极小。

（2）孕酮（P）测定：血清孕酮的测定对判断正常妊娠胚胎的发育情况有帮助。输卵管妊娠时，血清孕酮水平偏低，多数为 10～25ng/ml。如果血清孕酮值＞25ng/ml，异位妊娠概率＜1.5%；如果其值＜5ng/ml，应考虑宫内妊娠流产或异位妊娠。

（3）B 型超声检查：对异位妊娠诊断必不可少，还有助于明确异位妊娠部位和大小。阴道超声检查较腹部超声检查准确性高。其声像特点：宫腔内未探及妊娠囊，若宫旁探及异常低回声区，且见胚芽及原始心管搏动，可确诊为异位妊娠；若宫旁探及混合回声区，子宫直肠窝有游离暗区，虽未见胚芽及原始心管搏动，也应高度怀疑异位妊娠。由于子宫内有时可见到假妊娠囊（蜕膜管型与血液形成），应注意鉴别，以免误诊为宫内妊娠。

将血 hCG 测定与超声检查相配合，对异位妊娠的诊断帮助很大。当血 hCG＞2000IU/L、阴道超声未见宫内妊娠囊时，异位妊娠诊断基本成立。

（4）腹腔镜检查：是异位妊娠诊断的金标准，而且可以在确诊的同时行镜下手术治疗。但有 3%～4% 的患者因妊娠囊过小而被漏诊，也可能因输卵管扩张和颜色改变而误诊为异位妊娠，应予注意。

（5）阴道后穹隆穿刺：是一种简单可靠的诊断方法，适用于疑有腹腔内出血的患者。腹腔内出血最易积聚于直肠子宫陷凹，即使血量不多，也能经阴道后穹隆穿刺抽出血液。抽出暗红色不凝血液，说明有血腹症存在。陈旧性宫外孕时，可抽出小块或不凝固的陈旧血液。若穿刺针头误入静脉，则血液较红，将标本放置 10 分钟左右即可凝结。当无内出血、内出血量很少、血肿位置较高或直肠子宫陷凹有粘连时，可能抽不出血液，因此阴道后穹隆穿刺阴性不能排除输卵管妊娠。

（6）诊断性刮宫：很少应用，适用于不能存活宫内妊娠的鉴别诊断和超声检查不能确定妊娠部位者。将宫腔排出物或刮出物做病理检查，切片中见到绒毛，可诊断为宫内妊娠；仅见蜕膜未见绒毛，有助于诊断异位妊娠。

（二）鉴别诊断

1. 流产

流产有停经史，下腹中央阵发性坠痛，阴道流血开始量少，后增多，呈鲜红色，有小血块或绒毛排出。无宫颈举痛，宫口稍开，子宫增大变软。hCG 多为阳性，B 超提示宫内可见妊娠囊，阴道后穹隆穿刺为阴性。体温正常，白细胞计数正常，血红蛋白正常或稍低。休克程度与外出血量成正比。

2. 黄体破裂

黄体破裂多无停经史，下腹一侧突发性疼痛，无阴道流血，或有如月经量。盆腔检查：无肿块触及，一侧附件压痛，hCG 检测阴性，阴道后穹隆穿刺可抽出血液，无或有轻度休克。体温正常，白细胞计数正常或稍高，血红蛋白下降，B 型超声检查一侧附件低回声区。

3. 卵巢囊肿蒂扭转

卵巢囊肿蒂扭转无停经史，有卵巢囊肿病史，下腹一侧突发性疼痛。盆腔检查：宫颈举痛，卵巢肿块边缘清晰，蒂部触痛明显。B 型超声提示一侧附件低回声区，边缘清晰，有条索状蒂；hCG 检测及阴道后穹隆穿刺阴性；无阴道流血及休克。

4. 急性输卵管炎

急性输卵管炎无停经史，双下腹持续性疼痛，伴肛门坠胀，经阴道后穹隆穿刺可抽出脓液或渗出液。妇科检查：宫颈举痛，双侧附件增厚或扪及包块，压痛明显。白细胞计数升高，可伴发热，尿妊娠试验阴性，B 型超声提示两侧附件低回声区。

5. 急性阑尾炎

急性阑尾炎无停经史，典型表现为转移性右下腹疼痛，恶寒发热或伴恶心呕吐，检查麦氏点压痛，下腹压痛、反跳痛明显。hCG 阴性，B 型超声提示子宫附件区无异常回声，体温升高，白细胞计数增高。

二、审析病因病机

（一）气虚血瘀

素禀肾气不足，或早婚多产，房事不节，损伤肾气，或素体虚弱，饮食劳倦伤脾，中气不足，脾虚气弱，气虚运血无力，血行瘀滞，以致孕卵不能及时运达胞宫，而成异位妊娠。

（二）气滞血瘀

素性抑郁，或忿怒过度，气滞而致血瘀，或经期产后，余血未尽，不禁房事，或感染邪毒，以致血瘀气滞，胞脉不畅，孕卵阻滞，不能运达胞宫，而成异位妊娠。

（三）湿热瘀结

经期产后，余血未尽，不禁房事，湿热入侵，湿热与血互结，冲任瘀阻，胞脉不畅，孕卵不能运达胞宫，则成异位妊娠。

本病的病机多由气虚血瘀，运血无力；气滞血瘀，胞脉不畅；湿热瘀结，冲任阻滞，胞脉不畅，孕卵异位着床所致。

三、明确辨证要点

（一）辨病位

由于胎元孕育部位异常，有碍该处气血的流畅及胎元本身的发育，以致瘀阻发生，使该部位脉络受损，血不归经，大量血液蓄积少腹，瘀血阻滞，乃致腹痛大作。同时由于暴伤阴血，因而出现一系列亡血之证。故辨证时首辨其亡血与疼痛的程度，以明其严重性，从而采取有效的治疗措施。

（二）辨虚实

若患者出现面色苍白或青白、冷汗淋漓欲吐、腹痛剧、脉危急，为内蓄血严重及痛欲厥之征兆。主要辨"少腹血瘀"之实证或虚实夹杂之证，强调早期确诊，并争取保守治疗成功。

四、确立治疗方略

妇女冲任气血调和，则胎孕正常；如冲任不和、气血失调、孕卵运行受阻，可致胎孕异位。本病在未破裂之前，主要为"少腹血瘀"之实证。胀破脉络时可出现气血暴脱，阴阳离决之危候，治疗当以"急则治其标，缓则治其本"为原则，以辨病与辨证相结合为法。本病治疗的重点是要注意动态观察病情的发展，根据病情变化，及时采取适当的治疗措施。论治必当紧切病机随证论治，初始以杀胚消癥、活血止痛为主；中期以活血止血、杀胚消癥为主；最后以活血化瘀消癥为主。整个治疗过程须在有输血、输液及手术准备的条件下才能进行药物保守治疗。

五、辨证论治

1. 未破损期

（1）抓主症：停经后可有早孕反应，少腹一侧有隐痛或持续作痛，或阴道少量流血，双合诊可触及一侧附件有软性包块，有压痛，尿妊娠试验为阳性。

（2）察次症：可伴有恶心呕吐，纳少厌食。

（3）审舌脉：舌红，苔薄，脉弦滑。

（4）择治法：杀胚消癥，化瘀止痛。

（5）选方用药思路：本证为冲任瘀阻，胞脉不畅，冲脉气盛，应用新宫外孕Ⅰ号（马氏经验方）。方中蜈蚣、紫草杀胚散结；穿山甲、牡蛎软坚散结；丹参、赤芍活血化瘀；莪术、延胡索行气活血，消癥止痛。全方共奏杀胚消癥、化瘀止痛之功。

（6）据兼症化裁：若有阴道出血者，宜酌加小蓟、炒地榆凉血止血。

2. 已破损期

（1）抓主症：腹痛拒按，腹部有压痛及反跳痛，未见进行性加重。

（2）察次症：或兼有少量阴道流血。

（3）审舌脉：舌红，苔薄，脉细滑。

（4）择治法：化瘀止血，杀胚消癥。

（5）选方用药思路：本证为脉络破损，瘀血内阻，应用新宫外孕Ⅱ号方（马氏经验方）。方中炒蒲黄、三七、茜草、炒地榆、小蓟化瘀止血；蜈蚣、紫草杀胚散结；丹参、赤芍活血化瘀。诸药合用共奏化瘀止血、杀胚消癥之效。

（6）据兼症化裁：若兼气血两虚、头昏心悸者，酌加党参、黄芪益气养血；若少腹有血肿包块形成者，可酌加莪术、牡蛎消癥散结；若瘀血内停、日久化热，出现低热起伏，可加金银花、黄芩清热解郁；若已破损后1周内出现休克者，是非手术成功的重要指标，在此治疗过程中应严密观察病情变化，注意发生再次内出血的可能，做好抢救休克及手术准备；出现休克时，是血虚气脱之重症，应立即吸氧、备血，建立静脉通道、输血、输液，进行手术治疗。此期抗休克也可配合中药治疗，如中药生脉注射液或参附注射液益气固脱或回阳救逆。

3. 包块期

（1）抓主症：下腹疼痛逐渐减轻，或仅有下腹坠胀不适，少腹包块形成。

（2）察次症：阴道出血量少或停止。

（3）审舌脉：舌暗苔薄，脉细涩或弦涩。

（4）择治法：活血化瘀，消癥散结。

（5）选方用药思路：本证为癥块内结，气机不畅，瘀血内停，血不归经，应用新宫外孕Ⅲ号方（马氏经验方）。方中丹参、赤芍活血化瘀；三棱、莪术行气破血，化瘀消癥；穿山甲、牡蛎软坚散结；土鳖虫、水蛭化瘀消癥，搜剔脉络。全方共奏活血化瘀、消癥散结之效。

六、中成药选用

（1）桂枝茯苓丸：适用于血瘀证。每次 3 粒，每日 3 次，温开水送服，3 个月为 1 个疗程。

（2）大黄䗪虫丸：适用于血瘀证。每次 3g，每日 2 次，温开水送服。

（3）十全大补丸：适用于异位妊娠抢救血止后，气血两虚之证。每次 3g，每日 3 次，吞服。

（4）散结镇痛胶囊：适用于血瘀证。每次 4 粒，每日 3 次，温开水送服。

（5）失笑散：适用于未破损期或陈旧性宫外孕。每次 6～9g，每日 1～2 次，纱布包煎，用醋或黄酒冲服。

（6）丹参注射液：适用于血瘀证。每次 20ml，每日 1 次，静脉滴注。

（7）少腹逐瘀丸：适用于未破损期或陈旧性宫外孕。每次 1～2 丸，每日 2 次，淡米醋送服。

七、单方验方

（1）消癥散外敷：千年健 60g，川续断 120g，追地风、花椒各 60g，五加皮、白芷、桑寄生各 120g，艾叶 500g，透骨草 250g，羌活、独活各 60g，赤芍、归尾各 120g，血竭、乳香、没药各 60g。上药共为末，每 250g 为一份，纱布包，蒸 15 分钟，趁热外敷，每日 1～2 次，10 日为 1 个疗程。

（2）吉林粉 3g，分 3 次吞服。用于大出血厥脱者。

（3）中药内服的同时采用双柏散（含侧柏叶、黄柏、大黄、泽兰、薄荷等）冷敷下腹部，每日 2 次，每次 4～6 小时。

（4）保留灌肠：妇科疾患发病部位在盆腔下部，采用直肠给药，保留灌肠，局部直接给药，能够促进血液循环，较口服给药吸收快，同时可避免对胃肠的不良刺激，加快腹部包块的吸收。若阴道流血减少，复查 B 型超声未见腹腔内出血，开始行中药保留灌肠。处方：穿山甲 8g，丹参 15g，赤芍 15g，桃仁 15g，延胡索 5g，三棱 9g，莪术 9g，地鳖虫 9g。上药浓煎成 100～150ml，低压保留灌肠，每日 1 次。

八、中医特色技术

针刺：取关元、归来、足三里、水道、三阴交、蠡沟，根据不同病情采用补法或泻法，每日 1~2 次，每次留针 20~30 分钟，10 次为 1 个疗程。

九、预防调护

（1）加强妇产科知识的普及，注意个人及性生活卫生，坚持锻炼身体，合理膳食，加强营养，增强体质，培养健康的生活方式。积极治疗外阴炎、阴道炎、宫颈炎等，避免上行感染引起盆腔炎，定期例行妇产科检查，及时发现问题并解决。做好避孕工作，减少人工流产和引产的次数。本病治愈后 6~12 个月内要采取避孕措施，以免再次受孕。手术和包块型患者要定期门诊复查。

（2）心理护理：护士应及时了解患者的心理状态，耐心安慰患者，指导患者应用科学的态度对待疾病，取得患者的信任与配合，帮助医务人员尽快明确诊断，积极配合抢救及治疗。

（3）在调摄方面，加强饮食管理，给予易于消化而且营养丰富的食物，可以多食用新鲜蔬菜、鱼类、肉类、禽蛋类等食物。

十、各家发挥

马宝璋认为宫外孕的发病与少腹宿有瘀滞，冲任不畅，或先天肾气不足等因素有关。在输卵管妊娠早期的未破损期，以少腹血瘀，阻滞脉络为主。当瘀滞日久，至涨破脉络的已破损期时，则阴血内溢于少腹，可发生少腹血瘀、气血两亏、厥脱等一系列症状。治疗始终以活血化瘀法为主。为了避免内出血过多，有时可用活血止血法。

王秀霞认为宫外孕的发病与少腹素有瘀滞、冲任不畅有关，胞脉不畅或功能失调，孕卵不能运达胞宫，而成宫外孕。瘀血的产生与气有关，气虚则气之推动无力，气郁可使气血运行不畅，而致血瘀。而瘀血阻络，影响气之运行，气阻则血瘀加重。气行则血行，故益气、理气化瘀法可治疗宫外孕。寒、热、虚、实均可致瘀，先天不足或后天房劳伤肾，大病久病"穷必及肾"，以致肾虚，肾虚元气不足，无力运血则血瘀；平素忧郁，或七情内伤，情志不舒，肝郁气机不畅，气滞而血瘀；或因经期产后，血室空虚，邪毒乘虚内侵，阻遏经脉，导致气滞血瘀；经期产后余血未净而合阴阳，精浊与余血相搏为瘀，瘀阻冲任，孕后孕卵运送受阻而成本病；或先天肾气不足，不能使任通冲盛者，导致孕卵不能移行胞宫，在输卵管内发育，亦发为本病。王秀霞认为对于宫外孕的诊断还需依靠现代医学技术，不排斥西医的手术及杀胚治疗，休克以抢救生命为主。不稳定型、包块型主张使用中药，经过多年的临床实践证明琥珀散效果非常好。对于未破损期采用琥珀散联合西药杀胚治疗。宫外孕属少腹瘀血证，因此用活血化瘀法。发病初期，急以活血治疗，减少粘连，促内出血迅速吸收。

（胥风华）

第三节   早   产

早产（preterm birth）是指妊娠满 28 周至不足 37 周分娩者。此时娩出的新生儿称早产儿，体重 1000～2499g。中医传统文献中，并没有"早产"之名，但根据其主要表现，可以从"胎动不安""临产""产后病"等文献记载中找到一些相关内容。

一、临床诊断要点与鉴别诊断

（一）诊断标准

1. 病史

早产的主要临床表现是子宫收缩，最初为不规律宫缩，常伴有少量阴道出血或血性分泌物，以后发展为规律宫缩。宫颈管先消退，然后扩张。

2. 症状

（1）先兆早产：出现子宫收缩，至少每 10 分钟一次，每次持续 30 秒，历时 1 小时以上。

（2）难免早产：除有规律性子宫收缩，间歇期渐短、持续时间渐长外，强度不断增加，伴有子宫颈容受≥75%及子宫颈扩张≥2cm，或有进行性子宫颈容受及子宫颈扩张，且伴阴道血性分泌物或胎膜已破，情况与足月妊娠临床相仿。

3. 检查

宫缩与产程进展仅仅意味着妊娠即将结束，至于判断是否属于早产范畴，关键还在于确定孕周及胎儿大小。临床可从以下几方面推算孕周及估计胎儿大小。

（1）临床推算：详细了解以往月经周期，询问末次月经日期、早孕反应开始出现时间及胎动开始时间，根据早孕期妇科检查时子宫体大小是否与停经月份相符合，参照目前耻骨联合上子宫长度和腹围推算孕周。

（2）超声检查：胎儿头径、头围、腹围、股骨长度与胎龄及体重密切相关。根据超声测量值可估计孕周与胎儿大小。

（二）鉴别诊断

诊断早产一般并不困难，但应与妊娠晚期出现的生理性子宫收缩相区别。生理性子宫收缩一般不规则、无痛感，且不伴有宫颈管缩短和宫颈口扩张等改变。

二、审析病因病机

（一）先兆早产

（1）肾虚：中医学认为胞脉系于肾，肾主藏精而关乎生殖，因此肾气亏损，则胎元不固。

（2）气虚、血虚：脾胃为气血生化之源，而胎赖血养，若脾虚血少，胎失所养，可致本病的发生。

（3）血热：热病瘟疫，热伏冲任，扰动血海，损伤胎元。

（4）血瘀：阻滞气机，伤及胎气等导致冲任不固，胎元损伤。

（5）湿热：湿邪阻滞气机，热伏冲任，损伤胎元。

（二）难免早产

气虚血瘀：素体虚弱，或久病大病，气血化源不足，无以养胎载胎，血瘀阻滞气机，伤及胎气等导致冲任不固，胎元损伤，胎结不实，终致胎儿早产。

本病的主要发病机制是气血失调，冲任损伤，胎元不固。常由肾虚、气虚、血虚、血热、血瘀和湿热所致。

三、明确辨证要点

（一）辨虚实

阴道流血色暗淡质稀，产前、产时或产后精神倦怠乏力，为虚证；若胎儿尚未娩出者，小腹坠胀疼痛，舌质正常或紫暗，舌边尖有瘀点，脉滑或涩，多为血瘀实证；若胎儿已娩出，尚有部分组织残留于子宫，腹痛阵阵，阴道流血不止，甚至血崩，伴面色苍白、心悸气短、头晕目眩，舌淡紫苔白，脉沉细无力，多为气虚血瘀之虚实夹杂证，临证需仔细区分辨别。

（二）辨寒热

阴道流血血色鲜红或深红，质地稠黏，或产前、产后渴喜冷饮，为热证；阴道流血血色清稀，或产前、产后手足不温，为寒证。当需辨其虚实。

四、确立治疗方略

先兆早产，胎儿尚未娩出，以安胎益母为主。早产临产，胎儿娩出不可避免，或胎儿已娩出，以抢救早产儿及益母为主，或行吸宫术或钳刮术处理残留，或于严密观察中辨证，或中西医结合治疗。治疗早产应以辨病辨证相结合，将其归纳为先兆早产、早产临产。多因气血失调，冲任损伤，胎元不固。常见病因有肾虚、气虚、血虚、血热、血瘀和湿热以致母体或胎元损伤。治疗以补肾安胎为大法，并根据不同情况辅以益气、养血、清热、活血等法。若治疗后腰酸腹痛加重，阴道流血增多，分娩不可避免时，则以调养母体气血为主。

五、辨证论治

（一）先兆早产

1. 肾虚证

（1）抓主症：妊娠晚期，腰酸腹痛，胎动下坠，或伴阴道少量流血，色暗淡。

（2）察次症：头晕耳鸣，小便频数，夜尿多，或曾屡孕屡堕。

（3）审舌脉：舌淡苔白，脉沉滑尺弱。

（4）择治法：固肾安胎，佐以益气。

（5）选方用药思路：本病为先天禀赋不足，肾气虚弱，冲任欠盛，胎元不实，应用寿胎丸（《医学衷中参西录》）加党参、白术。方中菟丝子补肾益精，固摄冲任，肾旺自能荫胎，故重用菟丝子为君；桑寄生、续断补益肝肾、养血安胎为臣；阿胶补血为佐使。四药合用，共奏补肾养血、固摄安胎之效。加党参、白术健脾益气，是以后天养先天，生化气血以化精，先后天同补，加强安胎之功。

（6）据兼症化裁：若小腹下坠明显，加黄芪、升麻益气升提安胎；若大便秘结，加肉苁蓉、熟地黄、桑椹滋肾增液润肠。临证时结合肾之阴阳的偏虚，选加温肾（如补骨脂、狗脊）或滋阴（如女贞子、墨旱莲）安胎之品。

2. 气血虚弱证

（1）抓主症：妊娠晚期，阴道少量下血，腰酸、小腹空坠而痛，或伴有阴道少量流血，色淡红、质稀薄。

（2）察次症：神疲肢倦，面色㿠白，心悸气短。

（3）审舌脉：舌质淡，苔薄白，脉滑无力。

（4）择治法：益气养血，固冲安胎。

（5）选方用药思路：本证气虚冲任不固，胎失摄载，气不摄血，气虚系胞无力，中阳不振，血虚则冲任匮乏、精亏血少，不能养胎，胎元不固，胎动下坠，应用胎元饮（《景岳全书·妇人归》）。方中人参、白术、炙甘草甘温益气、健脾调中，以助生化之源，使气旺以载胎；当归、熟地黄、白芍补血养血安胎；杜仲补肾安胎；陈皮行气健胃，共奏益气养血、固冲安胎之功。

（6）据兼症化裁：若阴道流血量多者，加乌贼骨以固冲止血；若气虚明显、小腹下坠，加黄芪、升麻益气升提，固摄胎元。

3. 血热证

（1）实热证

1）抓主症：妊娠晚期，小腹灼痛，或伴有阴道少量流血，色鲜红或深红，质稠。

2）察次症：渴喜冷饮，小便短黄，大便秘结。

3）审舌脉：舌红，苔黄而干，脉滑数或弦数。

4）择治法：清热凉血，固冲止血。

5）选方用药思路：本证热伤冲任，迫血妄行，损伤胎气，胎元不固，胎动下坠，应用阿胶汤（《医宗金鉴》）去当归、川芎。方中黑栀子、侧柏叶、黄芩清热止血安胎；白芍养血凉血安胎；熟地黄、阿胶养血止血安胎。全方有清热凉血、止血安胎之效。

6）据兼症化裁：若阴道流血量多者，加地榆炭、墨旱莲止血。

（2）虚热证

1）抓主症：妊娠晚期腰酸、小腹灼痛，或伴有阴道少量流血，色鲜红，质稀。

2）察次症：伴心烦不安，五心烦热，咽干少津，便结溺黄。

3）审舌脉：舌红少苔，脉细数。

4）择治法：滋阴清热，养血安胎。

5）选方用药思路：本证阴虚火旺，迫血妄行，损伤胎气，应用保阴煎（《景岳全书》）。方中生地黄清热凉血；熟地黄、白芍养血敛阴；黄芩、黄柏清热泻火，直折热邪；山药、续断补肝肾，固冲任；甘草调和诸药。全方清热凉血、固冲止血以安胎。

6）据兼症化裁：若虚热热扰心神者，加酸枣仁、远志、茯神。

4. 血瘀证

（1）抓主症：宿有癥积，孕后常有腰酸，下腹刺痛，阴道不时流血，色暗红，或妊娠期不慎跌仆闪挫，或劳力过度，或妊娠期手术创伤，继之腰酸腹痛，胎动下坠或阴道少量流血。

（2）察次症：大、小便正常。

（3）审舌脉：舌暗红，或有瘀斑，脉弦滑或沉弦。

（4）择治法：活血化瘀，补肾安胎。

（5）选方用药思路：本证瘀血阻滞胞脉，阻碍胎元生长，甚至损伤胎气，应用桂枝茯苓丸（《金匮要略》）合寿胎丸减桃仁。方中桂枝温经通阳，以促血脉运行而散瘀为君；白芍养肝和营，缓急止痛，或用赤芍活血化瘀消癥为臣；牡丹皮活血化瘀为佐；茯苓健脾益气，与桂枝同用，通阳开结、伐邪安胎为使。诸药合用，共奏活血化瘀、消癥散结之效。合寿胎丸补肾安胎，攻补兼施，邪去胎安。

（6）据兼症化裁：若瘀血日久，酌加丹参。

5. 湿热证

（1）抓主症：妊娠晚期腰酸腹痛，阴道少量流血，或淋漓不尽，色暗红。

（2）察次症：低热起伏，小便黄赤，大便黏。

（3）审舌脉：舌质红，苔黄腻，脉滑数或弦数。

（4）择治法：清热利湿，补肾安胎。

（5）选方用药思路：本证湿邪阻滞气机，热伏冲任，损伤胎元，应用当归散（《金匮要略》）合寿胎丸去川芎、阿胶加茵陈。方中当归、白芍补血养肝为君；黄芩、白术坚阴清热、健脾除湿为臣；茵陈清利湿热为佐使。全方养血健脾、清化湿热以安胎。

（6）据兼症化裁：若湿热之邪日久困脾，症见不思饮食，酌加山药、砂仁、黄芪健脾益气除湿。

（二）难免早产

气虚血瘀证

（1）抓主症：胎儿娩出之后，尚有部分妊娠组织残留于宫腔。

（2）察次症：子宫收缩乏力，腹痛阵作，阴道下血持续不止，甚至大量出血。

（3）审舌脉：舌淡红，苔薄白，脉沉细无力。

（4）择治法：益气祛瘀。

（5）选方用药思路：本证素体虚弱，或久病大病，气血化源不足，无以养胎载胎，血瘀阻滞气机，伤及胎气等导致冲任不固，胎元损伤，胎结不实，终致胎儿早产，应用脱花煎加人参、益母草、炒蒲黄。方用脱花煎祛瘀下胎，加人参益气以助下胎排瘀之力；益母草、炒蒲黄以祛瘀生新，止痛止血。

（6）据兼症化裁：若出血过多，或暴下不止，面色苍白，头晕眼花，甚则晕厥，不省人事，手足厥冷，唇舌淡白，脉芤或微细无力，为气随血脱之危候，急宜补气固脱，方用人参黄芪汤（《证治准绳》）。方中人参、黄芪、白术益气摄血固脱；当归、白芍补血养血；艾叶、阿胶补血止血。全方合用益气固脱止血。若暴下不止，突然晕厥，不省人事，病急势危者，也可急用独参汤或用参附汤益气固脱，回阳救逆。上述情况在处置时须同时配合补液、输血、抗休克，并及时清除宫腔残留组织，给予清宫术、钳刮术等。

六、中成药选用

（1）益母草颗粒：用于早产后。开水冲服。每次 1 袋，每日 2 次。

（2）安坤胶囊：用于早产后。口服。每次 5 粒，每日 2 次。

（3）加味生化颗粒：用于早产后。开水冲服。每次 1 袋，每日 3 次。

（4）葆宫止血颗粒：用于早产后。开水冲服。每次 1 袋，每日 2 次。

七、单方验方

（1）补中益气汤：黄芪 15g，人参（党参）15g，白术 10g，炙甘草 15g，当归 10g，陈皮 6g，升麻 6g，柴胡 12g，生姜 9 片，大枣 6 枚，每日 1 剂，水煎服。

（2）保阴煎：生地黄 6g，熟地黄 6g，白芍 6g，山药 4.5g，续断 4.5g，黄芩 4.5g，黄柏 4.5g，生甘草 3g，每日 1 剂，水煎服。

（3）生化汤：当归 24g，川芎 9g，桃仁（去皮尖，研）6g，干姜（炮黑）2g，甘草（炙）2g，每日 1 剂，水煎服。

八、中医特色技术

（一）针刺治疗

（1）针刺：气虚型取关元、足三里、三阴交等穴；血瘀者取中极、石门、地机等穴。留针 20～30 分钟。

（2）耳针：取子宫、神门、交感、内分泌、脾、肝、肾、皮质下等穴。每次选用 4～5 穴，每周 2～3 次。

（二）灸法

取脾俞、神阙、气海、足三里（双）、血海（双）、三阴交（双）等穴，每穴灸 5～7 壮。

九、预防调护

（1）预防方面，居室宜寒温适宜，空气流通，阳光充足；衣着宜温凉合适，厚薄得当，以防受凉或中暑；注意劳逸结合，以免耗气伤血；保持心情舒畅，以防情志致病。产后百日内不宜交合，以防房劳所伤；保持外阴清洁，以防邪毒滋生。

（2）安抚患者，消除其恐惧和不安心理，增强其治疗的信心，使患者配合治疗。

（3）在调摄方面，加强饮食管理，给予易于消化而且营养丰富的食物，可以多食用牛奶、新鲜蔬菜、鱼类、肉类、禽蛋类等食物。忌食辛辣刺激之品。血瘀患者忌食生冷酸涩食物。

十、各家发挥

王秀霞认为有滑胎史的患者，平素多表现为不同程度的肾阳虚之象，因此应补肾阳预培其损有助于孕后安胎。用中药以补肾气为主，再合其现症，偏于肾阴虚者，在补肾气的基础上酌加滋肾益阴之品，且在妊娠早期，易有恶阻之象，可选用健胃清热之品；偏于肾阳虚酌用温补肾阳之药，且晚期易并发子肿，可酌选温阳利尿之品。总之，以补肾为本，辨证调治，对于滑胎可以取得较好的疗效。

马宝璋认为导致本病的核心机制是肾气亏损与气血失调。"安胎必补肾，兼予调养气血"。《医学衷中参西录·治女科方·寿胎丸》说："流产为妇人恒有之病，而方书所载保胎之方，未有用之必效者。诚以保胎之药，当注重于肾，以变化胎之性情气质，使之善吸其母之气化以自养，自无流产之虞。"可见安胎必予补肾，而"善吸其母之化"实指吸收母体气血而言。如滑胎一症，不仅孕期确有肾虚见证，而且平时也多有头晕耳鸣、腰酸腿软之症，从"不治已病治未病"的角度来看，对滑胎症在孕前进行调治则更属必要，即在平时给予寿胎丸加味治疗，以达补肾益气、填精养血的目的，则肾气即固，精血充盛，胎孕得以摄养，岂有不安之理？马老临床体会：保产无忧不无忧，芩术圣药不全灵，辨证审因最重要，安胎之本在肾经。

（赵　颜）

第四节　过　期　妊　娠

平时月经周期规则，妊娠达到或超过 42 周(≥294 日)尚未分娩者，称为过期妊娠(postterm pregnancy)。

在中医学古籍中无"过期妊娠"的病名记载，根据其主要临床表现可归属"过期不产"的范畴。

一、临床诊断要点与鉴别诊断

（一）诊断标准

1. 病史

准确核实预产期，若平时月经周期不准，推算的预产期不可靠，因此应注意。

2. 症状

本病可无明显不适，或孕妇自觉胎动减少。

3. 检查

（1）妇科检查：子宫大小符合足月妊娠，宫颈已成熟。如妊娠已超过 42 周，可有骨盆大小正常，胎儿大小及胎位正常，胎头入盆，为生理性过期妊娠；如妊娠已超过 42 周，骨盆大小正常，胎儿较大，胎头未入盆，可合并脐带绕颈，或绕肢体，或臀位伴骨盆轻度狭窄等异常情况，当仔细甄别。

（2）实验室检查：孕妇尿雌三醇与肌酐比值（E/C）测定。E/C>15 为正常，E/C<10 则提示胎盘功能减退；放射性免疫法测定孕妇血清游离雌三醇、胎盘生乳素、妊娠特异性 β_1 糖蛋白、耐热性碱性磷酸酶、催产素酶等。

（3）其他检查：①胎动计数，孕妇自测胎动，12 小时胎动计数>30 次为正常，若 12 小时胎动次数<10 次，或逐日下降>50%而又不能恢复，均提示胎盘功能不良、胎儿有缺氧。②胎儿监护仪监测，无应激试验（NST）每周 2 次，NST 有反应者（阳性），提示胎儿无缺氧；NST 无反应者（阴性）需做缩宫素激惹试验（OCT），OCT 多次反复出现胎心晚期减速者，提示胎儿有缺氧。③B 型超声仪监测，每周 1~2 次，观察胎动、胎儿肌张力、呼吸运动及羊水量等。如羊水暗区直径<3cm 提示胎盘功能不全，<2cm 表示胎儿有危险。④彩色超声多普勒，通过测定胎儿脐血血流来判断胎盘功能与胎儿安危。与 B 型超声联合使用，更能提高敏感性和准确率。⑤可有孕妇体重不再增加或稍减轻，或胎心音减弱。

（二）鉴别诊断

过期妊娠主要应注意与死胎、胎儿生长受限、难产相鉴别。

1. 死胎

妊娠 20 周后胎儿在子宫内死亡称死胎。死胎发生在妊娠中晚期或临产时，孕妇自觉胎动停止，腹形增大与宫底高度较孕月小，检查听不到胎心音。B 超检查孕囊轮廓不清或异常缩小，胎心及胎动消失，可资鉴别。

2. 胎儿生长受限

胎儿生长受限（FGR）是指无法达到胎儿应有生长潜力的小于孕龄儿，严重的 FGR 被定义为胎儿的体重小于第 3 百分位数，同时伴有多普勒血流异常。

3. 难产

妊娠足月，临产分娩困难者，称为难产。有宫缩且规律，仅表现为产程进展缓慢，甚至滞产。

二、审析病因病机

（一）肝肾不足

孕妇素体虚弱，或久病体虚，累及于肾，肾精匮乏，胞脉失养；精血同源，精血不足，肝肾不能滋养冲任，冲任血虚不能濡养滑利胞胎，故不能按时动产。

（二）气血亏虚

妊娠后，血聚养胎，血为胎夺，或先天禀赋不足，精血亏虚，或素体脾胃虚弱，或孕后劳倦思虑过度，或饮食失节，或饮食偏嗜，导致脾胃损伤，气血不足，气能生血，又能载血运血，气虚失运，血虚不润，不能促胎外出。

（三）气虚血瘀

素体气血不足，孕后气以载胎，血以养胎，气虚而血更虚，气虚不能摄血，血不循经，离经之血便是瘀，瘀滞于内，损伤冲任，气虚不能濡养滑利胞胎，血瘀碍胎下行，以致过期不产。

（四）气滞血瘀

孕期跌仆外伤，或寒凝气滞血瘀，瘀阻冲任，损及胎元，不能依时而下，或因瘀血内阻，产道不利，碍胎排出；或因临产过度紧张，忧惧恐怖，以致气结，或产前安逸过度，气血运行不畅，碍胎外出。

本病主要是由于孕妇素体虚弱，或因久病体虚，致使肝肾精血不足，无力濡养胞胎，或气虚血行不畅，胞脉瘀阻，或气滞血瘀，碍胎下行，以致过期不产。

三、明确辨证要点

（一）辨虚实

虚者，症见神疲乏力，气短懒言，声音低微，头晕心悸，舌淡脉细；实者，症见胸胁不舒，烦躁易怒，下腹疼痛拒按，舌紫暗或有瘀点，脉弦涩。

（二）辨胎动

孕妇早中晚各数 1 小时胎动，3 次胎动数乘以 4 为 12 小时内的胎动累计数，若<10 次，或逐日下降 50%不能恢复，提示胎盘功能不足，胎儿缺氧。若 12 小时内胎动累计数>10 次，提示胎盘功能尚可。

四、确立治疗方略

过期妊娠影响胎儿安危，应争取在妊娠足月时及时处理，力求避免过期妊娠的发生。中医药临证治疗过期妊娠适用于无胎盘功能减退，无胎儿窘迫的过期妊娠者，治疗前当判断胎儿安危情况，胎盘功能减退，胎儿储备能力下降，则应适当放宽剖宫产指征，采取恰当的分娩方式终止妊娠。根据其病情缓急和虚实的不同，本着"急则治其标，缓则治其本"的原则，分别采取补益肝肾、补气养血、益气活血、行气活血、缩宫催生等方法助产下胎。

五、辨证论治

1. 肝肾不足证
（1）抓主症：妊娠过期，仍未临产。
（2）察次症：头晕耳鸣，腰酸膝软，形体消瘦。
（3）审舌脉：舌质淡红，苔薄白，脉沉细。
（4）择治法：滋补肝肾，益气活血。
（5）选方用药思路：本证为肝肾不足，阴血亏虚，肝肾不能滋养冲任，冲任血虚不能濡养滑利胞胎，应用大补元煎（《景岳全书》）合脱花煎（《景岳全书》）加减。大补元煎原方治男、妇气血大坏，精神失守，危剧等证。方用人参大补元气为君，气生则血长；山药、甘草补脾气，佐人参以滋生化之源；当归养血活血调经；熟地黄、枸杞子、山萸肉、杜仲滋肝肾，益精血，乃补血贵在滋水之意。诸药合用，大补元气，益精养血。肾藏精，精生血，精血同源而互生，益精养血则肝肾同补，肝肾荣则冲任调，自然能濡养滑利胞胎依时而下。脱花煎原方治产难经或死胎不下，并有催生之功。方中当归、川芎、红花活血祛瘀，催生下胎；肉桂温通经脉，增强行血之功；牛膝活血行血，引血下行；车前子滑利泄降。全方配伍具有活血化瘀、祛瘀下胎之效。上两方加减合用，共奏益精养血，催生下胎之功。
（6）据兼症化裁：若伴神疲乏力者，酌加黄芪以补气运胎。
2. 气血亏虚证
（1）抓主症：妊娠过期不产。
（2）察次症：神疲乏力，气短懒言，纳差，面色淡，头晕心悸。
（3）审舌脉：舌淡嫩，苔薄白，脉细弱。

（4）择治法：补益气血，活血养胎。

（5）选方用药思路：本证为气血亏虚，气虚失运，血虚不润，不能促胎外出，应用八珍汤（《正体类要》）加减。本方在原书用于治失血过多，以致气血皆虚诸证。方用人参甘温大补元气，健脾养胃；白术苦温健脾燥湿；茯苓甘淡渗湿健脾；炙甘草甘温调中，上四味四君健脾益气。当归、白芍、熟地黄滋养心肝，加川芎入血分而理气，则归、地补而不滞；加姜、枣助参、术入气分以调和脾胃。全剂配合，共收气血双补之功，气血充盛，产力正常，产道润畅，则可自然分娩。

（6）据兼症化裁：若兼有血瘀不行者，酌加丹参、桃仁、红花；心悸、气短，加黄芪、太子参；四肢不温，加桂枝、附子（先煎）。

本证亦可用蔡松汀难产方（经验方）：黄芪（蜜制）、当归、茯神、党参、龟甲（醋炙）、川芎、白芍（酒炒）、枸杞子。方中黄芪、党参、茯神补益中气，以助产力为君；当归、川芎、白芍养血为臣；枸杞子、龟甲滋肾填精，血旺精足以润胎助产。若宫口已开全而产力不足者，可加服独参汤大补元气助其产力。

3. 气虚血瘀证

（1）抓主症：妊娠过期，胎儿不下。

（2）察次症：神疲乏力，头晕目眩，腹胀不适。

（3）审舌脉：舌质暗红，边有瘀斑或瘀点，苔薄，脉细涩。

（4）择治法：益气活血，化瘀行滞。

（5）选方用药思路：本证为气虚不能摄血，血不循经，瘀滞于内，损伤冲任，气虚不能濡养胞胎，血瘀碍胎下行，以致过期不产，应用圣愈汤（《医宗金鉴·妇科心法要诀》）合脱花煎（《景岳全书》）加减。圣愈汤原方治"月经先期，虚甚者"。方用人参、黄芪健脾益气；当归补血、活血；熟地黄补血为主；川芎入血分理血中之气；芍药敛阴养血。《医宗金鉴》所载圣愈汤，实即四物汤加人参、黄芪，功能养血补气，气充血沛，子宫、冲任则复其濡养。脱花煎方解参见前证"肝肾不足"。两剂相合，共收气血双补、祛瘀下胎之功，故自然分娩诚可期也。

（6）据兼症化裁：若胸胁胀闷不舒者，加炒香附、枳壳理气行滞；腰酸不适者，加菟丝子、杜仲补肾壮腰止痛；小腹及四肢冷者，加乌药、桂枝温经散寒。

4. 气滞血瘀证

（1）抓主症：妊娠过期，仍未临产。

（2）察次症：胸胁胀闷不舒，腹部拒按，烦躁易怒。

（3）审舌脉：舌紫暗或有瘀点，脉弦涩。

（4）择治法：行气活血，催生下胎。

（5）选方用药思路：本证为气滞血瘀，瘀阻冲任，损及胎元，以致过期不产，应用催生饮（《济阴纲目》）加减。催生饮原方治临产生育艰难。方中当归、川芎活血养血；大腹皮、枳壳破气散结下胎；白芷芳香通窍；加益母草共奏行气活血、催生下胎之功。

（6）据兼症化裁：若寒凝血滞、气机不利者，加肉桂、乌药温阳散寒；胸腹胀满，加厚朴、杏仁；烦躁易怒，加黄连、栀子。

六、中成药选用

（1）得生丹：适用于妊娠过期，胸胁胀闷不舒，烦躁易怒，舌紫暗或有瘀点，脉弦涩。

每次 1 丸，每日 2 次。适用于气郁血瘀之过期妊娠。

（2）四物益母丸：适用于气血不和所致过期妊娠。症见妊娠过期不产，神疲乏力，气短懒言，纳差，面色淡，头晕心悸，舌淡嫩，苔薄白，脉细弱。每次 5～6g，每日 2 次。

（3）宁坤片：适用于过期妊娠瘀血阻滞证。症见妊娠过期，仍未临产，腹部拒按，舌紫暗或有瘀点，脉涩。每次 5 片，每日 3 次。

七、单方验方

（1）催生顺气饮：当归 15g，川芎 10g，肉桂（后下）3g，木香 10g，乌药 10g，陈皮 10g，枳壳 10g，冬葵子 10g，红花 10g，车前子（包煎）12g，生芝麻 15g，水煎服，每日 1 剂，分 2 次服。适用治过期妊娠气滞血瘀证。

（2）益气助生汤：黄芪 30g，党参 10g，白术 10g，枳壳 10g，牛膝 10g，木通 6g，甘草梢 6g，水煎服，每日 1 剂，分 2 次服。适用治气虚型过期妊娠。

（3）助产药醋：乌药 10g，前胡 10g，菊花 10g，莪术 10g，米醋 15g。先煎前 4 味，倒出药汁后再加入米醋。每日 1 剂，分 2 次服。适用于气滞血瘀者。

（4）验方：当归 30g，川芎 30g，牛膝 12g，水煎服，每日 1 剂。适用于气滞血瘀者。

八、中医特色技术

（一）针刺

（1）体针：主穴取次髎（双），配穴取三阴交（双）、合谷（双）。先刺次髎（双），用泻法，留针 10 分钟；再刺三阴交（双），用泻法，留针 10 分钟；最后刺合谷，用补法，留针 10 分钟。每日 2 次，3 日为 1 个疗程，只用 1 个疗程。注意本法禁忌证是胎盘功能不全、完全性前置胎盘、产前子痫、胎盘早剥等。

（2）体针：针刺合谷、三阴交、支沟、太冲，强刺激，久留针。

（3）耳针：取内生殖器、交感、内分泌、皮质下。毫针强刺激，每隔 3～6 分钟捻转 1 次。

（二）外治法

（1）人参、当归、川芎各 15g，龟板 30g，血余炭 10g，蝉蜕（烧炭）7 个，蛇蜕（烧灰）1 条，车前子末 15g，葱汁、芝麻油各适量。将前 4 味药研成细末，加入芝麻油熬数滚，再将 3 种灰药和车前子末加入同煎熬 15～20 分钟，取出冷却，最后加入葱汁拌匀收膏即可制成膏药备用。用时取药膏 30g 摊于纱布中央，敷贴于患者肚脐孔上，外以绷带布束紧固定。嘱孕妇闭目静卧 1 小时左右，胎儿即可娩出。适用于气虚血滞之过期妊娠、难产。

（2）生龟板 240g，芝麻油 500g，铅丹（炒）60g，车前子 12g，川芎 10g，当归 15g，半夏 6g，冬葵子 12g，枳壳、白芷、白蔹各 5g，葱汁 20ml，芝麻油适量。先将龟板入油锅内加热，炸至焦枯，过滤去渣，再将油熬至滴水成珠时，徐徐加入铅丹，搅拌收膏，做成膏药。然后将车前子、川芎、当归、半夏、冬葵子、枳壳、白芷、白蔹研磨成末过筛，加入葱汁、芝麻油调如糊状备用。用时先将膏药贴在脐孔上，再将药糊涂于膏药上面，覆盖固定。适用于气滞血瘀型过期妊娠。

（三）饮食疗法

取黑豆 90g，米醋煮浓汁服。

九、预防调护

（一）预防

注意妊娠期营养；正确计算预产期，必要时催产；适当活动，临产期不能过于安逸。

（二）调护

卧床休息，采取左侧卧位，以增加胎盘绒毛间隙的血液灌流量；必要时吸氧；严密监测胎盘及胎儿情况，一旦发现有胎盘功能减退现象，应立即结束妊娠，根据情况考虑引产或进行剖宫产；中药进行催产，要分清虚实，并严密进行监护；重视对新生儿的监护、处理，必要时进行抢救。

十、各家发挥

（一）从气血亏虚论治

马宝璋认为气血两虚为过期妊娠发病的主因，认为孕期血以养胎，分娩赖气血化为产力，需阴血濡润产道，是以血虚冲任不足，治以补血养血；气虚者补之，临证呈现气血两虚者，补气养血使气血充盛，产力正常，产道润畅，自然分娩。临证多以八珍汤加减化裁，基本方为党参 15g，白术 12g，茯苓 10g，当归 12g，川芎 10g，熟地黄 12g，赤芍 10g，牛膝 10g，枳壳 10g，鸡血藤 30g，香附 10g，甘草 6g。方中四君子汤健脾益气，当归、川芎、熟地黄养血补血，兼理血中之气；四物汤以赤芍易白芍，取其行血之意，补而不滞；鸡血藤祛瘀血，生新血，流利经脉；牛膝善引血下行；枳壳、香附行气解郁，寓气能行血之意；甘草调中。

（二）从血瘀论治

王秀霞着眼于血瘀之证，自拟助生汤活血化瘀为主，或兼益气，或兼行气，临证加减。方中当归、川芎、红花活血祛瘀，催生下胎；肉桂温通经脉，增强行血之功；牛膝活血行血，引血下行；益母草为妇产科要药，善活血调经，祛瘀通经；车前子滑利泄降。全方配伍具有活血化瘀、祛瘀下胎之效。若气滞者，加大腹皮、枳壳破气散结下胎；若气虚者，加党参、黄芪补气以养血。气血充盛，产力正常，产道润畅，则可自然分娩。气血行则冲任得复，产道顺畅，胞胎亦可自然分娩。

（三）从肝肾论治

肝藏血，主疏泄，司血海，体阴而用阳，孕妇血聚胞宫以养胎，故阴血易虚；肾藏精，主生殖，为冲任之本而系胞，孕妇素体虚弱，或久病体虚，累及于肾，肾精匮乏，胞脉失养；精血同源，精血不足，肝肾不能滋养冲任，冲任血虚不能濡养滑利胞胎，故不能按时动产。韩百灵认为肝血旺，肾精足，通过经脉转输传达于胞宫，才能使胞宫发挥正常的作用。因而，在治疗上以其自拟百灵育阴汤加减对症治疗，常用熟地黄、白芍、山茱萸滋肝肾，益精血；

龟板、阿胶为血肉有情之品,补血而滋肾水;牛膝补肝肾且引血下行;少量黄芪补气而不伤阴,气生则血长。肾藏精,精生血,精血同源而互生,益精养血则肝肾同补,肝肾荣则冲任调,自然能濡养、滑利胞胎依时而下。

(李硕熙)

第五节　妊娠高血压综合征

妊娠高血压综合征(pregnancy induced hypertension syndrome,PIH)是指在妊娠5个月以后,出现浮肿、血压增高、蛋白尿,严重时有头痛、头晕,甚至抽搐、昏迷,这是妊娠特有的以高血压发病为主的综合病证。

中医学中,肢体面目发生肿胀者,称为"子肿",亦称"妊娠肿胀"。若出现头目晕眩,状若眩冒,甚者眩晕欲厥者,则称为"子晕",亦称"妊娠眩晕""子眩"。若妊娠晚期、临产时,或新产后,突然发生眩晕倒仆,昏不知人,两目上视,牙关紧闭,四肢抽搐,全身强直,须臾醒,醒后复发,甚或昏迷不醒者,称为"子痫",亦称"妊娠痫证""子冒"。

一、临床诊断要点与鉴别诊断

(一)诊断标准

1. 病史

询问慢性肾炎、高血压、糖尿病、心脏病、贫血、营养不良等病史,注意高龄初孕、多胎妊娠、羊水过多、葡萄胎史,或妊娠中晚期有高血压、水肿或蛋白尿史。

2. 症状

妊娠20周后出现水肿,多由踝部开始,渐延至小腿、大腿、外阴部、腹壁,甚至全身水肿或有腹水,皮薄光亮,按之凹陷,头晕耳鸣,视物模糊。若无明显水肿,但每周体重增加异常也是临床表现之一。若出现头目眩晕,视物昏花,甚至失明,头痛剧烈等,往往是子痫的前期症状。到妊娠晚期,或临产时及新产后,出现眩晕倒仆,昏不知人,两目上视,牙关紧闭,四肢抽搐,腰背反张,须臾醒,醒复发,甚或昏迷不醒。

3. 检查

(1)产科检查:中晚期妊娠腹形,可伴不同程度水肿或血压升高,收缩压≥140mmHg和(或)舒张压≥90mmHg。

(2)实验室检查:血常规、尿常规、肝肾功能、心电图、B型超声等检查,了解母体与胎儿状况。对可疑子痫前期孕妇应测24小时尿蛋白定量[若尿蛋白≥0.3g/24h,或随机尿蛋白≥3.0g/L,或尿蛋白定性≥(+)为蛋白尿]。

(3)其他检查:根据水肿部位,确定水肿的严重程度。水肿局限于膝以下为"+",水肿延及大腿为"++",外阴腹壁水肿为"+++",全身水肿或伴有腹水为"++++"。若每周体重增加≥0.9kg,或每4周体重增加≥2.7kg是子痫前期的信号。病情需要时,应酌情增加眼底检查、凝血功能系列、电解质及影像学等检查。

（二）鉴别诊断

1. 妊娠合并慢性肾炎

孕前有肾炎史，孕 20 周前发病，水肿始于眼睑。尿常规检查除蛋白阳性外，可见红细胞，或管型。

2. 妊娠合并心脏病

孕前有心脏病病史，孕后出现心悸、气短、踝部浮肿、心动过速等。心脏及心功能检查可助鉴别。

3. 营养不良性水肿

由于营养不良，导致低蛋白血症而引起水肿，常伴有消瘦、乏力、贫血、多尿等症状。血浆蛋白总量及白蛋白浓度测定有助于鉴别诊断。

4. 妊娠贫血

妊娠中晚期出现头晕、乏力、心悸、气短，甚至出现下肢、面目浮肿，但不伴有高血压、蛋白尿，血常规等检查可资鉴别。

5. 妊娠合并癫痫发作

癫痫患者既往有发作史；一般无高血压、水肿、蛋白尿等症状和体征；发作时突然出现意识丧失，抽搐开始即出现全身肌肉持续性收缩。而子痫患者有高血压、水肿、蛋白尿；抽搐前有先兆，抽搐时初为面部等局部肌肉，以后波及全身，伴面部青紫，呼吸暂停 1～2 分钟。

二、类证鉴别

依据肿胀部位、性质及程度不同，分别有子气、皱脚、脆脚等名称。如《医宗金鉴·妇科心法要诀》云："头面遍身浮肿，小水短少者，属水气为病，名曰子肿；自膝至足肿，小水长者，属湿气为病，故名曰子气……但两脚肿而肤厚者，属湿，名曰皱脚；但两脚肿，皮薄光亮者，属水，名曰脆脚。"如妊娠七八个月后，仅脚部浮肿，休息后自消，且无其他不适者，为妊娠晚期常见现象，可不必治疗。

三、审析病因病机

（一）脾虚

脾气素弱，或劳倦忧思，或过食生冷，脾阳受损，运化失职，水湿停滞，溢于四肢，泛溢肌肤，发为子肿；水湿停聚，精血传输受阻；脾虚化源不足，营血亏虚；孕后阴血养胎，精血愈虚，肝失濡养，脾虚肝旺，发为子晕；肝阳上亢，肝风内动，遂发子痫。

（二）肾虚

素体肾虚，孕后阴血下聚养胎，有碍肾阳敷布，不能化气行水，且肾为胃之关，肾阳不布，则关门不利，聚水而从其类，水湿泛溢四肢肌肤而为子肿；或素体肝肾阴虚，加之孕后血聚养胎，阴血益亏，肝失所养，肝阳上亢，上扰清窍，发为子晕；血不荣筋，则肝风内动；精不养神，则心火偏亢；风火相煽，遂发子痫。

（三）气滞

素多抑郁，肝失疏泄，气机不畅，孕后胎体渐长，阻碍气机，升降失司，气滞湿郁，泛溢肌肤，遂致子肿；气滞湿停，痰浊中阻，清阳不升，则发为子晕；气郁痰滞，蕴久化火，痰火交织，上蒙清窍，发为子痫。

四、明确辨证要点

（一）辨水气

子肿辨证时需辨明水病和气病，水盛而肿者，皮薄色白而光亮，按之凹陷难起；气病者，皮厚而色不变，随按随起。

（二）辨脏腑

子肿证有脾虚、肾虚之别，病在脾者，以四肢面目浮肿为主；病在肾者，面浮肢肿，下肢尤甚。子晕以眩晕为特征，属本虚标实之证，阴虚肝旺以头晕目眩为主；脾虚肝旺者头晕而重，伴肢肿、胸闷泛恶。还应注意检测水肿、蛋白尿、高血压异常程度，估计病情轻重。妊娠眩晕进一步发展常致子痫。子痫辨证要特别注意昏迷与抽搐发作程度和频率，结合兼证和舌脉，辨别肝风内动证和痰火上扰证。一般昏迷深、发作频的病情较重。

五、确立治疗方略

子肿的治疗原则以利水化湿为主，脾虚者健脾利水，肾虚者温肾利水，气滞者理气化湿。并根据"治病与安胎并举"的原则，随证加入养血安胎之品。子晕的治疗以平肝潜阳为主，或佐以滋阴潜降，或健脾利湿等法。

子痫为产科危急重症，中医治疗原则以平肝熄风、安神定痉、豁痰开窍为主。西医主要是控制抽搐，纠正缺氧和酸中毒，控制血压，防治并发症，密切监测母胎状况，适时终止妊娠。

六、辨证论治

（一）子肿

1. 脾虚证

（1）抓主症：妊娠数月，面浮肢肿，甚则遍身俱肿，皮薄光亮，按之凹陷。

（2）察次症：脘腹胀满，气短懒言，口中淡腻，食欲不振，小便短少，大便溏薄。

（3）审舌脉：舌体胖嫩，边有齿痕，苔白润，脉沉缓。

（4）择治法：健脾除湿，行水消肿。

（5）选方用药思路：本证为脾虚不运，水湿停聚，泛溢肌肤四肢，应用白术散（《全生指迷方》）。方中白术、茯苓健脾除湿利水；生姜皮温中理气化饮；大腹皮下气宽中行水；橘皮理气和中。全方有健脾除湿、行水消肿之效。

（6）据兼症化裁：若肿势明显，酌加猪苓、泽泻、防己以利水消肿；肿甚并伴胸闷而喘者，酌加杏仁、厚朴以宽中行气，降逆平喘；食少便溏严重，酌加山药、薏苡仁、扁豆、芡实以实脾利湿；气短懒言，神疲乏力重者，酌加人参、黄芪以补脾益气。

2. 肾阳虚证

（1）抓主症：妊娠数月，面浮肢肿，下肢尤甚，按之没指。

（2）察次症：头晕耳鸣，腰酸无力，下肢逆冷，心悸气短，小便不利，面色晦暗。

（3）审舌脉：舌淡，苔白润，脉沉迟。

（4）择治法：补肾温阳，化气行水。

（5）选方用药思路：本证为肾阳不足，不能化气行水，水湿内停，应用济生肾气丸（《济生方》）。方中车前子、茯苓、泽泻利水渗湿；白术健脾运化水湿；桂枝、附子温阳化气，以助膀胱气化，使水湿自小便排出；山药、熟地黄、山茱萸补肾益精化气；牛膝、牡丹皮防血中之滞且引水下行。全方共奏温阳化气、行水消肿之效。

（6）据兼症化裁：若腰痛甚者，酌加杜仲、续断、桑寄生固肾强腰安胎。

3. 气滞证

（1）抓主症：妊娠数月，肢体肿胀，始肿两足，渐及于腿，皮色不变，压痕不显。

（2）察次症：头晕胀痛，胸胁胀满，饮食减少。

（3）审舌脉：苔滑或腻，脉弦或滑。

（4）择治法：理气行滞，化湿消肿。

（5）选方用药思路：本证为气机郁滞，升降失司，清阳不升，浊阴下滞，应用正气天香散（《证治准绳》）。方中香附理气行滞；陈皮、干姜温中行气；紫苏宣上焦之滞；乌药开下焦之郁滞；甘草调和诸药。全方共奏理气行滞、化湿消肿之效。

（6）据兼症化裁：若兼肝郁明显，酌加柴胡、佛手疏肝理气。

（二）子晕

1. 阴虚肝旺证

（1）抓主症：妊娠中晚期，头目眩晕，视物模糊。

（2）察次症：心中烦闷，颧赤唇红，口燥咽干，手足心热，甚或猝然昏倒。

（3）审舌脉：舌红，苔少，脉弦细数。

（4）择治法：滋阴补肾，平肝潜阳。

（5）选方用药思路：本证为素体阴虚，肝阳偏亢，水不涵木，风阳易动，上扰清窍，应用杞菊地黄丸（《医级》）加龟板、牡蛎、石决明。方用熟地黄滋阴补肾，填精益髓；山茱萸、山药补益肝肾，且能补益脾阴；泽泻、茯苓淡渗脾湿且助健运、泄浊，使真阴得复；牡丹皮清泻虚热；枸杞子、菊花补益肝肾，平肝潜阳。全方共奏滋阴补肾、平肝潜阳之效。

（6）据兼症化裁：若热象明显者，酌加知母、黄柏滋阴泻火；口苦心烦重者，酌加黄芩、竹茹清热除烦；眩晕昏仆者，酌加钩藤、天麻镇肝熄风。

2. 脾虚肝旺证

（1）抓主症：妊娠中晚期，头晕眼花。

（2）察次症：头胀而重，面浮肢肿，胸闷欲呕，胸胁胀满，纳差便溏。

（3）审舌脉：苔白腻，脉弦滑。

（4）择治法：健脾利湿，平肝潜阳。

（5）选方用药思路：本证为脾虚湿停，痰浊中阻，肝阳夹痰浊上扰清窍，应用半夏白术天麻汤（《医学心悟》）加白蒺藜、钩藤、石决明。方用半夏、橘红、白术祛痰理气，健脾燥湿；天麻平肝，且止头眩；白蒺藜清热平肝；钩藤、石决明平肝潜阳；甘草、生姜、大枣调和诸药。全方共奏健脾利湿、平肝潜阳之效。

（6）据兼症化裁：若心烦者，可酌加丹参，清心除烦，养血安神；头痛苦甚，不能安睡者，可酌加生龙骨、生牡蛎以镇静安神，且合石决明平肝潜阳。

（三）子痫

1. 肝风内动证

（1）抓主症：妊娠晚期，或临产时及新产后，头痛眩晕，突然昏仆不知人，两目上吊，牙关紧闭，四肢抽搐，腰背反张，时作时止，或良久不省。

（2）察次症：手足心热，颧赤息粗。

（3）审舌脉：舌红或绛，苔无或花剥，脉弦细而数或弦劲有力。

（4）择治法：养阴清热，平肝熄风。

（5）选方用药思路：本证为素体肝肾阴虚，孕后血聚冲任养胎，阴血更虚，肝阳益亢，甚则肝风内动，应用羚角钩藤汤（《重订通俗伤寒论》）。方中羚羊角、钩藤平肝清热，熄风镇痉；桑叶、菊花清肝明目；鲜竹茹、贝母清热化痰；生地黄、白芍养阴清热；茯神宁心安神；甘草和中缓急。全方共奏养阴清热、平肝熄风之功。

（6）据兼症化裁：若痰涎多者加天竺黄、陈胆南星、炙远志清热化痰，镇惊安神；胸脘痞闷，恶心泛吐者，加广郁金、制半夏化痰降逆。

2. 痰火上扰证

（1）抓主症：妊娠晚期，或临产时及新产后，头痛胸闷，突然昏仆不知人，两目上吊，牙关紧闭，口流涎沫。

（2）察次症：面浮肢肿，息粗痰鸣，四肢抽搐，腰背反张，时作时止。

（3）审舌脉：舌红，苔黄腻，脉弦滑而数。

（4）择治法：清热开窍，豁痰熄风。

（5）选方用药思路：本证为痰火内蕴，痰火上蒙清窍，应用半夏白术天麻汤（《医学心悟》）送服安宫牛黄丸（《温病条辨》）。方中半夏、橘红、白术祛痰理气，健脾燥湿；天麻平肝，且止头眩；甘草、生姜、大枣调和诸药。原方安宫牛黄丸主治邪热内陷心包证。方中牛黄、水牛角、麝香清心开窍，解毒；黄连、黄芩、山栀子清热泻火；冰片、郁金辟秽化浊通窍；雄黄辟秽解毒；朱砂镇心安神。两方共奏清热开窍、豁痰熄风之效。

（6）据兼症化裁：若心肝火旺者，酌加黄连清热除烦。

七、中成药选用

（1）五苓散：适用于脾虚型子肿。每次1袋，每日3次。

（2）济生肾气丸：适用于肾阳虚型子肿。大蜜丸：每次1丸，每日2~3次。

（3）杞菊地黄丸：适用于肝肾阴虚型子晕。每次4.5g，每日2次。

（4）天麻片：适用于脾虚肝旺型子晕。每次5~6片，每日3次。

（5）安宫牛黄丸：适用于痰火上扰型子痫。每日1次，每次1丸。

（6）牛黄清心丸：适用于痰火上扰型子痫。水丸：每次20粒，每日1次。蜜丸：每次1

丸，每日 1 次，若喉中痰鸣，可用竹沥水送下。

八、单方验方

（1）益气聪明汤：黄芪 15g，党参 15g，炙甘草 10g，升麻 10g，葛根 15g，蔓荆子 10g，白芍 15g，黄柏 10g。

（2）验方：芹菜 30g，夏枯草 15g，向日葵叶 30g，煎水代茶，用于高血压者。

九、中医特色技术

子肿：肾虚证取涌泉、腰阳关、公孙、关元；脾虚证取水分、水泉、商丘、血海；气滞证取三阴交、肾俞、水泉、孔最。

子晕：取降压沟、风池、曲池、足三里、太冲穴。

子痫：取人中、涌泉、足三里、三阴交、血海、合谷、曲池、中脘。

若昏迷不知，抽搐发作之时可取风池、人中、丰隆、行间等穴。

十、预防调护

（1）预防方面，积极治疗，严格遵医嘱用药，以免引发子痫，生活起居要规律，注意劳逸结合，保证充足睡眠，身体力行，寒温适宜。

（2）安抚患者，消除患者恐惧和不安心理，增强其治疗的信心，提高患者的心理支持度，缓解不良心理，使患者配合治疗。

（3）在调摄方面，加强饮食管理，给予易于消化而且营养丰富的食物，可以多食富含蛋白质的食物，如牛奶、鱼类、肉类、禽蛋类等，多食新鲜蔬菜、水果，适当补充钙、铁、磷，控制水、钠的摄入，轻度妊娠期高血压患者不必限制钠盐的摄入，中、重度妊娠期高血压患者要严格限制钠盐摄入，一般每日钠盐摄入量<4.5g。

十一、各家发挥

马宝璋指出祖国医学对本病病因的认识，目前仍限于传统的病因学说，即致病因素（七情过极）；外感六淫；或先天不足、早婚多产、房事不节、饮食劳倦等，损伤了肝、脾、肾三脏的功能所致。同时，祖国医学理论认为，妇女怀孕以后，月经停止来潮，脏腑、经络之血，下注冲任，以养胎元。因此妊娠期间，整个机体血感不足，气易偏盛，正是因为有这样的生理特点存在，所以当致病因素作用于机体，除了损伤脏腑发生一系列病变外，还有以下病机存在，即阴血聚于下—阳气浮于上—气机逆乱—阳气偏亢；胎儿渐大—阻塞气机—气滞湿郁—痰湿内停。这两个病机是妊娠的总病机，自然它也成为本病病理机转的指导思想。

在治疗方面，马宝璋自拟益气导水汤，方用党参、山药、白术温补脾肾以祛湿；桑白皮、陈皮泻肺理气以行水；茯苓、猪苓、泽泻、车前子渗湿利水以消肿。故全方有温补脾肾、渗湿行水消肿之效。若水湿内盛，湿困脾阳，兼见四肢不温，腹满不思食，大便溏泻者，治宜原方酌加黄芪、苍术，以益气健脾、燥湿化浊。若肾阳虚甚，兼见腰酸膝软，下肢逆冷，脉沉迟者，治宜原方中酌加桂枝、巴戟天、桑寄生，以温阳化气行水。若水邪犯肺，症见喘息急促，卧起不安者，治宜原方中酌加木通以泻肺行水。

马宝璋自拟方剂滋阴降火汤，方用玄参、麦冬、黄芩、山栀子滋阴清热降火以除烦；钩藤、石决明清热平肝潜阳而治晕；龙骨、酸枣仁平肝养心宁神；杜仲、桑寄生补肾固摄安胎。共奏平肝潜阳，清热宁神之效。若血压不降，症见心烦、眩晕诸症不减者。治宜上方酌加夏枯草、莲子心、地龙以助清热熄风之力。若兼气虚，症见眩晕，四肢无力，脘腹胀满，脉微弱者，治宜去黄芩、山栀子之苦寒，酌加黄芪、党参、白术以益气升清止晕。若兼血虚，症见眩晕，耳鸣心悸，面色萎黄，脉虚细者，治疗亦去黄芩、山栀子之苦寒，酌加山萸肉、白芍以填精补血，养血平肝。若兼见痰湿内停，症见胸闷恶心，轻度浮肿者，治宜上方酌加桑白皮、防己、泽泻以化痰除湿，利水消肿。

本病在祖国医学里散见于妊娠水肿、妊娠心烦诸论之中，所以它的治疗应根据患者具体表现，是以水肿为明显特征，还是以血压升高为明显特征，而分别选用益气导水汤，或滋阴降火汤加减治疗。马宝璋认为辨证务求精细，用药力争准确。应当说明，蛋白尿的出现，常较水肿及高血压为晚，提示病情已较严重，应引起重视。中医书籍无此记载，但在实际临床中，严重的蛋白尿患者，常表现为气血不足，水肿加重的情况。根据辨证施治的精神，此时应予补气养血，健脾行水之法，着重选用黄芪、山萸肉、白术、白茅根之类。

（李　娜）

第六节　妊娠期肝内胆汁淤积症

妊娠期肝内胆汁淤积症（intrahepatic cholestasis of pregnancy，ICP）是妊娠中、晚期特有的并发症，临床上以皮肤瘙痒和胆汁酸升高为特征，主要危害胎儿，使围生儿发病率和死亡率增高。

在我国古代医籍中无此病的专论，散见于"妊娠身痒""妊娠黄疸"，且多属阳黄。

一、临床诊断要点与鉴别诊断

（一）诊断标准

1. 病史
本病患者可无特殊病史，如为经产妇，既往妊娠有皮肤瘙痒及黄疸史，或有家族遗传史。
2. 症状
（1）瘙痒：妊娠期，特别是妊娠中晚期，全身皮肤瘙痒尤以腹部及四肢瘙痒或风团块明显，以及瘙痒后出现黄疸，分娩后上述症状迅速消失。瘙痒为胆盐潴留于皮肤深层，刺激皮肤感觉神经末梢而致，多发生于妊娠22周之后，亦可早至妊娠12周。瘙痒多位于腹部及四肢，严重者可波及全身，夜间和清晨尤甚，持续至分娩后1~7日消失。
（2）黄疸：出现于瘙痒后的1~2周，为轻、中程度，仅见于巩膜。少数可有食欲不振、轻度的恶心及呕吐。
（3）其他症状：严重瘙痒时引起失眠、疲劳、恶心、呕吐、食欲减退等。
（4）体征：四肢皮肤可见抓痕；10%~15%的患者在瘙痒发生数日至数周内出现轻度黄疸，部分病例黄疸与瘙痒同时发生，于分娩后数日内消退。同时伴尿色加深等高胆红素血症表现。妊娠期肝内胆汁淤积症孕妇无急慢性肝病体征，肝大但质地软，有轻压痛。

3. 检查

（1）妇科检查：为妊娠子宫。

（2）实验室检查

1）血清胆酸（胆汁酸）测定：是诊断妊娠期肝内胆汁淤积症最有价值的方法，也是妊娠期肝内胆汁淤积症最主要的特异性证据。胆汁中的胆酸主要是甘胆酸（CG）及牛磺酸，其比值为 3：1，测定孕妇血清甘胆酸是早期诊断妊娠期肝内胆汁淤积症最敏感的方法，对判断病情严重程度和及时监护、处理，均有参考价值。

2）肝功能测定：大多数妊娠期肝内胆汁淤积症患者的天门冬氨酸转氨酶（AST）、丙氨酸转氨酶（ALT）轻至中度升高，为正常水平的 2～10 倍，ALT 较 AST 更敏感；部分患者血清胆红素轻-中度升高。

3）病理检查：产后胎盘病理检查可见胎盘及羊膜均呈不同程度黄色和灰色斑块，绒毛膜板和羊膜有胆盐沉积，滋养细胞肿胀、数量增多，绒毛基质水肿、间隙狭窄；妊娠期肝内胆汁淤积症患者肝组织活检见肝细胞无明显炎症或变性表现，仅肝小叶中央区胆红素轻度淤积，毛细胆管胆汁淤积及胆栓形成。电镜切片发现毛细胆管扩张合并微绒毛水肿或消失。

（二）鉴别诊断

诊断妊娠期肝内胆汁淤积症需排除其他能引起瘙痒、黄疸和肝功能异常的疾病。若患者出现剧烈呕吐、精神症状或高血压，应考虑妊娠期急性脂肪肝和子痫前期；转氨酶水平轻、中度升高应考虑妊娠合并肝炎，尤其是妊娠合并慢性肝炎。

二、审析病因病机

（一）血虚失养

素体血虚，孕后阴血下聚以养胎元，更感阴血不足，血虚不能营养肌肤，肤失濡润，化燥生风，风胜则痒，而生本病。

（二）风热侵袭

孕妇素体阳盛，血分蕴热；孕后血聚养胎，阴血不足，风热之邪乘虚侵入肌表，发为身痒。也有因孕妇禀赋关系，食鱼腥虾蟹海味等而致过敏反应者。

（三）肝胆湿热

素性抑郁，情志不遂，肝气郁滞，气不宣达，郁久化热，热伤冲任，营卫不充，肌肤失养而作痒。外感湿邪，由表及里，内蕴中焦，湿郁热蒸，不得泄越，发为黄疸。或过食肥甘厚腻，内伤饮食，脾胃损伤，运化失职，湿浊内生，郁而化热，湿热熏蒸，胆汁泛溢而发为黄疸。或劳倦太过，或病后脾阳受损，导致脾虚寒湿内生，困遏中焦，壅塞肝胆，致使胆汁不循常道，外溢肌肤而为黄疸。

妊娠期肝内胆汁淤积症发病的主要病机为气血失调，湿邪蕴脾。黄疸形成的关键是湿邪为患。湿邪既可外感湿热疫毒从外感受，又可因饮食劳倦或瘀阻湿滞自内而生。湿邪阻遏气机，气机失调，营卫不和，肌肤失养发为身痒。体质对外界致病因素存在着极大的易感性和患病后证型的倾向性。妇女以血为用，妊娠中、晚期，胎儿生长发育的需要增加，阴血进一步聚于冲任以养胎，致使机体处于血常不足，相对气常有余的状态，致使气血不和而发为妊娠身痒。同时随着胎儿渐长，极易影响气机升降，引起肝气郁滞，郁久化热。

三、明确辨证要点

（一）辨阴阳

本病患者可能伴随黄疸出现皮肤瘙痒，或出现皮肤暗黄，即为阴黄；若出现黄疸皮肤呈亮黄色则为阳黄，但需辨其虚实。

（二）辨虚实

皮肤干燥，脱屑作痒，疹色淡红，多为血虚；皮肤干燥，抓破血溢，发于腹部、大腿内侧，多为营卫不调；遍体作痒，皮肤隐疹色红灼热，多为风热，或饮食不节，情志不遂而内生湿邪，属实证。

四、确立治疗方略

本病的治疗要审证求因、辨证论治，通过改善肝功能、降低胆汁酸，从而降低胎盘阻抗，改善胎盘功能，进而减少胎儿窘迫发生率，降低围产儿死亡率，提高优生率，并在此基础上遵守安胎与治病并举的治疗原则。血虚者，治以养血为主，佐以滋肾养阴；风热者，治以疏风清热，佐以养血安胎；营卫不调者，治以调和营卫。

五、辨证论治

1. 血虚失养证
（1）抓主症：妊娠期皮肤剧痒，无疹或有疹，疹色淡红，日轻夜甚，或劳累后加重，也有全身剧痒难忍，坐卧不安，抓破皮肤流血，而无原发皮损。
（2）察次症：面色㿠白，心悸怔忡或烦躁失眠。
（3）审舌脉：舌淡，苔白，脉细滑弦。
（4）择治法：养血祛风，滋养肝肾。
（5）选方用药思路：素体血虚，孕后阴血下聚以养胎元，更感阴血不足，血虚不能营养肌肤，肤失濡润，化燥生风，风胜则痒，故选用人参荣汤（《三因极一病证方论》）去肉桂加茵陈、荆芥、乌梅、车前子。全方共奏养血祛风，滋养肝肾之效。
（6）据兼症化裁：若瘙痒剧烈者，加薄荷、浮萍等。
2. 风热侵袭证
（1）抓主症：妊娠期全身皮肤瘙痒，出现大小、形状不一的风团块，上半身尤甚，疹块色红，剧痒，遇热则痒增，得冷则减，局部有灼热感，也可无原发皮疹而周身作痒，以背部及上身为甚。
（2）察次症：或兼咽喉肿痛，头痛。若因食鱼腥虾蟹所致的过敏反应，还可兼脘腹胀满或大便泄泻，食欲不振等。

（3）审舌脉：舌红，苔黄，脉浮滑数。

（4）择治法：疏风清热，养血安胎。

（5）选方用药思路：孕妇素体阳盛，血分蕴热，孕后血聚养胎，阴血不足，风热之邪乘虚侵入肌表，发为身痒。也有因孕妇禀赋关系，食鱼腥虾蟹海味等而致过敏反应者，故选用消风散去石膏，加茵陈、栀子、五味子、白芍、黄芩。

（6）据兼症化裁：若风胜者，加薄荷、浮萍；热盛者，去当归，加黄芩、牡丹皮；属食物过敏者，加紫苏、莱菔子、茵陈等。

3. 肝胆湿热证

（1）抓主症：有情志不遂史，以腹部、大腿内侧、腰骶剧痒为主。

（2）察次症：或精神郁闷，时欲太息，嗳气食少。

（3）审舌脉：舌质红，苔薄，脉弦或略数。

（4）择治法：清热舒肝，养血止痒。

（5）选方用药思路：本证因或素性抑郁，情志不遂，肝气郁滞，气不宣达，郁久化热，热伤冲任，营卫不充，肌肤失养而作痒，故选用茵陈蒿汤（《金匮要略》）加五味子、泽泻、黄芩、黄柏、车前子、郁金。

（6）据兼症化裁：若肝郁甚者，加紫苏、莱菔子等。

六、中成药选用

茵栀黄口服液：适用于肝胆湿热证。每次 10ml，每日 3 次。

七、单方验方

（1）属肝郁脾虚，热入血分，风胜作痒者，采用丹栀逍遥散加味治疗。处方：牡丹皮 12g，栀子 9g，柴胡 15g，当归 12g，白芍 15g，茯苓 15g，白术 12g，黄芩 9g，生地黄 12g，茵陈 12g，僵蚕 9g，蝉蜕 9g，甘草 6g。

（2）阴虚血燥型，方用当归饮子加减：当归、白芍各 20g，何首乌、生地黄、茵陈、白术、茯苓各 15g，防风、蝉蜕、白蒺藜、黄芩、丹参、甘草各 10g。

（3）血虚型，以四物汤加味治疗，组方：当归 12g，白芍 12g，生地黄、熟地黄各 15g，制何首乌 15g，荆芥 10g，防风 10g，地肤子 15g，炒杜仲 15g，砂仁粉（冲）3g，甘草 5g，酸枣仁 10g，川芎 5g，丹参 15g。

八、中医特色技术

中药熏洗，每日 2～3 次，每次 30 分钟左右。

九、预防调护

（一）预防

保持情志的安定与舒畅；居室尽量布置得清洁、安静、舒适；注意饮食卫生，饮食以营养价值稍高且易消化为主。

（二）调护

妊娠期间出现瘙痒症状，宜及早进行诊断，排除病毒感染性疾病所致者，并监控胎儿宫内安危状况。

十、各家发挥

夏桂成指出，妊娠身痒一般出现在妊娠中晚期，夜晚易于加剧，可伴有皮肤等部位色黄，相当于现代医学的妊娠期肝内胆汁淤积症。夏氏认为本病多以心肝（胆）郁火湿热为主要发病原因，因此在临床处理中，把清肝解郁与利湿止痒结合在一处，常用的基本方剂为丹栀逍遥散合茵陈蒿汤，基本药物为炒山栀、炒牡丹皮、当归、白芍、钩藤、茵陈、泽泻、炒柴胡、茯苓、地肤子等。如偏于郁火，以火热为主者，在治疗上必须清热占主导，可加入生地黄、黄连，甚则亦可加入大黄，凉血泄热，才能达到止痒的目的；如偏于湿热，以湿为主者，治疗上必须燥湿占主导，可加入制苍白术、防风、藿香、佩兰等，温燥化湿，才能达到除湿的目的；在治疗过程中，还要认识到瘀滞的重要性，因为肝经郁火，有郁必然有瘀滞，有瘀滞治以化滞通瘀，所以常在上述基本方药中，据证加入赤芍、丹参、虎杖等活血之品。这类活血化瘀药性质较为缓和，但毕竟偏于活血，要慎重使用，但"有故无殒"，又不得不用，用之得当，效果颇佳；如果肝肾阴虚，藏血不足，待郁火、湿热解除后，就应侧重滋阴养血，以保护肝脏。脾胃薄弱者，湿热清除后，宜健脾和胃，恢复后天生化之源，亦为保肝之措施，更为养胎之要，有着积极的临床意义。

妊娠胎动过显者，或有腹紧宫缩者，夏老多用当归芍药散加减，意在和血敛肝缓急，抑制胎动或宫缩。需要指出的是，《内经》云："诸痛痒疮皆属于心"，夏老临证治疗更加注重清心宁心的治法，常选用钩藤、莲子心、黄连、龙齿等清心泻火除烦，对止痒可起到有效的补充作用。

（赵　颜）

第七节　妊娠合并糖尿病

妊娠合并糖尿病具体致病病因不明，可能与胰岛素抵抗、自身免疫、遗传等因素有关。近年来认为炎症因子及脂肪因子在发病中亦有重要作用，且孕期不健康的生活方式也会诱发本病的发生。妊娠合并糖尿病有两种情况：一种为原有糖尿病（diabetes mellitus，DM）的基础上合并妊娠，又称糖尿病合并妊娠；另一种为妊娠前糖代谢正常或有潜在糖耐量减退，妊娠期才出现或发现糖尿病，又称妊娠期糖尿病（gestational diabetes mellitus，GDM）。

在中医学中并没有妊娠合并糖尿病的病名，大多数将糖尿病归于"消渴"范畴，且根据其病因及证候不同而有"消瘅""消渴""肺消""膈消""消中"等不同病名。

一、临床诊断要点与鉴别诊断

（一）诊断标准

1. 糖尿病合并妊娠的诊断

（1）妊娠前已确诊为糖尿病者。

（2）妊娠前未进行过血糖检查但存在糖尿病高危因素者，如肥胖（尤其重度肥胖）、一级亲属患 2 型糖尿病、糖尿病合并妊娠史或大于胎龄儿分娩史、多囊卵巢综合征患者及妊娠早期空腹尿糖反复阳性，首次产前检查时应明确是否存在妊娠前糖尿病，达到以下任何一项标准应诊断为糖尿病合并妊娠。

1）空腹血浆葡萄糖（FPG）≥7.0mmol/L。

2）糖化血红蛋白（HbAlc）≥6.5%。

3）伴有典型的高血糖症状或高血糖危象，同时随机血糖≥11.1mmol/L。

如果没有明确高血糖症状，任意血糖≥11.1mmol/L 需要次日复查上述 1）或者 2）确诊。不建议孕早期常规葡萄糖耐量试验（OGTT）检查。

2. 妊娠期糖尿病的诊断

（1）在妊娠 24～28 周及 28 周后，应对所有尚未被诊断为糖尿病的孕妇进行 75g OGTT。

75g OGTT 的诊断标准：空腹及服糖后 1 小时、2 小时后的血糖值分别为 5.1mmol/L、10.0mmol/L、8.5mmol/L。任何一点血糖值达到或超过上述标准即诊断为 GDM。

（2）孕妇具有 GDM 高危因素或者医疗资源缺乏地区，建议妊娠 24～28 周首先检查 FPG。FPG≥5.1mmol/L 可以直接诊断 GDM，不必行 75g OGTT；FPG＜4.4mmol/L，发生 GDM 可能性极小，可以暂时不行 75g OGTT。FPG≥4.4mmol/L 且＜5.1mmol/L 时，应尽早进行 OGTT。

（3）孕妇具有 GDM 高危因素，首次 OGTT 结果正常，必要时可在妊娠晚期重复 OGTT。

（4）妊娠早、中期随孕周增加 FPG 水平逐渐下降，尤以妊娠早期下降明显，因而，妊娠早期 FPG 水平不能作为 GDM 的诊断依据。

（5）未定期检查者，如果首次就诊时间在妊娠 28 周以后，建议首次就诊时或就诊后尽早行 OGTT 或 FPG 检查。

3. 妊娠合并糖尿病的分期（White 分类法）

依据患者发生糖尿病的年龄、病程及是否存在血管并发症等进行分期（White 分类法），有助于判断病情的严重程度及预后：

A 级：妊娠期诊断的糖尿病。

A1 级：经饮食控制，空腹血糖＜5.3mmol/L，餐后 2 小时血糖＜6.7mmol/L。

A2 级：经饮食控制，空腹血糖≥5.3mmol/L，餐后 2 小时血糖≥6.7mmol/L。

B 级：显性糖尿病，20 岁以后发病，病程＜10 年。

C 级：发病年龄在 10～19 岁，或病程达 10～19 年。

D 级：10 岁以前发病，或病程≥20 年，或合并单纯性视网膜病。

F 级：糖尿病性肾病。

R 级：眼底有增生性视网膜病变或玻璃体积血。

H 级：冠心病。

T级：有肾移植史。

（二）鉴别诊断

1. 孕期生理性糖尿

孕期生理性糖尿发生率为 10%～20%，因暂时性肾阈降低而有糖尿，但血糖正常，可疑时测定空腹血糖和糖耐量试验可确诊。

2. 非葡萄糖尿

一部分人尿液中有果糖、乳糖、戊糖，可使班氏试剂出现阳性。葡萄糖氧化酶法试剂特异性高，可区别之。大剂量维生素 C、水杨酸、青霉素、丙磺舒也可引起尿糖假阳性反应，应做血糖确诊。

3. 应激性糖尿

急性应激状态时，如脑出血、严重外伤、休克等，拮抗胰岛素的激素（如肾上腺素、肾上腺糖皮质激素和生长激素）分泌增加，可致糖耐量降低，出现一过性血糖升高，但不超过13.9mmol/L，应激过后 1～2 周血糖可恢复正常。如原有糖尿病，则应激时血糖超过13.9mmol/L，应激状态消失后血糖仍高。

4. 瘿病

瘿病可出现多食易饥、消瘦等表现，但临床以颈部喉结两旁肿大为主要依据且常伴有眼球突出，或伴有心悸、急躁、手颤、多汗、大便次数增多等表现，无多饮、多尿等症。应进行甲状腺功能测定、血糖测定以鉴别。

二、审析病因病机

（一）素体阴虚

先天禀赋不足，是引起妊娠消渴的重要内在因素。而其中以阴虚体质最易罹患本病。

（二）饮食失节

长期过食肥甘、醇酒厚味、辛辣香燥之品导致脾胃损伤，而致运化失职，积热内蕴，化燥伤津，消谷耗液，进而发为消渴。

（三）情志失调

长期过度的情志刺激，如郁怒伤肝，肝气郁结不得疏泄，或劳心竭虑，营谋强思等郁久化火，消灼肺胃阴津而发为消渴。

（四）劳欲过度

房劳过度，郁久化火，可致虚火内伤，火因水竭益烈，水因火烈而益干，终致肾虚、肺燥、胃热俱现，发为消渴。

本病病机多由素体阴虚；饮食不节，积热内蕴，化燥伤津；情志失调，郁久化火，消灼肺胃阴津；劳欲过度，郁久化火等导致机体阴津亏损，燥热偏盛而致。

关于消渴病机，多认为以阴虚燥热为主，又常气阴两伤、阴阳俱虚，病位上与肺、脾胃、肾关系密切。"阴虚为本，燥热为标"是消渴之基本病机，并贯穿于整个病程。阴虚燥热互为因果，阴愈虚则燥热愈盛，燥热愈盛则阴愈虚。就其病理性质而言，燥热为标属实，阴虚为本属虚。

早期（无症状期）为阴虚，中期为气阴两虚，晚期为阴阳两虚。阴虚生内热，上灼肺津则烦渴多饮，中灼脾胃则胃热消谷而多食，脾虚散精功能失常，全身组织失去濡养，故多食反见消瘦。阴虚阳盛，肾之开阖失司，则水谷精微直趋下泄溲出，谷甘不变而多尿且具甜味，消渴乃成。消渴迁徙日久，阴损及阳，致阳气虚弱，鼓动无力，阴阳两虚，甚则表现为肾阳虚衰之候。亦有病初即兼有气虚或阳虚，多与素体阳气虚弱有关。

三、明确辨证要点

（一）辨病位

消渴的"三多"即多饮、多食、多尿症状往往同时存在，但根据严重程度的不同，又可分为上、中、下消：即肺燥、胃热、肾虚之别，通常以肺燥为主，多饮症状较突出者，称为上消；以胃热为主，多食症状较为突出者，称为中消；以肾虚为主，多尿症状较突出者，称为下消。

（二）辨标本

本病以阴虚为主，燥热为标，两者互为因果。常因病程长短及病情轻重的不同，而阴虚与燥热之表现各有侧重。一般初病多以燥热为主，病程较长者则阴虚与燥热互见，日久则以阴虚为主，进而由于阴损及阳，导致阴阳俱虚。

（三）辨本症与并发症

多饮、多食、多尿和乏力、消瘦为消渴本症的基本临床表现，而易发生诸多并发症为本病的另一特点。本病与并发症的关系，一般以本症为主，并发症为次。多数患者，先见本症，随病情的发展而出现并发症。但亦有少数患者与此相反，如少数中老年患者，"三多"及消瘦的本症不明显，常以痈疽、眼疾、心脑病证等为线索，最后确诊为本病。

四、确立治疗方略

中医治疗以清热润燥、养阴生津为治疗大法，疗效稳定，无不良反应，故轻症应以中医治疗为主，重症加用西药加强疗效。《医学心悟·三消》云："治上消者，宜润其肺，兼清其胃""治中消者，宜清其胃，兼滋其肾""治下消者，宜滋其肾，兼补其肺"。本病若发生阴损及阳病变，应给予滋阴补阳法治疗。

（一）宜滋补，慎攻伐

消渴属慢性病，水精下泻，久则多虚，常宜滋补。虽或见有实证、火证，当虑其本虚标实，其火属虚火，虚热不可大攻，否则热去寒起；中消火证见善饥而瘦，古法直以调胃承气汤及三黄丸之类主之，然实非有干结不通等证，恐非所宜。当用缓治之法，攻补兼施为宜。

（二）结合病程，新久异治

初重肺胃，久治肾脾，初起以燥热为主，当养阴清火（清胃），火降热泻则阴生，燥热自除。久则气阴不足与燥热并见，当注意滋肾养脾。

（三）治分三消，立足于肾

上消初起，宜清肺泻火，久则阴气受伤，宜滋阴润燥，兼顾益气。中消宜清胃泻火，久则火去脾伤，宜养脾摄精。下消宜滋阴清热，久则热耗真元，阴损及阳，宜阴阳双补。三消日久，病及于肾，治肾乃为救本之计。

（四）防治兼证，以防传变

消渴日久，常可并发多种病证，应当及早防治。如火热蕴结、腠理不清者，当兼予清热解毒，免生痈疽；对中寒食少者，要注意养脾运化，免生中满肿胀，其他如水肿、雀目、耳聋、肺痨、中风，也要注意兼治。

（五）养阴生津，贯穿始终

对于消渴发生的根本原因，历代医家均认为在于阴虚燥热。不论本病的病位在肺、在胃还是在肾，不管是热盛为主或阴损及阳，均存在着阴津不足的病理变化，故而养阴生津理当贯穿治疗之始末。消渴方、白虎加人参汤、玉泉丸、玉女煎、六味地黄丸等，皆可作为基础方而加减用之。

（六）补肾滋肾是根本之法

《石室秘录》云："消渴之证，虽有上、中、下之分，其实皆肾水不足也。"补肾滋肾可视为治疗本病的根本大法。

五、辨证论治

1. 肺热伤津证

（1）抓主症：妊娠期间，烦渴多饮，口干舌燥。
（2）察次症：尿频量多，多汗。
（3）审舌脉：舌边尖红，苔薄黄或少苔，脉滑数。
（4）择治法：清热润肺，生津止渴。
（5）选方用药思路：本证为肺热伤津，燥热偏盛，应用消渴方（《丹溪心法》）去天花粉，加葛根、麦冬、石斛、黄芩、菟丝子。方中生地黄、葛根、麦冬、石斛、藕汁清热生津止渴；黄芩清热降火，安胎。全方共奏清热润肺，生津止渴之效。
（6）据兼症化裁：若烦渴不止，加天冬、玄参、芦根以生津清热。若烦渴引饮，脉洪大者，为肺胃炽热，耗伤气阴，可用白虎加人参汤（《伤寒论》）酌加天冬、玄参、芦根以养阴生津，清热止渴。

2. 胃热炽盛证

（1）抓主症：妊娠期间，多食易饥，形体消瘦。

（2）察次症：口干多饮，尿量增多，大便干燥。

（3）审舌脉：苔黄，脉滑实有力。

（4）择治法：清胃泻火，养阴增液。

（5）选方用药思路：本证为胃热炽盛，肠燥津枯，应用玉女煎（《景岳全书》）加减，去牛膝，加玄参、芦根、黄连、黄芩、菟丝子。方中生石膏、知母、黄连、栀子清胃泻火；玄参、玉竹、石斛、生地黄、麦冬滋阴；黄芩清热安胎；菟丝子补肾安胎。全方共奏清胃泻火，养阴增液之效。

（6）据兼症化裁：若烦渴引饮、倦怠乏力者，加人参、葛根以健脾益气，养阴生津。若大便秘结不通，胃中痞满不适，苔黄燥，脉滑数者，治宜清胃泻火，润肠通便，方选增液承气汤（《温病条辨》）加生石膏、天花粉。大便通后，仍用上方治疗。

3. 肾阴亏虚证

（1）抓主症：妊娠期间，尿频量多，尿浊如膏脂，或尿甜。

（2）察次症：口干舌燥，腰膝酸软。

（3）审舌脉：舌红，苔少，脉细数。

（4）择治法：滋补肝肾，养阴清热。

（5）选方用药思路：本证为肾阴亏虚，燥热偏盛，应用六味地黄丸（《小儿药证直诀》）加减，去牡丹皮，加菟丝子。方中熟地黄滋阴补肾，填精益髓；配伍山茱萸养肝涩精，山药补脾固精，两药都可协助熟地黄以复肾中阴精。又配泽泻泄肾利湿，并防熟地黄之滋腻；茯苓健脾渗湿，以助山药之补脾。全方共奏滋补肝肾，养阴清热之效。

（6）据兼症化裁：若尿浊明显，加益智仁、补骨脂、桑螵蛸以益肾缩泉。若阴虚火旺，加黄柏、知母、鳖甲滋阴降火。出现气阴两虚者，加党参、麦冬等。

4. 阴阳两虚证

（1）抓主症：妊娠期间，小便频多，混浊如膏，甚则饮一溲二。

（2）察次症：面色黧黑，腰膝酸软，形寒畏冷，口渴思饮。

（3）审舌脉：舌淡，苔少，脉沉细无力。

（4）择治法：滋阴助阳。

（5）选方用药思路：本证为肝肾阴虚，虚久损阳，阴阳两虚，应用金匮肾气丸（《金匮要略》）加减，去泽泻、牡丹皮、附子，加淫羊藿、菟丝子、益智仁。熟地黄、山茱萸、枸杞子、五味子固肾益精；山药滋补脾阴，固摄精微；茯苓健脾渗湿；肉桂温肾助阳。全方共奏滋阴助阳之效。

（6）据兼症化裁：若烦躁失眠者，加黄柏、知母、龟板以滋阴清热。

六、中成药选用

（1）增液冲剂：适用于肺热伤津证。每日3次，每次20g，口服。

（2）消渴平片：适用于气阴两虚证。每日3次，每次6片，口服。

（3）麦味地黄丸：适用于肺肾阴虚证。每日2次，每次1丸，口服。

（4）六味地黄丸：适用于肾阴虚证。每日2次，每次1丸，口服。

七、单方验方

（1）益肾降糖方：当归12g，女贞子6g，五味子9g，熟附子6g，车前子6g，续断9g，茯神 12g，龟甲 30g，山药 9g，谷精草 9g，幼鹿茸 9g，西洋参 12g，肉苁蓉 9g，巴戟天 12g，龙眼肉 9g，大蛤蚧 1 对，党参 30g，熟地黄 12g，红枣 120g，黄精 30g，远志 6g，锁阳 12g，炙黄芪 12g，覆盆子 15g，枸杞子 15g，每日 1 剂，水煎服。用于肾阴亏虚之妊娠期糖尿病。

（2）参黄降糖方（《中国中医秘方大全》）：大黄、桂枝、桃仁、玄明粉、甘草、玄参、生地黄、麦冬、黄芪。用于肺胃热盛之消渴，方中因用大黄、桃仁，故孕期使用时，中病即止。

八、中医特色技术

（1）针刺：取金津、玉液、承浆；肺俞、内庭、脾俞、胃俞；太溪、太冲、肝俞、足三里、中脘、膈俞、胰俞穴，根据不同病情采用补法或泻法，禁忌深进，每日 1～2 次，每次留针 20～30 分钟，10 次为 1 个疗程。疗程间隔 5 日。

（2）艾条灸：妊娠中晚期可用艾条悬灸，取胰俞、肺俞、脾俞、太溪等穴，每次取 5～10 穴，用艾条灸 10～20 分钟，每日或隔日 1 次。

（3）耳针：取内分泌、胰、肾、三焦、神门、肺、胃，可用耳穴埋针、埋豆，每次一侧耳穴选用 4～5 穴，留 5 日，7 日为 1 个疗程。

（4）中医导引疗法：呵字诀，赤龙搅海，左右开弓似射雕上肢动作，调理脾胃需单举改为单臂交替上举，熊戏改为揉按腹部，还可以行腕指式及翘足舒筋式，以上导引法根据患者的身体情况调整锻炼时间，可以小强度，分次练习。每个动作 6～8 次，饭后 1 小时开始，从 10 分钟开始，逐步增加到 30～40 分钟。强度以发热，微发汗，心率＜100 次/分为宜。导引动作要领：大、慢、停、观。即幅度要大，做伸展练习时，应尽可能将动作幅度加大，接近自己的极限即可；速度要缓慢，慢慢体会伸展的感觉；动作到位时稍停 3～5 秒，以加强伸展的效果及气脉的运行及变化；静静观察和体会每个动作带给自己身体、呼吸、气血、心灵的变化。

九、预防调护

（1）做好孕前咨询，糖尿病合并有严重的心血管疾病、肾功减退、眼底增生性视网膜病变者，均宜采用避孕套或阴道隔膜严格避孕。糖尿病患者于妊娠前应确定糖尿病严重程度。未经治疗的 D、F、R 级糖尿病患者一旦妊娠，对母儿危险均较大，应避孕，不宜妊娠。

（2）孕早期即应开始定期进行产前检查及内科诊治，及早发现、预防各种母儿并发症。从妊娠前开始，在内科医师协助下严格控制血糖值。确保受孕前、妊娠期及分娩期血糖在正常范围。器质性病变较轻、血糖控制良好者，可在积极治疗、密切监护下继续妊娠。

（3）妊娠期严格进行饮食营养调控：在保证机体合理需要的情况下，应限制粮食、油脂的摄入，忌食糖类，饮食宜以适量米、麦、杂粮，配以蔬菜、豆类、瘦肉、鸡蛋等，定时定量进餐。

（4）预防方面：选择低至中等强度的有氧运动（又称耐力运动），运动频率一周 3～4 次即可。生活起居要规律，注意劳逸结合，身体力行，寒温适宜。肾阳虚及脾虚患者，应注意保暖，不可复感寒邪；肾阴虚者，衣被不宜过暖；血热者，不可过暖，并且所服药液可偏凉服下。注意早期发现和治疗糖尿病的各种并发症，坚持长期良好的治疗控制，积极锻炼，预防糖尿病的发展。

（5）孕期母儿监护：妊娠早期妊娠反应可能给血糖控制带来困难，应密切监测血糖变化，及时调整胰岛素用量以防发生低血糖。孕前患糖尿病者需要每周检查一次直至妊娠第10周。妊娠中期应每两周检查一次，一般妊娠20周时胰岛素需要量开始增加，需要及时进行调整。每1~2个月测定肾功能及糖化血红蛋白含量，同时进行眼底检查。妊娠32周以后应每周检查一次。注意孕妇血压、水肿、蛋白尿的情况。注意监测胎儿发育、胎儿成熟度、胎儿状况和胎盘功能等，必要时及早住院。GDM患者主要需定期监测其血糖、胎儿发育等。

（6）调畅情志：避免精神刺激及长期紧张焦虑，保持精神愉悦。安抚患者，消除其恐惧和不安心理，增强其治疗的信心，使患者配合治疗。

十、各家发挥

（一）清燥解涸，益气化浊，补肾填精

潘文奎认为消渴的病机，阴虚燥热为临床表现，阳虚为病理枢机，肾精不足是其病根，因而总结出治疗消渴的三步法：清燥解涸，益气化浊，补肾填精，并取得显著疗效。

消渴患者初期多以口渴多饮为主要临床表现，口渴多饮的原因不外乎肺、胃、肾阴被燥热所伤，或者肾阳气化功能受损而津液不能上承。潘老谨守"急则治其标、缓则治其本"的原则，先以葛根、桑叶、石斛等药物清热解涸止渴，待口渴多饮症状缓解，再根据辨证分型，施以滋阴、益气、补阳之法，以达到标本兼治之功。潘文奎认为导致糖代谢紊乱的主要病机是脾失健运。迁延日久，还可成痰浊、瘀血等病理产物，故潘老在解决口渴等标症之后，制定益气化浊的大法。常用药物有黄芪、党参、苍术、山药、泽泻、薏苡仁、生地黄等。

（二）精研病机，补气健脾

董建华认为脾虚在消渴病的发生、发展过程中，起到重要的作用。首先，脾主运化，化而生血，脾虚可导致生化不足、阴虚伤津。其次，脾脏与饮食有密切关系，饮食不节可导致脾胃困顿，影响脾之运化，进而出现糖代谢紊乱。《素问·奇病论》指出："夫五味入口，藏于胃，脾为之行其精气，津液在脾，故令人口甘也，此肥美之所发也，此人必数食甘美而多肥也，肥者令人内热，甘者令人中满，故其气上溢，转为消渴。"可见脾气散精和脾为胃行其精气在水谷精微转输过程中起到重要的作用。临床上，对于出现烦渴多饮、倦怠乏力、舌红少苔、脉细数等表现为气阴两伤症状的患者，董老常采用养阴益气的方法治疗。常用药物有黄芪、生地黄、麦冬、山药、玄参、五味子、知母、地骨皮等。现代药理学亦表明以益气健脾为主的七味白术散对脾虚型妊娠期糖尿病患者进行治疗的临床效果显著，可有效地控制其血糖水平，从而改善母婴结局。

（三）治本须补肾，补气可生津，升清可布液

周仲瑛认为因三消本于肾，故治消总应以补肾为主，常以六味地黄丸为基础方，壮水以制火，肺肾两虚合生脉饮，肾火旺者加黄柏、知母，并取酸甘化阴之意。山茱萸配生地黄补肾阴，麦冬配五味子补肺肾之阴，乌梅配麦冬、生地黄养胃阴；若见阴阳两虚，或以阳虚为主，可取肾气丸加淫羊藿、肉苁蓉、菟丝子。并且消渴气阴两虚，不可纯用甘寒，当气阴双

补，或补气为主而化阴生津。脾气虚弱者当用参苓白术散，健脾补气以化津。肺肾气阴两虚者，可用《医学心悟》黄芪汤以益气养阴。凡脾虚气不化津者，须补气生津，同时配合葛根生发脾胃清阳之气，以生津液；还可酌情配伍小量砂仁流气以布津。

（肾风华）

第八节　妊娠剧吐

少数孕妇早孕反应严重。恶心呕吐频繁，不能进食，影响身体健康，甚至威胁孕妇生命时，称妊娠剧吐（hyperemesis gravidarum）。

一、临床诊断要点与鉴别诊断

（一）诊断标准

1. 病史

有停经史、早期妊娠反应，多发生在孕 3 个月内。

2. 症状

呕吐发作频繁，厌食，甚则可导致全身乏力，精神委靡，明显消瘦，全身皮肤和黏膜干燥，眼球凹陷，体重下降；严重者可出现血压降低，体温升高，黄疸，嗜睡和昏迷。

3. 检查

（1）妇科检查：为妊娠子宫。

（2）实验室检查：尿妊娠试验阳性，尿酮体阳性。为辨别病情轻重，可进一步测定血红细胞计数，血细胞比容，血红蛋白，二氧化碳结合力，血酮体，血钾、钠、氯等电解质，必要时做尿素氮、肌酐及胆红素测定，记 24 小时尿量等。

（二）鉴别诊断

1. 葡萄胎

葡萄胎患者多恶心呕吐，可伴有不规则阴道出血，水疱样物排出。妇科检查发现子宫大于妊娠月份。B 型超声检查可明确诊断。

2. 妊娠期合并病毒性肝炎

急性病毒性肝炎有与肝炎患者密切接触史，接受输血、注射血制品的病史；恶心呕吐、食欲减退的同时伴有厌油腻、腹胀腹泻及肝区痛，有的高热、黄疸；检查肝脏肿大，有压痛；肝功能、HBsAg、血清胆红素的化验检查等可资鉴别。

3. 急性胆囊炎

急性胆囊炎可有饱餐病史；右上腹绞痛，向右肩放射，伴有恶心呕吐，并可有高热、寒战；右上腹肌紧张、反跳痛，血白细胞增高等。

4. 妊娠合并急性胰腺炎

急性胰腺炎有饱食或饮酒史，突然上腹剧痛，向左肩或腰部放射，伴有恶心呕吐、发热等；尿或血清淀粉酶测定有意义。

5. 妊娠合并急性阑尾炎

急性阑尾炎开始于脐周或中上腹部疼痛，伴有恶心呕吐，随后腹痛转移到右下腹；有压痛及反跳痛，伴腹肌紧张，出现体温升高和白细胞增多。

二、审析病因病机

（一）胃气虚弱

胃气素虚，孕后经血停闭，血聚冲任养胎，冲脉气盛；而冲脉隶于阳明，冲气挟胃气上逆，胃失和降，而致恶心呕吐。

（二）肝气郁结

平素性躁多怒，郁怒伤肝，肝郁化热；孕后血聚冲任养胎，肝血越虚，肝火越旺，且冲脉气盛，而冲脉附于肝，肝脉挟胃贯膈，冲气、肝火上逆犯胃，胃失和降，遂致恶心呕吐。

（三）痰湿内滞

脾阳素虚，水湿不化，痰饮内停；孕后血聚冲任养胎，冲脉气盛，冲气夹痰饮上逆，以致恶心呕吐。

本病病机多由胃虚，胃虚则冲气夹胃气上逆、肝火上逆犯胃，胃失和降、痰饮内停，冲气夹痰饮上逆，而最终导致冲气上逆，胃失和降。

三、明确辨证要点

（一）辨寒热

呕吐酸水或苦水，口苦者，多属热证，但需辨其虚实。

（二）辨虚实

呕吐清水，口淡者多属虚证；呕吐酸水或苦水，口苦者，多属实证。
一般而言，虚实夹杂，虚证多而实证少，热证多而寒证少，临证需仔细区分辨别。

四、确立治疗方略

妊娠剧吐的病机在于孕后停经、血海不泄、冲气上逆犯胃，病位在胃，并涉及肝、脾、冲、任。恶阻的主要机制是冲脉之气上逆，胃失和降，常见病因为脾胃虚弱和肝脾不和，如不及时诊治可导致气阴两虚，受孕之后经血不泻，冲脉之气较盛，冲脉源于阳明；若脾胃虚弱，冲气上逆则可犯胃，胃失和降，反随冲气上逆而呕恶；或脾虚不运，痰湿内生，冲气夹痰上逆而呕恶；另外阴血聚于下以养胎，阴血不足则肝气偏旺，而肝之经脉夹胃，肝侮胃，胃失和降则呕恶。因此，临证辨证准确，方药对症，则呕吐自止。

五、辨证论治

1. 胃气虚弱证

（1）抓主症：妊娠早期，恶心呕吐，吐出食物，甚则食入即吐。

（2）察次症：脘腹胀闷，不思饮食，头晕体倦，怠惰思睡。

（3）审舌脉：舌淡，苔白，脉缓滑无力。

（4）择治法：健胃和中，降逆止呕。

（5）选方用药思路：本证为孕后血聚于下以养胎元，冲气偏盛而上逆，胃气虚弱，失于和降，冲气夹胃气上逆，脾胃虚弱，运化失职，中阳不振，清阳不升，应用香砂六君子汤（《名医方论》）。方中党参、白术、茯苓、甘草、大枣健脾养胃，益气和中；生姜、半夏降逆止呕；砂仁、木香、陈皮理气和中。全方补脾胃，降逆气，使呕吐得止。

（6）据兼症化裁：若脾胃虚寒者，酌加丁香、白豆蔻以增强温中降逆之力；若吐甚伤阴，症见口干便秘者，宜去木香、砂仁、茯苓等温燥或淡渗之品，酌加玉竹、麦冬、石斛、胡麻仁等养阴和胃；若孕妇唾液分泌量异常增多，时时流涎者，古称"脾冷流涎"，原方可酌加益智仁、白豆蔻温脾化饮，摄涎止唾。

2. 肝气郁结证

（1）抓主症：妊娠早期，呕吐酸水或苦水，胸胁满闷，嗳气叹息，头晕目眩。

（2）察次症：口苦咽干，渴喜冷饮，便秘溲赤。

（3）审舌脉：舌红，苔黄燥，脉弦滑数。

（4）择治法：清肝和胃，降逆止呕。

（5）选方用药思路：本证为孕后冲气夹肝火上逆犯胃，肝郁气滞，气机不利，肝郁化火，肝火上逆，热盛伤津，应用加味温胆汤（《医宗金鉴》）。方中黄芩、黄连、竹茹清肝热，除烦止呕；枳实、陈皮宽胸和胃，调气降逆；半夏、茯苓、生姜除湿化痰，降逆止呕；麦冬、芦根养阴清热，除烦止呕；甘草调和诸药。全方有清肝和胃，降逆止呕之效。

（6）据兼症化裁：若呕甚伤津，五心烦热，舌红口干者，酌加石斛、玉竹、麦冬以养阴清热；便秘者，酌加胡麻仁润肠通便。

3. 痰湿内滞证

（1）抓主症：妊娠早期，呕吐痰涎，胸膈满闷，不思饮食。

（2）察次症：口中淡腻，头晕目眩，心悸气短。

（3）审舌脉：舌淡胖，苔白腻，脉滑。

（4）择治法：化痰除湿，降逆止呕。

（5）选方用药思路：本证为痰湿之体，或脾虚停饮，孕后血壅气盛，冲气上逆，夹痰饮上泛；膈间有痰饮，中阳不运，痰饮中阻，清阳不升，饮邪上凌心肺，应用青竹茹汤（《济阴纲目》）。方中半夏、陈皮燥湿化痰，降逆止呕；竹茹除烦止呕；茯苓、生姜健脾温胃，渗湿止呕，共收除湿化痰，降逆止呕之效。

（6）据兼症化裁：若脾胃虚弱痰湿内盛者，酌加苍术、白术健脾燥湿；兼寒者，症见呕吐清水，形寒肢冷，面色苍白，酌加丁香、白豆蔻以温中化痰，降逆止呕；若夹热者，症见呕吐黄水，头晕心烦，喜食酸冷，酌加黄芩、知母、前胡，或用芦根汤（《济阴纲目》：芦根、竹茹、橘皮、麦冬、前胡）以祛痰浊，清邪热。

六、中成药选用

（1）滋肾育胎丸：适用于脾肾两虚，冲任不固所致的滑胎（防治习惯性流产和先兆性流产）。症见妊娠期，不思饮食，四肢无力，腰酸膝冷，舌淡苔白，脉沉。每次1袋，每日3次。

（2）十二太保丸：适用于孕妇气血不调，胎动不安，预防流产。症见妊娠期，畏寒肢冷，自汗，失眠多梦，头晕耳鸣，舌淡苔白，脉沉细。每次1丸，每日1次。

（3）孕康口服液：适用于肾虚型和气血虚弱型先兆流产和习惯性流产。症见面色淡白，腰膝酸软，失眠多梦，少气懒言，面色无华，畏寒肢冷，发育迟缓，舌淡，脉沉或脉濡细。组成：阿胶、黄芪、杜仲、党参、补骨脂、益智仁、苎麻根、乌梅、枸杞子、白术、生地黄、菟丝子、黄芩、砂仁、桑寄生。每次20ml，每日3次。

七、单方验方

（1）安胎降逆汤：党参、炙黄芪、续断各15g，炒白术12g，砂仁（打碎后下）、紫苏子、黄芩、陈皮各6g，紫苏梗、旋覆花（包煎）各10g，山药20g。

（2）安胃止呕汤：党参10g，炒白术10g，茯苓10g，陈皮10g，藿香10g，砂仁（后下）3g，炙甘草6g，鲜生姜5片，大枣10枚。

（3）橘皮竹茹汤加减：橘皮10g，竹茹10g，砂仁6g，苏梗10g，半夏10g，茯苓15g，沙参10g，白芍15g，芦根10g，生姜5g。

（4）苏叶黄芩汤加减：苏叶10g，黄芩10g，竹茹10g，砂仁6g，南沙参30g，白术10g，茯苓10g，山药20g。

八、中医特色技术

（1）针刺：取内关（双）、公孙（双）、足三里（双），根据不同病情采用补法或泻法，每日1~2次，每次留针20~30分钟，直到呕吐减轻。

（2）艾灸：取内关（双）、公孙（双）、足三里（双）等穴，每次取2~3穴，每穴灸5~7壮，7次为1个疗程。

（3）耳针：取交感穴（双）、胃区（双）等穴，可用耳穴埋针、埋豆，每次选用4~5穴，每周2~3次。

（4）按摩：取印堂、天突、膻中、中脘、三阴交、关元、曲骨等，一指禅推法从天突穴起，沿任脉反复推至曲骨、膻中、中脘、关元穴，反复施以掌揉法使热力渗透入里；然后以掌振法从中脘振至曲骨，反复数遍，然后让患者俯卧，双手交叉枕于前额，在其腹部垫一薄枕，医者立于患者右侧，以中指依次按揉患者百会、风府、大椎、身柱、至阳、中枢、命门、长强等穴；以一指禅推法由大椎起，沿督脉反复推至长强；以掌振法反复施于背部督脉；以掌根按揉中枢和命门，使热力渗透入里；以掌振法施于百会，整个过程30分钟，每日1次，7次为1个疗程。

九、预防调护

（一）预防

（1）保持情志的安定与舒畅。

（2）居室尽量布置得清洁、安静、舒适。避免异味的刺激。呕吐后应立即清除呕吐物，以避免恶性刺激，并用温开水漱口，保持口腔清洁。

（3）注意饮食卫生，饮食以营养价值稍高且易消化的食物为主。可采取少食多餐的方法。

（4）为防止脱水，应保持每日的液体摄入量，平时宜多食一些西瓜、生梨、甘蔗等水果。

（5）呕吐严重者，须卧床休息。

（6）保持大便通畅。

（7）呕吐较剧者，可在食前口中含生姜1片，以达到暂时止呕的目的。

（二）调护

1. 心理护理

护理人员应全面了解患者的心理状态，充分调动患者的主动性，帮助患者分析病情，消除不必要的思想顾虑，克服妊娠剧吐带来的不适，树立妊娠的信心，提高心理舒适度。

2. 输液护理

护士在输液前后应考虑患者的感受，输液前做好解释工作，操作时做到沉着、稳健、熟练、恰当，尽可能减少穿刺中的疼痛，经常巡视输液情况，观察输液是否通畅，针头是否脱出，输液管有无扭曲、受压，注射部位有无液体外溢、疼痛等。经常询问患者治疗效果，严密观察输液情况，使患者心理上得到满足，减少躯体不适。

3. 饮食护理

妊娠剧吐患者见到食物往往有种恐惧心理，纳差，因此，呕吐时可以禁食，使胃肠得到休息。但呕吐停止后应适当进食，饮食以清淡、易消化为主，还应含丰富蛋白质和糖类，可少量多餐，对患者进行营养与胎儿发育指导，把进餐当成轻松愉快的享受而不是负担，使胎儿有足够的营养，顺利度过早孕反应期。

4. 家庭护理

（1）少食多餐，选择能被孕妇接受的食物，以流食为主，避免油腻、异味。吐后应继续再食，若食后仍吐，多次进食补充，仍可维持身体营养的需要，同时应避免过冷过热的食物。必要时饮口服补液盐。

（2）卧床休息，环境安静、通风，减少在视线范围内引起不愉快的情景和异味。

（3）呕吐时做深呼吸和吞咽动作即大口喘气，呕吐后要及时漱口，注意口腔卫生。另外要保持外阴清洁、床铺整洁。

（4）关心、体贴孕妇，解除不必要的顾虑，保持心情愉快，避免急躁和情绪激动。

（5）若呕吐导致体温上升，脉搏增快，眼眶凹陷，皮肤无弹性，精神异常，要立即送医院。

十、各家发挥

（一）从肝胃不和论治

马宝璋认为妊娠恶阻的病位主要在胃，与肝、脾二脏的关系密切。基本病机是"冲脉之气上逆犯胃，胃失和降"。因孕后血聚冲任以养胎元，胞宫血海充盈，经血不泻，冲脉之气偏盛，冲脉起于胞宫，隶属阳明，冲气上逆，循经犯胃，胃失和降，故致恶心呕吐；且孕后阴血下聚养胎，肝阴血偏虚，肝气偏旺，冲脉附于肝，冲气易夹肝火上逆犯胃而致恶阻。其认为临床治疗妊娠恶阻时应谨遵治病与安胎并举的原则，在清热平冲、抑肝健脾、和胃降逆止呕的同时兼养护胎元。马宝璋在多年的临证观察中发现妊娠恶阻热证为多，而肝胃不和证型尤为多见，治疗上以加味苏叶黄连汤为基本方随证化裁。药物组成：紫苏叶、黄芩、竹茹各10g，矮地茶10～15g，藿香5～10g，黄连、砂仁（后下）、甘草各5g，生姜汁数滴。方中紫苏叶辛温，芳香化浊，行气宽中，和胃止呕，理气安胎；黄连苦寒以降胃火之上冲，两药合用，辛开苦降，疏通气滞，降逆和中，为方中主药。黄芩苦寒，清热安胎，黄芩、黄连合用，清泻上、中二焦邪热，使火热得清，胃气得降；竹茹微寒，清热化痰，清胃除烦止呕；矮地茶苦辛平，止血安胎；藿香辛微温，芳香化湿，和中止呕；砂仁辛温，化湿醒脾开胃，理气安胎；甘草调和诸药。在煎煮的汤药中加入生姜汁数滴，意在和中降逆止呕。诸药合用，寒温并用，辛开苦降，共奏清热平冲、抑肝健脾和胃、降逆止呕之效，使逆气得降，脾胃升降和调，呕自止，胎自安。

马宝璋强调妊娠恶阻患者呕吐剧烈，不能进食，易拒药，故用药宜平和，药味宜少、用量宜轻，服药宜少量频频饮服。针对夹痰饮，呕吐清水痰涎，体质壮实者，马宝璋喜用姜半夏、茯苓，取小半夏加茯苓汤之意，半夏虽有动胎之性，但对痰涎壅滞于脾胃所致的恶阻有很好的疗效，选用姜制半夏每获良效。生姜、半夏为历代医家公认的"呕家之圣药"，生姜不仅可以制约半夏之毒性，而且能够加强半夏降逆止呕的功效，用药时遵循"有故无殒""中病即止"的原则，姜半夏常用剂量为6～10g。脾胃虚弱、运化失职、不思饮食、脘腹胀满、神疲倦怠者，加白术、茯苓以健脾化湿，益气安胎；胃脘胀闷、痞塞不适者，加枳壳、紫苏梗以加强理气宽胸安胎之力；肝郁气滞者，加合欢皮、佛手以疏肝理气。马宝璋指出，在治疗妊娠恶阻时，须注意观察患者有无腰酸、腹痛、阴道出血等症状，兼有胎漏、胎动不安者加桑寄生、菟丝子、杜仲、续断、苎麻根、地榆以补肝肾，固冲任，止血安胎，做到安胎保胎与和胃降逆并重。马宝璋在治疗妊娠恶阻时，常嘱咐患者保持心情舒畅，以利于气机的畅达，要求孕妇适当进食尽量避免肥甘厚腻碍胃之品，多选择清淡可口、富于营养、易消化的食物，少食多餐，以养胃气，使气血得充，胎有所养，胎元安固。

（二）从肝热论治

王秀霞认为孕后血聚养胎、肝失血养而其气更加横逆，夹胃气一并上逆，致剧烈呕吐而津液脱失，且饮食不入，合脉细、少气等候，《内经》所谓之"五虚"已兼其三，大有出入废、升降息之虞，而又水入即吐，重药难投，乃仿"轻药"治重病之法以冀运枢机而调气化。竹叶石膏汤乃仲景治"虚羸少气，气逆欲吐"之方。因其甘寒救阴，可治津亡；开水泡半夏，乃仿张锡纯去"矾味"而减毒性之义，因水泡后药性亦减，故需加大用量。苏连饮为薛生白治"呕不止，昼夜不差"之肺胃不和方，其中黄连"苦以降胃火之上冲"，紫苏叶"通降顺气"，王秀霞谓其治"恶阻甚妙"。加微量吴茱萸反佐黄连泻火；竹茹、桑叶、丝瓜络，王秀霞称之"三青"，养血清热而熄内风，亦王老治"肝虚而胎系不牢"之经验用药；更以清芬之橘叶易陈皮，效法连茹橘半汤之治呕呃。《重庆堂随笔》载，竹茹"祛秽浊之邪"，竹叶"内息肝胆之风"，枇杷叶治秽毒之邪在胃，"可以澄浊气而廓中州"；荷蒂为民间安胎药。方中皆轻清之品，旨在生津液以肃治节、调气化以降肝胃，正合王秀霞大剂清淡之品肃清气道，消肝胆逆升之火、胃腑逗留之浊，故而恶阻自愈。王秀霞谓用药有极轻清、极平淡者取效更捷。气味轻：西洋参虽属补益之品，然其味苦、微甘而寒，有良好的养阴生津作用，非峻补重剂；生石膏气味轻清，寒而不腻；枇杷叶、紫苏叶、竹叶、竹茹、荷蒂、丝瓜络、橘叶皆轻清之品，所谓"展气化宜轻"。用量轻：苏连饮之轻清，能使"正气宣布，邪气潜消，而窒滞者自通"，取微量吴茱萸佐黄连，符合其恶阻"左金丸亦妙"之意；甘草之甘能守津，重身之人，升降之气多滞，恐甘以增满，故用量亦轻。少量多次之服药法，亦属此类。用法轻：用滋补药，务必使其"滋阴调肝而不腻"。因虑麦冬黏滞恋邪有碍秽浊排泄，而粳米久煮汁稠，则当避其闭塞隧络，影响他药之溶解，故用以水煎取汁后煎药，义取"浊药轻投"。该方集经方、时方、经验方、土方于一体，且兼静脉补液及按穴止呕，参合了其他学术思想，方获此奇效。王秀霞认为"法无古今，择善而从"，因而倡博览医籍兼收并蓄，临证方能应付裕如。

（三）从整体辨证论治

侯丽辉认为妊娠恶阻主要责之冲气上逆，有因脾胃虚弱，孕后冲脉之气旺盛，气逆而上以致呕吐者；亦有因肝胃不和，肝气上逆犯胃，胃失和降而致呕吐者；若呕吐日久，气阴两虚，阴津耗损，可见妊娠恶阻之重症。侯氏认为妇人平素脾胃虚弱，孕后阴血下聚以养胎，冲脉之气旺盛，循经上逆犯胃，胃失和降，反随冲气上逆而呕恶。薛己《校注妇人良方》载："一妊娠呕吐恶食，体倦嗜卧。此胃气虚而恶阻也"，明确指出妊娠呕吐乃因胃气虚而致。脾主肌肉四肢，若平素脾胃虚弱、胃纳不佳、运化失调，则可见肌肉瘦削，形体瘦小，更易发生妊娠恶阻。故治以健脾和胃，平冲降逆止呕。方用香砂六君子汤合小半夏茯苓汤加减。药用木香 10g，砂仁（后下）5g，党参 30g，白术 10g，茯苓 10g，陈皮 10g，姜半夏 10g，藿香 5g。浓煎频服。方中四君子汤去甘草（呕家不喜甘，故除之）以健脾和胃；木香、陈皮健脾理气行滞；半夏、砂仁温中和胃，降逆止呕；藿香芳香化湿和中。若兼气阴亏虚者，可易党参为太子参；脾胃虚寒甚者，酌加吴茱萸温胃止呕，或加生姜切薄片，含于口中；若兼口干、口苦者，益黄芩以清热止呕；若呕吐甚者，可添伏龙肝以温中降逆止呕。肝胃不和，冲气上逆，肝属木，内存相火，其性刚果条达，连及气海，助元气布化，以健运脾胃、腐熟水谷。若素性抑郁，调摄失宜，拂其条达之气，扰其刚果之性，肝气郁久而化热，脾胃首当其冲，所谓肝木克脾土，可致胃失和降，乃见妊娠恶阻。虞抟《医学正传》载："一妇孕两月，呕吐头弦，医以参、术、川芎、陈皮、茯苓服之，愈重，脉弦，左为甚，此恶阻病，必怒气所激，问之果然。"故侯丽辉治以平肝和胃，降逆止呕。方用温胆汤加减。药用茯苓 15g，京半夏 10g，竹茹 10g，陈皮 10g，黄芩 10g，枇杷叶 10g，苏梗 10g，藿香 5g。浓煎频服。方中采用具有清胆和胃、理气降逆功效之温胆汤，摒其具有收缩子宫作用之枳实，再弃甘草；摄黄芩以清热除烦，另有安胎之效；取枇杷叶以清肺化痰，降逆止呕；携竹茹以清热除烦，生津止呕；纳藿香以和胃止呕；呕吐甚者，阴津亏虚，可酌加芦根、麦冬以养阴生津。

侯丽辉认为妊娠恶阻病情进展迅速，因其具有恶心、呕吐，甚者食入即吐、恶闻食臭、终日不能饮食、只出不进的特点，极易发展为气阴两虚、阴津耗损之证，该证可与上述证型并存，是上述证型进展到一定程度的表现，治疗时应时时注意患者病证变化，随证化裁。故治以益气养阴，生津止呕。方投麦门冬汤加减。药用西洋参 15g，麦冬 15g，生地黄 10g，石斛 10g，半夏 10g，粳米 10g，山药 15g，竹茹 10g。煎水频服，配合禁食补液。方中西洋参以益气养阴生津；拟麦冬、生地黄、石斛以养阴生津；取半夏降逆止呕、竹茹清热止呕；采粳米、山药健脾养胃；若呕吐血性液体可加藕节炭止血。侯丽辉认为临证之时，应据患者呕吐程度、次数、呕吐物性状、颜色来辨证，严格注意呕吐量，谨防气阴亏虚、津液耗损之重症。侯丽辉认为中医药治疗妊娠恶阻优势明显，疗效显著，单纯使用中医药治疗妊娠恶阻可迅速获效，若观察呕吐量，监控患者生命体征及电解质、水液代谢情况，及时补液及补充电解质，中西医结合治疗妊娠恶阻，疗效更佳。

（孙可丰）

第九节   前置胎盘

正常妊娠时，胎盘附着于子宫体部的前壁、后壁或者侧壁。妊娠 28 周后，若胎盘附着于子宫下段、下缘达到或覆盖宫颈内口，位置低于胎先露部，称为前置胎盘（placenta previa）。前置胎盘是妊娠晚期严重并发症之一，也是妊娠晚期阴道流血最常见的原因。

中医学中无前置胎盘病名，妊娠期，阴道少量出血，时下时止，或淋漓不断，而无腰酸腹痛者，称为"胎漏"，亦称"胞漏"或"漏胎"等，故前置胎盘可参考"胎漏"等辨证论治。

一、临床诊断要点与鉴别诊断

（一）诊断标准

1. 病史

妊娠晚期无痛性阴道流血，且既往有多次刮宫、分娩史，子宫手术史，不良生活习惯，辅助生殖技术或高龄孕妇、双胎等病史。

2. 症状和体征

典型症状为妊娠晚期或临产时，发生无诱因、无痛性反复阴道流血；体征与出血量有关，大量出血呈现面色苍白、脉搏增快微弱、血压下降等休克表现。

阴道流血发生时间的早晚、反复发生的次数、出血量的多少与前置胎盘的类型有很大关系。完全性前置胎盘：往往初次出血的时间早，约在妊娠 28 周，称为"警戒性出血"，反复出血的次数频繁，量较多，有时一次大量出血即可使患者陷入休克状态；边缘性前置胎盘：初次出血多发生在妊娠晚期或临产后，量也较少；部分性前置胎盘：初次出血时间和出血量介于上述两者之间。部分性或边缘性前置胎盘患者，破膜有利于胎先露对胎盘的压迫，破膜后胎先露若能迅速下降，直接压迫胎盘，流血可以停止。

3. 检查

（1）妇科检查：子宫软，无压痛，大小与妊娠周数相符。当前置胎盘附着于子宫前壁时，可在耻骨联合上方闻及胎盘杂音。临产时检查见宫缩为阵发性，间歇期子宫完全松弛。

（2）实验室检查：B 型超声检查可清楚显示子宫壁、胎盘、胎先露部及宫颈的位置，并根据胎盘下缘与宫颈内口的关系，确定前置胎盘类型。前壁胎盘、膀胱充盈有助于诊断。阴道 B 型超声能更准确地确定胎盘边缘和宫颈内口的关系，但在已有阴道流血时应谨慎使用。B 型超声诊断前置胎盘时，必须注意妊娠周数，妊娠中期胎盘占据子宫壁一半面积，因此胎盘贴近或覆盖宫颈内口的机会较多；妊娠晚期胎盘占据宫壁面积减少到 1/3 或 1/4，子宫下段形成及伸展增加宫颈内口与胎盘边缘间的距离，大部分胎盘可随宫体上移而成为正常位置胎盘。妊娠中期 B 型超声检查发现胎盘前置者，不宜诊断为前置胎盘，而应称为胎盘前置状态。

在胎盘疾病诊断中，磁共振（MRI）因对软组织分辨率高，有优越性，可全面、立体观察，全方位显示解剖结构，而且不依赖操作者的技巧，也不需要充盈膀胱，综合评价有利于对病变定性，尤其是对于胎盘位于子宫后壁及羊水较少的产妇。

（3）其他检查：产后检查胎盘和胎膜，胎盘胎儿面边缘有无血管断裂，对产前出血患者，可提示有无副胎盘。若前置部位的胎盘母体面有陈旧性黑紫色血块附着，或胎膜破口距胎盘边缘距离＜7mm，则为前置胎盘。

（二）鉴别诊断

1. 胎盘早剥Ⅰ型

胎盘早剥主要症状为阴道流血，出血量一般较多，色暗红，可伴有轻度腹痛或腹痛不明显。重型胎盘早剥可出现突然发生的持续性腹痛和（或）腰酸、腰痛，其程度因剥离面大小及胎盘后积血多少而不同，积血越多疼痛越剧烈。严重时可出现恶心、呕吐，以至面色苍白、出汗、脉弱及血压下降等休克征象。可无阴道流血或仅有少量阴道流血，贫血程度与外出血量不相符。B型超声可发现胎盘增厚、胎盘后血肿，胎盘边缘窦破裂时，胎盘位置正常。

2. 胎盘帆状附着、前置血管破裂

胎盘帆状附着、前置血管破裂时主要为胎儿的出血，由于血管的位置异常，在胎膜发生破裂时血管也破裂，突然出血，胎儿迅速死亡，但对母亲的危害不大。

3. 激经

胎漏与激经相同的是妊娠后都有少量的阴道流血，而无腰酸、腹痛。所不同的是胎漏出现的阴道流血是无规律的，其停止也无确定时间；而激经的出血是有规律的，孕后在相当于月经期时，有少量阴道流血，至孕3个月后自行停止，无损于胎儿的生长、发育，又称"垢胎""盛胎""妊娠经来"等。

4. 胎死不下

胎死不下者，可伴阴道流血，孕中期不见小腹增大，未觉胎动，或已觉胎动者胎动消失。妇科检查子宫小于妊娠月份，B型超声检查无胎心、胎动，或胎头不规则变形。

5. 其他

其他原因发生的产前出血，如胎盘边缘血窦破裂及宫颈病变如息肉、糜烂、宫颈癌等，结合病史通过阴道检查、B型超声检查及分娩后胎盘检查可以确诊。

二、审析病因病机

（一）肾虚

多因禀赋薄弱，肾气虚怯，或因房事不节，堕胎小产（含人工流产），损伤肾气，肾虚无力系胎，封藏失司，以致冲任不固。

（二）气虚

缘由孕妇素体羸弱，或脾胃素虚，或孕后罹疾，损伤脾胃，中气不足，无力护胎载胎，气虚下陷，冲任不固，荫胎之血无以依附而漏下。

（三）血虚

多因素体血虚，或脾胃虚损，化源不济，或孕后恶阻笃重，损伤胃气，气血生化乏源，血少胎失所养，胎元不固而致胎漏。

（四）血热

多系素体阳盛，孕后阴血聚以养胎，阳气愈盛，或孕后罹患温热之疾，邪热干扰，或六情内伤，五志化火，损及胎元，热扰冲任不固而致胎漏。

（五）虚热

多由肾水不足，孕后阴血聚下养胎，其阴更亏，阴虚内热，下伏冲任，血海不宁而致漏下。

（六）癥瘕

盖因素有癥瘕之疾，坏血留滞于胞脉。妇人受孕之后，新血不得归经以养胎元，故而漏下。《金匮要略·妇人妊娠病脉证治》云："妇人宿有癥病，经断未及三月，而得漏下不止，胎动在脐上者，为癥痼害。"

（七）外伤

常见于跌仆、闪挫、触撞、持重涉远之后，因扰乱气血、伤及胎元，故而下血。临诊之时，询其病史，即可诊断。

本病病机多由冲任不固，不能制约经血以养胎元所致。《陈素庵妇科补解·胎前杂证门》曰："妊娠经血不时而下，名曰胎漏。盖冲任二经气虚，则胞内不能制其经血，故血不时下也。久则面黄肌瘦，胎渐瘦而不长。"然引起冲任不固之因繁多，临床兼证因之而异。

三、明确辨证要点

（一）辨虚实

一般而言，阴道出血量少，色淡，质稀，多属虚证；色深红或紫暗，质稠，多属实证。

（二）辨病势

下血量少，腰腹痛和下坠感轻微，脉滑，则胎元未损，宜安胎；若下血量多，腹痛加重，腰痛如折，阵阵下坠，则已发展为胎堕难留，安之无益。

本病的主症是阴道流血，因而辨证时应以流血的量、色、质及其兼症、舌脉等综合分析以明确诊断。

四、确立治疗方略

前置胎盘，因其胎元欲殒而实未殒，故以安胎为主，如何安胎，一方面多据胎居母腹，赖孕母肾系、气载、血养的机制和"胎前多热，而血气贵乎清净宁谧"等见解，以固肾、扶脾、养血、清热诸法随证施治；另一方面又应宗"治病求本"之训，辨明疾病寒热虚实。还应据本病阴道出血或腰酸腹痛主症的缓急，适时佐以缓急止痛，固冲止血之品，以奏标本同治之功。

五、辨证论治

1. 肾虚证

（1）抓主症：妊娠期阴道少量下血，色淡暗，腰酸、腹痛、下坠，或曾屡孕屡堕。

（2）察次症：头晕耳鸣，夜尿多，眼眶暗黑或有面部暗斑。

（3）审舌脉：舌淡暗，苔白，脉沉细滑、尺脉弱。

（4）择治法：补肾健脾，益气安胎。

（5）选方用药思路：肾主系胞，为冲任之本，肾虚冲任失固，蓄以养胎之阴血下泄，故阴道少量出血；肾失温煦，血失阳化，故色暗淡；肾虚胎元不固有欲堕之势，故腰酸腹痛下坠；肾虚胎失所系，故屡孕屡堕。头晕耳鸣、眼眶暗黑、舌淡暗、脉沉细滑、尺脉弱均为肾虚之证，方选寿胎丸（《医学衷中参西录》）加党参、白术或滋肾育胎丸。方中菟丝子补肾益精安胎；桑寄生、续断固肾壮腰以系胎；阿胶、艾叶炭养血止血安胎。全方重在补益肾气，固摄冲任，肾气足则冲任固而胎漏自止。

（6）据兼症化裁：若兼气虚下坠甚者，酌加党参、黄芪益气安胎。

2. 气虚证

（1）抓主症：妊娠期阴道少量下血，色淡红，质稀薄。

（2）察次症：神疲肢倦，气短懒言，面色㿠白。

（3）审舌脉：舌淡，苔薄白，脉滑无力。

（4）择治法：益气养血，固冲止血。

（5）选方用药思路：气虚冲任不固，摄血无力，因而阴道不时少量下血；气虚火衰不能化血为赤，故血色淡红而质稀薄；气虚中阳不振，故神疲肢倦、气短懒言；气虚阳气不布，故面色㿠白。舌淡，苔薄白，脉滑无力，为气虚之证，方选固下益气汤（《临证指南医案》）。方中人参、白术、炙甘草补中益气，固摄冲任；熟地黄、白芍补血以濡养胎元；阿胶、艾叶炭养血止血安胎；砂仁理气安胎，且使补而不滞。

（6）据兼症化裁：若出血多者，加仙鹤草；小腹坠胀者，加枳壳；腰膝酸软者，加杜仲、狗脊。

3. 血虚证

（1）抓主症：妊娠期间，阴道下血，血少色淡，时有时无。

（2）察次症：头晕目涩，心悸少寐，或大便秘结，肌肤不润，面色萎黄。

（3）审舌脉：舌质淡，少苔或无苔，脉细滑无力。

（4）择治法：养血益气，止漏安胎。

（5）选方用药思路：多因素体血虚，或脾胃虚损，化源不济，或孕后恶阻笃重，损伤胃气，气血生化乏源，血少胎失所养，胎元不固而致胎漏，方选胎元饮（《景岳全书》）或胶艾汤（《金匮要略》）。胎元饮中人参、白术、炙甘草益气养血，固摄冲任；熟地黄、当归、白芍养阴补血安胎；杜仲补肝肾，益精髓，以固胎元。

（6）据兼症化裁：若下元不固而多遗浊者，加山药、补骨脂、五味子；气虚甚者加黄芪；多怒气逆者加香附；腹痛者，加苏梗；腰痛甚者，加菟丝子。

4. 血热证

（1）抓主症：妊娠期间，阴道下血，色深红或鲜红，质稠。

（2）察次症：心烦少寐，口渴饮冷，溲黄便结，面红唇赤。

（3）审舌脉：舌红，苔黄，脉滑数。

（4）择治法：清热凉血，补肾安胎。

（5）选方用药思路：阳盛热甚，或阴虚内热，热扰冲任，迫血妄行，故阴道下血而色深红或鲜红，质稠；热扰心神，故心烦少寐；热伤津液，故口渴饮冷、溲黄便结；热邪上扰，故面红唇赤。舌红，苔黄，脉滑数，也为热盛之证，方选保阴煎（《景岳全书》）。方中生地黄、黄芩、黄柏清热；熟地黄养血滋阴；白芍养血敛阴；山药补脾肾；续断、甘草益肾止血安胎。全方有清热养血、益肾安胎之效。

（6）据兼症化裁：若下血较多者，加大蓟、小蓟、旱莲草、地榆炭；腰痛甚者，加菟丝子、桑寄生；口腔溃疡者，加黄连、金银花；大便秘结者，加全瓜蒌。

5. 虚热证

（1）抓主症：妊娠漏下，色红量少。

（2）察次症：头目晕眩，咽燥口干，饮亦不多，手足心热，或午后潮热。

（3）审舌脉：舌质嫩红，少苔或无苔，脉细数。

（4）择治法：滋阴清热，止漏安胎。

（5）选方用药思路：由肾水不足，孕后阴血聚下养胎，其阴更亏，阴虚内热，下伏冲任，血海不宁而致漏下，可选用阿胶地黄汤（《太平圣惠方》）。方中阿胶补血滋阴止血；干地黄凉血滋阴；蒲黄止血。全方有滋阴清热，止漏安胎之功效。

（6）据兼症化裁：若头晕健忘者，加何首乌、女贞子；心悸失眠者，加麦冬、五味子。

6. 癥瘕证

（1）抓主症：妊娠漏下不止，色暗量少。

（2）察次症：小腹胀满拘急，口干不欲饮。

（3）审舌脉：舌质紫暗，或有瘀点、瘀斑，苔薄白，脉沉弦滑等。

（4）择治法：祛瘀消癥，止血安胎。

（5）选方用药思路：盖因素有癥痼之疾，坏血留滞于胞脉。妇人受孕之后，新血不得归经以养胎元，故而漏下。《金匮要略·妇人妊娠病脉证治》云："妇人宿有癥病，经断未及三月，而漏下不止，胎动在脐上者，为癥痼害。"可选用桂枝茯苓丸（《金匮要略》）。方中桂枝温通血脉；茯苓渗利下行而益心脾之气，既有助于行瘀，亦有利于安胎；宿有癥块，郁久化热，故配牡丹皮、赤芍、桃仁以化瘀血，并能清瘀热。可加白芍、丹参、益母草配以川续断、白术为妥。但临床用药不可恣意攻伐；否则往往非损其子即伤其母。当遵循"衰其大半而止"之原则，诚记"过则死"之诫。亦可将牡丹皮、赤芍炒炭入药。

（6）据兼症化裁：若阴道出血多者，加蒲黄炭；腹痛者加香附、延胡索；腰痛者，加狗脊、桑寄生；神疲乏力者，加黄芪、党参。

7. 外伤证

（1）抓主症：胎漏不止，血色鲜红，量稍多。

（2）察次症：腰酸腹胀，神疲乏力。

（3）审舌脉：舌苔正常，脉滑无力。

（4）择治法：益气养血，补肾安胎。

（5）选方用药思路：常见于跌仆、闪挫、触撞、持重涉远之后，因扰乱气血、伤及胎元，故而下血。临诊之时，询其病史，即可诊断。方选圣愈汤（《医宗金鉴·妇科心法要诀》）合寿胎丸（《医学衷中参西录》）治之。

（6）据兼症化裁：若阴道血多者，去川芎、当归辛窜动血之品，加阿胶（烊化）、蒲黄炭；腹痛者，加香附、艾叶；腰痛者，加狗脊、桑寄生。

六、中成药选用

（1）滋肾育胎丸：适用于肾虚证。每次 6g，每日 3 次，温开水送服。

（2）保胎灵：适用于肾虚证。每次 4 片，每日 3 次，温开水送服。

（3）安胎丸：适用于肾虚血弱证。每次 6g，每日 3 次，温开水送服。

（4）保产安胎丸：适用于肾虚血弱，气血不和证。每次 1 丸，每日 2 次，温开水送服。

（5）妇康宝：适用于血虚证。每次 10ml，每日 2 次，温开水送服。

（6）保胎无忧散：适用于气虚血弱证。每次 5g，每日 2 次，温开水送服。

（7）孕妇清心丸：适用于肝热内扰证。每次 6g，每日 2 次，温开水送服。

七、单方验方

（1）加味补肾安胎饮加减：人参 10g，白术 15g，炒杜仲 15g，续断 20g，桑寄生 15g，益智仁 15g，阿胶（烊化）15g，艾叶 15g，菟丝子 15g，补骨脂 15g，巴戟天 15g，山药 15g，每日 1 剂，水煎服。适用于肾虚型胎漏。

（2）益气养血汤加减：人参 10g，白术 15g，黄芪 20g，升麻 10g，熟地黄 15g，当归 10g，续断 15g，桑寄生 15g，杜仲 20g，炙甘草 10g，每日 1 剂，水煎服。适用于气虚型胎漏。

（3）补血安胎饮加减：熟地黄 15g，白芍 20g，阿胶（烊化）15g，菟丝子 15g，续断 15g，桑寄生 15g，杜仲 15g，白术 15g，甘草 5g，每日 1 剂，水煎服。适用于血虚型胎漏。

（4）清热养阴汤加减：生地黄 15g，白芍 15g，地骨皮 15g，知母 15g，山药 15g，炒黄芩 15g，续断 15g，桑寄生 15g，阿胶 15g，麦冬 15g，每日 1 剂，水煎服。适用于血热型胎漏。

（5）苎麻根 30g，水煎服，适用于血热型胎漏。

（6）菟丝子粥：菟丝子 60g，研碎加糯米共煮成粥，每日早晚温服，可以预防肾虚型胎漏。

八、中医特色技术

（1）针刺：1 组取气海、足三里、隐白。2 组取百会、脾俞、关元。两组交替使用，补脾摄血。先行方 1：气海、足三里捻转补法，运气留针；隐白艾条灸 15 分钟。次日行方 2：针百会，艾条灸 10 分钟；捻转补法针脾俞，行针半分钟出针；针关元，运气留针。每日 1～2 次，每次留针 20～30 分钟，10 次为 1 个疗程。

（2）艾灸：灸足三里 7 壮，7 次为 1 个疗程。

（3）耳针：取子宫、卵巢、肝、脾、肾、胃穴，每次选用 2～3 穴，中等刺激，留针 15～20 分钟，隔日 1 次，也可耳穴埋针。

九、预防调护

怀孕以后，注重孕期保健，对预防和减少胎漏的发生有十分重大的临床意义。归纳起来，主要有以下几个方面。

（1）调情志：孕妇宜情志舒畅，七情不可过激，否则将引起气血紊乱，进而导致气不载血，血不养胎而变生本病。

（2）慎起居、适劳逸：孕后起居有节，劳逸适度，气顺血和，于母于胎，均多受益。若起居失慎为跌仆闪挫所伤或强力提重均易耗损气血，内伤胎元而病胎漏。

（3）戒房事：有孕而知慎戒房事，既耗肾气又伤肾阴，肾虚则胞失所系，精亏而胎无所养，冲任亦因之不固易于发生本病。是以《胎产心法·胎漏小产论》云："凡人经尽，初交得孕后，最宜将息绝欲。"《产孕集·孕忌》亦称："怀孕之后，首忌交合，盖阴气动而外泄则分其养孕之力而扰其固孕之权。"

（4）节饮食：饮食有节，饥饱适度，食物易消化又富营养，使脾胃健而生化有源，胎元内有载养，利于减少本病发生。《达生篇·饮食》有云："饮食宜淡泊，不宜肥浓；宜轻清，不宜重浊；宜甘平，不宜辛热。"该经验之论，可资孕期饮食调配参考。此外，对素体不足者的及时培补，宿有痼疾的早期诊治，对于预防本病发生亦有积极作用。

十、各家发挥

（一）从肾虚论治胎漏

韩百灵谨遵"胞脉者系于肾"的理论，临床时十分重视肾、脾二脏在本病中的作用。他认为患胎漏或胎动不安的人，大多与脾肾两虚有关，认为补脾益肾，固冲安胎是治疗本病的关键。另外还须注意母病和胎病的关系。若肾阳虚，应温补肾阳，固冲安胎，加味补肾安胎饮（经验方）加减主之。药用人参10g，白术、炒杜仲、桑寄生、益智仁、阿胶（烊化）、艾叶、山药、菟丝子、补骨脂、巴戟天、山药各15g，续断20g。方中人参、白术、山药益气健脾安胎；杜仲、续断、桑寄生、菟丝子、补骨脂温补肾阳，固冲安胎；益智仁益肾；阿胶养血止胎漏；艾炭温暖命门而除寒邪，兼以止血安胎。若肾阴虚，应滋阴补肾，固冲安胎，百灵育阴汤（经验方）加减主之。药用熟地黄、山茱萸、续断、桑寄生、山药、杜仲、阿胶（烊化）各15g，白芍、牡蛎、龟板各20g。方中熟地黄、白芍滋阴补血，益肾填精；阿胶补血、止血、安胎；杜仲、续断、桑寄生、山茱萸补益肝肾，强筋健骨，固肾安胎，而止胎漏；龟板、牡蛎滋阴潜阳，益肾填精，共奏滋阴补肾，养血安胎之功。若流血多者，加炒地榆、旱莲草以增强止血之力。

（二）从肺论治胎漏

王秀霞认为肺朝百脉，主治节，脾气散精，上输于肺，通过肺的宣发肃降功能，将其运化的水谷精微布达全身，从而为胎儿生长提供营养。而桔梗恰恰具备这样的功效。子宫前邻膀胱，后有直肠，妊娠子宫需要相对安静的环境，因此保持大小便功能正常非常重要。肺具有治理调节津液代谢功能，肺气宣降以行水，使水液正常地输布与排泄；脾气运化，散精于肺，使水液正常地生成与输布，肺脾两脏协调配合，互相为用，是保证津液正常输布与排泄的重要环节。所以肺的功能正常对于保持小便通畅至关重要。肺与大肠相表里，肺气清肃下降，气机调畅，并布散津液，能促进大肠的传导，有利于糟粕的排出，正所谓"肺气得宣于上，腑气通调于下"。

王秀霞自拟保胎方的组成：川续断、桔梗、菟丝子、苍术、麦冬、杜仲、黄芪、阿胶、党参、山萸肉、黄芩。此方为其最常用的保胎方剂，不仅有寿胎丸的平补肾阴肾阳的药物，更有健脾益气之品，酌加黄芩清热安胎。而且有桔梗的配伍，全方组成精巧，专补脾益肾，是保胎不可多得的良方。方中菟丝子补肾固精，养肝明目，安胎；续断补肝肾，强筋骨，止血安胎；杜仲补肾强腰以安胎止痛；山萸肉味酸质润，性温而不燥，补而不峻，既能补肾益精，又能温肾助阳，为补益肝肾之要药；黄芪、党参补气健脾；桔梗味苦、辛，性平，归肺经，宣肺祛痰、降逆止呕；苍术燥湿健脾；麦冬甘、微苦，微温，归心、肺、胃经，具有养阴润肺、益胃生津、清心除烦之效，养阴能制约苍术之温燥，清心热能去胎热而安神除烦；阿胶性平，入肺、肝、肾经，最善伏藏血脉，补血、止血、滋阴润燥。王老取桔梗宣肺理气之功，治疗妊娠期胸膈痞闷、气机不畅、气滞血瘀所致胎漏、胎动不安。

（赵　敏）

第十节　胎盘早剥

妊娠20周后或分娩期，正常位置的胎盘在胎儿娩出前，部分或全部从子宫壁剥离，称为胎盘早剥（placental abruption）。本病属于妊娠晚期严重并发症，起病急、发展快，若处理不及时可危及母儿生命。

本病在中医古籍中无相关记载，可参考"妊娠腹痛""胎动不安""小产"等辨证治疗。

一、临床诊断要点与鉴别诊断

（一）诊断标准

1. 病史

妊娠期高血压疾病，尤其是重度子痫前期、慢性高血压、慢性肾脏疾病或有全身血管疾病的孕妇，有外伤史，妊娠晚期或临产后，高龄孕妇、经产妇、可卡因滥用、孕妇代谢异常、孕妇有血栓形成倾向、子宫肌瘤等。

2. 症状和体征

根据病情严重程度将胎盘早剥分为三度。

Ⅰ度：以外出血为主，多见于分娩期，胎盘剥离面积小，常无腹痛或腹痛轻微，贫血体征不明显。

Ⅱ度：胎盘剥离1/3左右，常有突然发生的持续性腹痛、腰酸或腰背痛，疼痛的程度与胎盘后积血多少成正比。无阴道流血或流血量不多，贫血程度与阴道流血量不相符。

Ⅲ度：胎盘剥离面超过胎盘面积的1/2，临床表现较Ⅱ度加重。可出现恶心、呕吐、面色苍白、四肢湿冷、脉搏细数、血压下降等休克症状，且休克程度大多与母血丢失成比例。

3. 检查

（1）妇科检查

Ⅰ度：腹部检查见子宫软，大小与妊娠周期相符，胎位清楚，胎心率正常，产后检查见胎盘母体面有凝血块及压迹即可诊断。

Ⅱ度：腹部检查见子宫大于妊娠周数，宫底随胎盘后血肿增大而升高。胎盘附着处压痛明显（胎盘位于后壁则不明显），宫缩有间歇，胎位可扪及，胎儿存活。

Ⅲ度：腹部检查见子宫硬如板状，宫缩间歇时不能松弛，胎位扪不清，胎心消失。如无凝血功能障碍属Ⅲa，有凝血功能障碍者属Ⅲb。

（2）实验室检查：主要了解患者贫血程度及凝血功能。做血常规检查了解患者贫血程度；尿常规了解肾功能情况及尿蛋白情况。Ⅱ度和Ⅲ度患者应检测肾功能及二氧化碳结合力，有条件时应做弥散性血管内凝血（DIC）筛选试验（包括血小板计数、凝血酶原时间、血纤维蛋白原测定），结果可疑者，进一步做纤溶确诊试验（包括凝血酶时间、优球蛋白溶解时间和血浆鱼精蛋白副凝试验）。血纤维蛋白原<250mg/L为异常，如果<150mg/L对凝血功能障碍有诊断意义。情况紧急时，可抽取肘静脉血2ml放入干燥试管中，7分钟后若无血块形成或形成易碎的软凝血块，说明凝血功能障碍。

（3）其他检查：B型超声检查可协助了解胎盘的部位及胎盘早剥的类型，并可明确胎儿大小及存活情况。典型声像图显示胎盘与子宫壁之间出现边缘不清楚的液性低回声区即为胎盘后血肿，胎盘异常增厚或胎盘边缘呈"圆形"裂开。若胎盘后血肿较大者，能见到胎盘胎儿面凸向羊膜腔，甚至使胎儿偏向对侧。同时可排除前置胎盘。Ⅲ度胎盘早剥时常伴胎心、胎动消失。需要注意的是，B型超声检查阴性结果不能完全排除胎盘早剥，尤其是子宫后壁的胎盘。

（二）鉴别诊断

1. 前置胎盘

Ⅰ度胎盘早剥也可为无痛性阴道出血，体征不明显，行B型超声检查确定胎盘下缘，即可确诊。子宫后壁的胎盘早剥，腹部体征不明显，不易与前置胎盘区别，B型超声检查亦可鉴别。Ⅱ度、Ⅲ度胎盘早剥的临床表现极典型，不难与前置胎盘相鉴别。

2. 先兆子宫破裂

先兆子宫破裂往往发生在分娩过程中，出现强烈宫缩、下腹疼痛拒按、烦躁不安、少量阴道流血、有胎儿窘迫征象等。以上临床表现与重型胎盘早剥较难区别。但先兆子宫破裂多有头盆不称、梗阻性难产、子宫收缩药物使用不当、瘢痕子宫或产科手术损伤史，检查可发现子宫病理缩复环，导尿有肉眼血尿等；因宫缩过频、过强，胎儿触不清，胎心率加快或减慢或听不清。而胎盘早剥常见于重度妊娠期高血压患者或有外伤史，检查子宫呈板状硬，胎位不清，阴道出血与贫血程度不成正比；B型超声检查常有胎盘后血肿或胎盘明显增厚。

（三）并发症

（1）胎儿宫内死亡：如胎盘早剥面积大，出血多，胎儿可因缺血缺氧而死亡。

（2）DIC：胎盘早剥是妊娠期发生凝血功能障碍最常见的原因，约1/3伴有死胎患者可发生。临床表现为皮肤、黏膜及注射部位出血，阴道出血不凝或凝血块较软，甚至发生血尿、咯血和呕血。一旦发生DIC，病死率较高，应积极预防。

（3）产后出血：发生子宫胎盘卒中时，子宫肌层收缩受影响致产后出血，经治疗多可好转。若并发DIC，产后出血难以纠正，引起休克、多脏器功能衰竭、脑垂体及肾上腺皮质坏死，导致希恩综合征发生。

（4）急性肾衰竭：大量出血使肾脏灌注严重受损，导致肾皮质或肾小管缺血坏死，出现急性肾衰竭。胎盘早剥多伴发妊娠期高血压疾病，如慢性高血压、慢性肾脏疾病等，肾血管痉挛也影响肾血流量。

（5）羊水栓塞：胎盘早剥时羊水可经剥离面开放的子宫血管，进入母血循环，羊水中的有形成分栓塞肺血管，引起肺动脉高压。

二、审析病因病机

（一）肾虚

素禀肾气不足，或房劳多产，大病久病穷必及肾，或孕后房事不节，或因惊恐伤肾，损伤肾气肾精，肾虚冲任损伤，胎元不固，胎失所系，以致妊娠期阴道出血。

（二）气虚

孕妇素体虚弱，或饮食劳倦等损伤脾气，或大病久病损伤正气，气虚冲任不固，胎失所载，以致胎动不安，阴道出血。

（三）血虚

素体阴血不足，或久病耗血伤阴，或孕后脾胃虚弱，恶阻较重，化源不足而血虚，血虚则冲任血少，胎失所养，而致妊娠期阴道出血。

（四）血热

孕妇素体阳盛，或孕后肝郁化热，或过食辛燥助阳之品，或阴虚生内热，或外感邪热，致令血热，热扰冲任，损伤胎气，以致胎动不安，阴道下血。

（五）外伤

孕后不慎，跌仆闪挫，或登高持重，或劳力过度，使气血紊乱，冲任失调，不能载胎养胎，而致妊娠期阴道出血。

（六）癥瘕伤胎

孕妇宿有癥瘕之疾，瘀阻胞脉，孕后冲任气血失调，血不归经，胎失摄养，而致妊娠期阴道出血。

本病多因孕妇素有阴虚，或失血伤阴，或多产房劳，复因孕后血聚养胎，阴血愈虚，虚热内生，扰及胎元，损伤血络，破血妄行，血聚成瘀，内蓄胞宫，胞脉阻隔，冲任不固而致胎盘早剥。其主要病机是冲任气血失调，胎元不固。

三、明确辨证要点

辨虚实：腰腹隐痛、冷痛、痛势绵绵，少量流血，色暗质淡或稀，属虚；痛势较剧，刺痛，固定不移，或隐痛而兼血瘀之象，血量或多或少，色深红或鲜红，伴见血块，多属实。

对有外伤史、他病史、服药史者，应在诊察胎儿状况的基础上确定安胎还是去胎的原则。

四、确立治疗方略

安胎大法以补肾固冲为主，并根据不同情况辅以益气、养血、清热、祛瘀等法。若治疗后腰酸腹痛加重，阴道流血增多，以致胎堕难留者，又当去胎益母。

五、辨证论治

1. 肾虚证

（1）抓主症：妊娠期间，腰酸腹痛，胎动下坠，伴阴道少量流血，色暗淡。

（2）察次症：头晕耳鸣，两膝酸软，小便频数，或曾屡有堕胎。

（3）审舌脉：舌淡，苔白，脉沉细而滑，尺脉弱。

（4）择治法：补肾益气，固冲安胎。

（5）选方用药思路：本证为肾虚冲任不固，胎失所系，妊娠期阴道出血，应用寿胎丸（《医学衷中参西录》）加党参、白术。原方治滑胎及防治流产。方中菟丝子、桑寄生、续断补肾填精，固冲安胎；党参、白术益气安胎，是以后天养先天，生化气血以化精，先后天同补；阿胶养血安胎。全方合用共奏补肾填精、益气养血、固冲安胎之效。

（6）据兼症化裁：若肾阴虚者，兼有手足心热，面赤唇红，口燥咽干，舌红，少苔，脉细滑而数，治宜滋阴补肾，固冲安胎，方用寿胎丸加熟地黄、山茱萸、地骨皮；阴道流血者，酌加女贞子、旱莲草。若肾阳虚者，兼有腰痛如折，畏寒肢冷，小便清长，面色晦暗，舌淡，苔白滑，脉沉细而迟，治宜补肾助阳，固冲安胎，方用补肾安胎饮（《中医妇科治疗学》）。方中菟丝子、补骨脂补肾助阳而益精气；续断、杜仲、狗脊补肾强腰，安胎止痛；益智仁温肾缩尿；阿胶、艾叶养血暖宫，止血安胎；人参、白术益气载胎。全方共奏补肾助阳、固冲安胎之效。

2. 气虚证

（1）抓主症：妊娠期间，腰酸腹痛，小腹空坠，或阴道少量流血，色淡质稀。

（2）察次症：精神倦怠，气短懒言，面色㿠白。

（3）审舌脉：舌淡，苔薄，脉缓滑。

（4）择治法：益气固冲安胎。

（5）选方用药思路：本证为气虚冲任不固，胎失摄载，甚至阴道出血，应用举元煎（《景岳全书》）加续断、桑寄生、阿胶。原方治气虚下陷，血崩血脱，亡阳垂危等证。方中人参、白术、黄芪、炙甘草补气健脾摄血；升麻升举中气；阿胶养血止血。全方共奏补气升提、固冲止血之效。

（6）据兼症化裁：若阴道下血量多者，酌加乌贼骨、艾叶炭以固冲止血。

3. 血虚证

（1）抓主症：妊娠期间阴道少量流血，腰酸腹痛，胎动下坠。

（2）察次症：头晕，面色㿠白，心悸气短，神疲肢倦，失眠，面色萎黄。

（3）审舌脉：舌淡，苔少，脉细滑或细弱。

（4）择治法：补气补血，固冲安胎。

（5）选方用药思路：本证为血虚冲任不固，不能养胎，妊娠期阴道出血，应用胎元饮（《景岳全书·妇人规》）去当归，加桑椹、川续断、桑寄生、阿胶。原方治妇人冲任失守，胎元不安不固者。方中人参、白术、炙甘草甘温益气，健脾调中，以助生化之源，使气旺以载胎；陈皮行气健胃；熟地黄、白芍补血养血安胎；阿胶养血止血；杜仲配桑椹、续断、桑寄生补肾固冲安胎。诸药合用，有补气养血，固冲安胎之效。

（6）据兼症化裁：若兼气虚，小腹下坠，加黄芪、升麻益气升提，固摄胎元。

4. 血热证

（1）抓主症：妊娠期间，腰酸腹痛，胎动下坠，或阴道少量流血，血色深红或鲜红。

（2）察次症：心烦少寐，渴喜冷饮，便秘溲赤。

（3）审舌脉：舌红，苔黄，脉滑数。

（4）择治法：清热凉血，固冲安胎。

（5）选方用药思路：本证为热伤冲任，迫血妄行，损伤胎气，应用保阴煎（《景岳全书》）或当归散（《金匮要略·妊娠病脉证并治》）。保阴煎原方治男、妇带、浊、遗、淋，色赤带血，脉滑多热，便血不止及血崩血淋，或经期太早等阴虚内热动血证。方中黄芩、黄柏、生地黄清热凉血；熟地黄、白芍养血敛阴；山药、续断补肾固冲；甘草调和诸药。全方共奏清热凉血、固冲止血之效。当归散方中当归、白芍补血养肝为君；黄芩、白术坚阴清热，健脾除湿为臣；川芎能疏气血之滞为佐使。全方养血健脾，清热化湿以安胎。

（6）据兼症化裁：若下血较多者，酌加阿胶、旱莲草、地榆炭凉血止血；腰痛甚者，酌加菟丝子、桑寄生固肾安胎。

5. 外伤证

（1）抓主症：妊娠期间，跌仆闪挫，或劳力过度，继发腰腹疼痛，胎动下坠，或伴阴道流血。

（2）察次症：精神倦怠。

（3）审舌脉：舌淡红，苔薄黄，脉滑无力。

（4）择治法：清热凉血，固冲安胎。

（5）选方用药思路：本证为孕后起居不慎，或跌仆闪挫，或为劳力所伤，以致气血紊乱，气乱则胎失所载，血乱则胎失所养，是以胎元内失摄养而不固，应用加味圣愈汤（《医宗金鉴》）。方中四物补血，人参、黄芪补气，使气充血足，胎元自固；杜仲、续断补肾安胎；砂仁理气安胎。全方有益气养血、固肾安胎之效。

（6）据兼症化裁：若阴道流血量多者，去当归、川芎之辛窜动血之品，酌加阿胶、艾叶炭以止血安胎；腰痛甚者，酌加菟丝子、桑寄生固肾安胎。

6. 癥瘕伤胎证

（1）抓主症：孕后阴道不时少量下血，色红或暗红。

（2）察次症：胸腹胀满，少腹拘急，甚则腰酸，胎动下坠，皮肤粗糙，口干不欲饮。

（3）审舌脉：舌暗红或边尖有瘀斑，苔白，脉沉弦或沉涩。

（4）择治法：祛瘀消癥，固冲安胎。

（5）选方用药思路：本证为妇人宿有癥疾，瘀血阻滞胞脉，孕后新血不得下归血海以养胎元，反离经而走，应用桂枝茯苓丸（《金匮要略》）合寿胎丸（《医学衷中参西录》）加减。桂枝茯苓丸原方治宿有癥病，孕后癥痼害胎，漏下不止。方中桂枝温通血脉，配茯苓渗利行瘀，也能益脾安胎而为君；牡丹皮、赤芍合桃仁活血祛瘀热而为臣佐，合寿胎丸补肾安胎，攻补兼施，邪去胎安。

（6）据兼症化裁：若阴道流血量多者，去赤芍、桃仁之动血，酌加艾叶炭止血安胎。本证亦可选用生化汤（《傅青主女科》）加减。方药组成：当归、川芎、桃仁、炮姜、炙甘草、黄酒、童便。

7. 急症处理

胎盘早剥严重危及母儿生命，母儿的预后取决于处理是否及时与恰当。子宫底高度短时间内升高时，尤当重视。早期识别、积极处理休克、及时终止妊娠、控制 DIC、减少并发症为胎盘早剥急症的处理原则。

六、中成药选用

（1）滋肾育胎丸：适用于肾虚型轻度胎盘早剥。每次 5g，每日 3 次，温开水送服。

（2）保胎丸：适用于气血不足证。每次 6g，每日 3 次，温开水送服。

（3）妇康宝：适用于冲任血虚证。每次 10ml，每日 2 次。

七、单方验方

苎麻根 30g，水煎服，用于血热型轻度胎盘早剥。

八、中医特色技术

（1）体针：取中脘、足三里、脾俞、肾俞、内关穴。血热加曲池、太冲；血虚加膈俞、血海；肾虚加太溪、复溜。采用平补平泻法。

（2）耳针：取子宫、卵巢、肝、脾、肾、胃穴，每次取 2~3 穴，中等刺激，留针 15~20 分钟，隔日 1 次，也可耳穴埋针。

九、预防调护

（1）妊娠中晚期容易发生妊娠高血压综合征，孕妇一旦出现高血压、水肿和蛋白尿症状，应积极就医及早治疗。

（2）孕期行走要小心，避免摔倒或使腹部受到撞击和挤压。

（3）产前检查可及早发现异常，处理羊水过多或双胎分娩时，避免宫腔内压骤然降低。通过 B 型超声检查可早期发现胎盘早剥，尽快采取相应对策。

（4）在妊娠过程中特别是妊娠晚期，避免仰卧位及腹部外伤，若出现突发性腹痛和阴道流血应马上就诊。一旦确定胎盘早剥应迅速终止妊娠，争取在胎盘早剥 6 小时内结束分娩。

（5）维持正常的血容量，严密观察血压、脉搏、面色、阴道出血、腹痛的情况，注意有无失血性休克。建立静脉通路，确保液体输入。慎做阴道检查，以防再次大出血。

（6）缓解缺氧，观察宫缩和胎儿，防止胎儿缺氧，绝对卧床休息，取左侧卧位，给予间断或连续性吸氧，从而改善胎盘血液供应情况，增加胎儿供氧，减少出血机会。定时测量宫底高度和腹围大小，宫体压痛的范围和程度，密切观察胎心、胎动，若发现子宫板状并有压痛，胎心音胎位不清，提示病情严重应立即处理。

十、各家发挥

（一）从肾虚论治

马宝璋认为肾在妊娠病发生机制中的主导作用，因此，临床中以补肾固冲法治疗肾虚型胎盘早剥，酌情兼以清热养阴，或补益肾气，或温补肾阳。基本方：加味补肾安胎饮加减。方用人参、白术、山药益气健脾安胎；杜仲、川续断、桑寄生、菟丝子、补骨脂温补肾阳，固冲安胎；阿胶养血止血；艾叶炒炭温命门而祛寒邪，兼以止血安胎。肾虚甚者，加山茱萸、龟板。

（二）从气血论治

王秀霞自拟益气养血汤加减，为其临证治疗气血两虚型胎盘早剥的经验方。基本组成：人参 10g，黄芪 20g，白术 15g，当归 10g，熟地黄 20g，白芍 20g，阿胶 10g，茯苓 15g，甘草 6g。出血量多者，加炒地榆 20g，艾叶炭 10g 以固冲止血。

（三）从阴虚血热论治

韩百灵认为，肝血匮乏，肾精亏损，阴虚生内热，热扰冲任，冲任失约，是本病核心病机，其治疗推崇滋肾补阴、清泻冲任、止血安胎，常用其经验方清热养阴汤加减化裁治疗，基本组成：生地黄 15g，白芍 15g，地骨皮 15g，知母 15g，山药 15g，炒黄芩 15g，续断 15g，桑寄生 15g，阿胶 15g，麦冬 15g。方中生地黄、炒黄芩清热凉血，止血安胎。《滇南本草》曰：黄芩治"女子暴崩，调经清热，胎中有火热不安，清胎热"，故被称为安胎要药；白芍补血养血敛阴；地骨皮、知母、阿胶、麦冬滋阴养血，清热安胎；川续断、桑寄生、山药补肾固冲，尤能安胎。若血流量多者加旱莲草、炒地榆以增强凉血止血安胎之力。

（李硕熙）

第三章　月经期疾病

月经的产生，是女子发育到成熟的年龄阶段后，脏腑、天癸、气血、经络协调作用于胞宫的生理现象。《素问·上古天真论》曰："女子七岁，肾气盛，齿更发长；二七而天癸至，任脉通，太冲脉盛，月事以时下，故有子。"

一、月经的生理现象

（1）月经初潮：妇女一生中第一次月经来潮，称为初潮。初潮年龄一般为13～15岁，平均为14岁。

（2）月经周期：两次月经第一天的间隔时间称为一个月经周期，一般为28～30天。

（3）经期：即月经持续时间，正常经期为3～7天。

（4）月经的量、色、质、味：一般以每月经量50～80ml为适中。经色暗红，经质不稀不稠，不凝固，无血块，无特殊臭气。

（5）月经期表现：行经前，可出现胸乳略胀，小腹略坠，腰微酸，情绪易波动，一般经来自消，不作病论，大多数妇女可自我调节而无特殊症状。

（6）绝经：妇女一生中最后一次行经后，停经1年以上，称为绝经。一般年龄为45～55岁，平均为49.5岁。绝经表明将步入老年期。

（7）特殊的月经现象：在身体无病而月经定期两个月来潮一次者，称为并月；三个月一潮者，称为"居经"或"季经"；一年一行者称为"避年"；还有终生不潮却能受孕者，称为"暗经"；受孕初期仍能按月经周期有少量出血而无损于胎儿者，称为"激经"，又称"盛胎"或"垢胎"。

二、月经产生的机制

（一）脏腑与月经

五脏的功能是化生和储藏精、气、血、津液，六腑的功能是受盛和传化水谷，脏腑互为表里，是气血生化之源。脏腑化生之气血，既可补养先天生殖之精，又可补充胞宫周期性泻经后的气血匮乏。五脏之中，肾藏精，精化血，肝藏血，脾生血，心主血，肺主气，朝百脉而输精微，气帅血。五脏在月经产生中各司其职，分司着血的生化、储藏、调节、统摄与运行。其中，肾、肝、脾与月经产生的关系尤为密切。肾气旺盛，天癸至，则月经来潮；肝血充足，气机条达，则经候如期；脾胃健运，则血海充盈，血循常道。

1. 肾

（1）肾藏精，主生殖，为月经之本。肾为先天之本，元气之根，主藏精气，是人体生长、发育、生殖之根本。肾所藏之精，包括先天禀受于父母之精和后天脏腑化生之精。肾所藏先天生殖之精，是构成胚胎发育的原始物质。先天肾气盛，脏腑化生精血充足，经血有源，则月经正常；肾气不足或肾气衰退，月经失调；肾的生殖之精衰竭，则月经绝止。

（2）肾为天癸之源。天癸，男女皆有，是肾精肾气充盛到一定程度时体内出现的具有促进人体生长、发育和生殖的一种精微物质。天癸来源于先天肾气，靠后天水谷精气的滋养而逐渐趋于成熟，此后又随肾气的虚衰而竭止。对妇女来说，"天癸至""月事以时下，故有子；天癸竭，地道不通，故形坏而无子也"，说明天癸主宰月经的潮与止。

（3）肾为冲任之本。冲脉为血海，广聚脏腑之血，使子宫满盈；任脉为阴脉之海，使所司精、血、津液充沛。任通冲盛，月事以时下，若任虚冲衰则经断而无子，故冲任二脉直接关系到月经的潮止。冲任的通盛以肾气盛为前提，故冲任之本在肾。

（4）胞络系于肾，肾中精气，通过胞络的输注，才能化生月经。

（5）肾主骨，生髓，通脑，脑为髓海，为元神之府，主宰人体的一切生命活动，肾与脑共同调节着月经的生理活动。

（6）肾寓元阴元阳，为五脏阴阳之本。《景岳全书》说："命门为精血之海……五脏之阴气，非此不能滋；五脏之阳气，非此不能发"，说明肾在机体中的重要作用和肾与他脏的关系。肾气调节机体的代谢和生理功能活动，是通过肾中阴阳来实现的。肾阴通过肾阳的温化、蒸煦作用而产生肾气。肾中阴阳必须保持相对的平衡与协调，才能维持月经及生殖功能的正常。

由此可知，肾通过多渠道、多位点、多层次在月经产生的过程中起主导作用。所以，《傅青主女科》谓"经本于肾""经水出诸肾"。

2. 肝

肝藏血，司血海，主疏泄，具有储藏血液和调节血流的作用。脏腑所化生血液除营养周身外，其有余部分，则储藏于肝，在女子则下注血海而为月经。肝的调血作用取决于肝的疏泄功能，肝血宜条达而恶抑郁，肝气畅达则血脉流通，月经正常。另外，肝、肾同居下焦，乙癸同源，为子母之脏。肾藏精，肝藏血，精血互生，同为月经提供物质基础；肝主疏泄，肾主闭藏，一开一阖共同调节胞宫，使藏泻有序，经候如常。

肝经与冲脉交会于三阴交，与任脉交会于曲骨，与督脉交会于百会，肝通过冲、任、督与胞宫相通，而使子宫行使其藏泻有序的功能。

3. 脾（胃）

脾胃为后天之本，主运化，输送精微，上奉于心，乃化为血。胃主受纳，为水谷之海，乃多气多血之腑，与脾互为表里，同为气血生化之源。其所化生之血为月经基本成分。《女科经论》说："妇人经水与乳，俱由脾胃所生"，指出了脾胃在月经产生中的重要作用。另外，脾统血，主中气，其气主升，气能摄血，保证血循常道，月经规律。

（二）气血与月经

妇人以血为基本，月经的主要成分是血。然气为血之帅，血为气之母，血赖气的升降出入运动而周流，气血均来源于脏腑。在月经产生的机制中，血是月经的物质基础，气能生血，又能行血、摄血。气血和调,经候如常。《景岳全书·妇人规》云:"经血为水谷之精气,和调于五脏,洒陈于六腑,乃能入于脉也。凡其源源而来,生化于脾,总统于心,藏受于肝,宣布于肺,施泄于肾,以灌溉一身……妇人则上为乳汁,下归血海而为经脉",概括了脏腑、气血与月经和乳汁化生的关系。

(三)经络与月经

经络是内属脏腑,外络肢节,沟通内外,贯穿上下之气血运行的路径,将人体有机地连接为一整体。月经出自胞宫,胞宫与冲、任、督、带均有联系。冲、任、督三脉下起胞宫,上与带脉交会,冲、任、督、带四脉又上联十二经脉。因此,冲、任、督、带四脉对胞宫及月经有调节作用,尤与冲、任二脉关系密切。任通冲盛,月经正常。如《素问·上古天真论》云:"女子……任脉通,太冲脉盛,月事以时下,故有子……任脉虚,太冲脉衰少,天癸竭,地道不通,故形坏而无子也。"可见,经络通过调节胞宫气血进而调节月经。

(四)胞宫与月经

胞宫是化生月经和受孕育胎的内生殖器官。其生理由肾、天癸、气血、冲任调节,并主司子宫藏泻,胞宫周期性变化主要表现为子宫的周期性出血。

三、月经周期节律

月经具有周期性、节律性,是女性生殖生理过程中肾阴阳消长、气血盈亏规律性变化的体现。月经有行经期、经后期、经间期、经前期四个不同时期的生理节律,现以28日为一月经周期,阐述如下。

(1)行经期:行经第1~4日,此期子宫泻而不藏,排出经血。呈现"重阳转阴"特征。

(2)经后期:指月经干净后至经间期前,为周期的第5~13日,此期血海空虚渐复,子宫藏而不泻,呈现阴长的动态变化,呈重阴状态。重阴,是指月经周期阴阳消长节律中的阴长高峰时期。

(3)经间期:周期第14~15日,也称氤氲之时,或称"的候""真机"时期(即西医所称的"排卵期")。在正常月经周期中,此期正值两次月经中间,故称之为经间期。这是重阴转阳、阴盛阳动之际,正是种子的时候。

(4)经前期:即经间期之后,月经周期的第15~28日。此期阴盛阳生渐至重阳。重阳,是指月经周期阴阳消长节律中阳生的高峰时期,此时阴阳俱盛,以备种子育胎。

月经周期中四个不同时期的连续与再现,形成了月经周期的月节律。

四、月经病

月经病是以月经的周期、经期、经量、经色、经质等发生异常,或伴随月经周期,或于经断前后出现明显症状为特征的疾病,是妇科临床的多发病。

(一)常见的月经病

常见的月经病有月经先期、月经后期、月经先后无定期、月经过多、月经过少、经期延长、经间期出血、崩漏、闭经、痛经、经行乳房胀痛、经行头痛、经行身痛、经行感冒、经行发热、经行口糜、经行泄泻、经行浮肿、经行风疹块、经行吐衄、经行情志异常、绝经前后诸证、经断复来、绝经妇女骨质疏松等。

（二）月经病的病因病机

月经病的主要病因是寒热湿邪侵袭、内伤七情、房劳多产、饮食不节、劳倦过度和体质因素。主要病机是脏腑功能失调，血气不和，冲任二脉损伤，以及肾-天癸-冲任-胞宫轴失调。另外，痛经、月经前后诸证等疾病之所以随月经周期而发，除致病因素外又与经期及经期前后特殊生理状态有关。未行经期间，由于冲任气血较平和，致病因素尚不足以引起病变发生。经期前后，血海由满而溢，因泻溢而骤虚，冲任气血变化急骤，或经断前后，肾气渐衰，天癸将竭尽，冲任二脉虚衰，肾阴阳失调，致病因素乘时而作，故发病。

（三）月经病的诊断

月经病的诊断多以主证为依据，多以主要症状而命名，故其诊断多与病名一致。但应注意与有关疾病的鉴别，如月经后期、闭经等与生理性停经（如妊娠）相鉴别；经期延长、月经过多、崩漏等与妊娠病、产后病、杂病等引起的下血证相鉴别；并要注意与发生在月经期间的内、外科病证相鉴别。

（四）月经病的辨证

着重月经的期、量、色、质的异常及伴随月经周期或经断前后出现的症状，同时结合全身证候，运用四诊八纲进行综合分析。

（五）月经病的治疗原则

1. 治本调经

治本即是消除导致月经病的病因和病机，调经是通过治疗使月经病恢复正常，即遵循《内经》"谨守病机""谨察阴阳所在而调之，以平为期"的宗旨，采用补肾、扶脾、疏肝、调理气血、调理冲任等法以调治。"经水出诸肾"，月经的产生和调节以肾为主导，调经以肾为主。补肾在于先天之阴精或补益肾气，以填补精血为主，并佐以助阳益气之品，使阴生阳长、肾气充盛，精血俱旺则月经自调。用药注意"阴中求阳""阳中求阴"。扶脾在于益血之源或统血，以健脾益气或健脾除湿升阳为主，脾气健运，生化有源，统摄有权，血海充盈，则月经的期、量可正常。用药不宜过用辛温或滋腻之品，以免耗伤脾阴或困阻脾阳。疏肝在于通调气机，以开郁行气为主，佐以养肝柔肝，肝气得疏，肝体得养，血海蓄溢有常，则经病可愈，用药不宜过用辛香燥烈之品，以免劫津伤阴，耗损肝血。调理气血当辨气病、血病。病在气者，当以治气为主，佐以理血；病在血者，当以治血为主，佐以理气。调理冲任，在于使冲任通盛，功能正常，其法或通过肝、脾、肾之治，或通过调气血以调理冲任，或直接调理冲任。冲任气血通调，自无经病之患。

2. 分清先病和后病的论治原则

如因经不调而后生他病者，当先调经，经调则他病自除；若因他病而致经不调者，当先治他病，病去则经自调。应本着"急则治其标，缓则治其本"的原则。如痛经剧烈，应以止痛为主；若经血暴下，当以止血为先。症状缓解后，则审证求因治其本，使经病得以彻底治疗。调经诸法，又常以补肾扶脾为要，如《景岳全书·妇人规》说："故调经之要，贵在补脾胃以资血之源，养肾气以安血之室，知斯二者，则尽善矣。"此外，治疗月经病又要顺应和掌握规律：一是顺应月经周期中阴阳气血的变化规律，经期血室正开，宜和血调气，或引血归经，使用过寒过热、大辛大散之剂宜慎，以免滞血或动血；经后血海空虚，宜于调补，即经后勿滥攻；经前血海充盈，宜于疏导，即经前勿滥补。二是顺应不同年龄阶段论治的规律，不同年龄的妇女有不同的生理病理特点，脏腑虚实各异，治疗的侧重点也不尽相同。古代医家强调青春少年重治肾，生育期中年重治肝，更年期或老年侧重治脾。

3. 虚者补之，实者泻之的原则

月经病虽然复杂，但可分虚实两大类论治，辨证着重月经的期、量、色、质、味及伴随月经周期出现的症状，同时结合全身证候，运用四诊八纲综合分析，以辨其寒热虚实。

（1）期：月经提前，多为血热或气虚；月经推后，多为血虚或血寒；周期先后不定，多为肝郁或肾虚；经期延长，多为气虚或血热。

（2）量：量多者，以血热和气虚多见；量少者，以血虚或血寒较多；量或多或少者，以肝郁、肾虚多见。

（3）色：色鲜红或紫红者属热，暗红者属寒，淡红者为虚，暗淡者为虚寒。

（4）质：黏稠者属热属实，清稀者属寒属虚，有血块者属瘀。

（5）味：气味臭秽者属热，气腥者多属寒，恶臭难闻者多属血瘀败浊成毒为患。

治疗虚证月经病多以补肾扶脾养血为主，治疗实证月经病多以疏肝理气活血为主。另外，非经期治疗不同的疾病治法有一定的差别：月经先期宜清，因先期多热证，治疗以清热固冲为主；后期宜补，因后期多虚多寒，治疗宜温补；闭经病应定时而攻，采用周期疗法，定时用活血化瘀、理气通经之品；崩漏以塞流、澄源、复旧三法在辨证的基础上乘时而用；塞流：即止血以治标；澄源：即审证求因，辨证施治以治本；复旧：即扶脾健胃，滋肾补肾，以恢复机体自身的功能。痛经属功能性者应治以滋肾补肾，属器质性者按癥瘕施治，临经止痛用药必用在经前。

总之，月经病病变多种多样，病证虚实寒热错杂，临证治疗月经病应全面掌握其治疗原则、治法，顺应和掌握致病规律，灵活运用，才能获得调经最佳疗效。

（赵　敏）

第一节　异常子宫出血

异常子宫出血（abnormal uterine bleeding，AUB）是指与正常月经周期的频率、规律性、经期长度、经期出血量任何一项不符的、源自子宫腔的异常出血。

中医学中，经血非时而下，或阴道突然大量出血，或淋漓下血不断者，称为"崩漏"。前者称为"崩中"，后者称为"漏下"。若经期延长达 2 周以上，应属崩漏范畴，称为"经崩"或"经漏"。

一、临床诊断要点与鉴别诊断

（一）诊断标准

1. 病史

注意月经史（既往多有月经先期、先后无定期、经期延长、月经过多等病史）、精神创伤史、孕产史，询问有无生殖器炎症和生殖器肿瘤病史，有无使用避孕药物、宫内节育器及输卵管结扎术史。

2. 症状

月经来潮无周期规律而妄行，出血量多如山崩之状，或量少淋漓不止。出血情况可有多种表现形式，如停经数月而后骤然暴下，继而淋沥不断；或淋沥量少累月不止，突然又暴下量多如注；或出血时断时续、血量时多时少。出血常发生在短期停经之后，常继发贫血，甚至发生失血性休克。或伴白带增多、不孕、癥瘕等证候。

3. 检查

（1）妇科检查：出血来自子宫腔。功能失调性子宫出血患者，无明显器质性病变；生殖器炎症者可有炎症体征；妇科肿瘤者，可有子宫体增大、质硬或形态的改变，或附件有囊性或实性包块。排除妊娠因素。

（2）实验室检查：①B超检查，了解子宫大小及内膜厚度，排除妊娠、生殖器肿瘤或赘生物等。②血液检查，如血常规、血小板计数、出凝血时间和凝血功能检查等以了解贫血程度并排除血液病。③卵巢功能及激素测定，基础体温呈单相型；血清雌、孕激素及垂体激素测定等。有性生活史者，应做妊娠试验。④诊断性刮宫：可止血并明确诊断。对育龄期和绝经过渡期患者可在出血前数天或出血 6 小时之内诊断性刮宫；对大出血或淋沥不净或不规则出血者，可随时诊断性刮宫取子宫内膜病理检查，以明确有无排卵及排除子宫内膜恶性病变。

（3）其他检查：基础体温测定（BBT）有助于判断有无排卵；还可通过观察宫颈黏液是否出现羊齿植物叶状结晶判断有无排卵；诊断性刮宫、子宫内膜活组织检查、子宫内膜细胞学检查均对子宫内膜病变有诊断性意义；宫腔镜检查可以帮助诊断各种子宫内膜病变，如子宫内膜息肉、黏膜下子宫肌瘤、子宫内膜癌等。

（二）鉴别诊断

1. 月经先期、月经过多伴经期延长

月经先期是周期的缩短，月经过多者似崩，经期延长者似漏，这种周期、经量和经期的改变易与崩漏混淆，但上述情况的出血都有一定周期性，经量的增多与经期的延长应在 2 周之内自然停止，周期的缩短一般在 7 日以上 2 周以内，与崩漏的出血无定时且持续出血不能自然停止、周期长短不一显然有别。

2. 月经先后无定期

月经先后无定期的周期先后不定，但应在 1~2 周内波动，即提前或错后在 7 日以上 2 周以内，同时经期基本正常；与崩漏完全没有规律性的阴道出血截然不同。

3. 经间期出血

经间期出血与崩漏同为非月经期的出血，但经间期出血常发生于两次月经的中期，出血时间多持续 2~7 日，能自然停止；而崩漏的出血其周期、经期和血量都没有规律性。

4. 胎漏

胎漏与漏下都有阴道少量出血，但胎漏者有早孕反应，妊娠试验阳性，B 型超声检查可见宫内孕囊、胎芽、胎心搏动；而漏下则无上述妊娠征象。

5. 异位妊娠

部分异位妊娠有阴道少量出血，但其有早孕反应，妊娠试验阳性，或有停经后少腹部疼痛的病史；B 型超声检查可见孕囊在子宫腔以外部位，有盆腔内出血时，后穹隆穿刺阳性；崩漏则无上述阳性改变。

6. 堕胎、小产

堕胎、小产者，月经停闭一段时间后出现阴道出血，应与崩漏相鉴别。堕胎、小产者有过早孕反应，或妊娠试验阳性，出血伴有小腹部阵发性疼痛，有胚胎物的排出；崩漏则无上述改变。

7. 外阴、阴道外伤出血

外阴、阴道的损伤出血，应有外阴、阴道的创伤史或粗暴性交史，妇科检查可见外阴、阴道哆开的伤口，有活动性出血，宫颈口未见有血液自宫腔内流出，与崩漏的非时子宫出血不难鉴别。

8. 内科血证

心血管疾患、肝脏疾病和血液病等导致的不正常子宫出血，通过详细的病史询问、体格检查、妇科检查、血液分析、肝功能及凝血因子的测定、骨髓细胞分析等，不难与崩漏相鉴别。

二、类证鉴别

一般突然出血，来势急，血量多者称崩；淋漓下血，来势缓，血量少者称漏。崩与漏的出血情况虽不相同，但其发病机制是一致的，而且在疾病发展过程中常相互转化，如血崩日久，气血耗伤，可变成漏；久漏不止，病势日进，也能成崩。所以临床上常常崩漏并称。正如《济生方》说："崩漏之病，本乎一证。轻者谓之漏下，甚者谓之崩中。"本病属常见病，常因崩与漏交替，因果相干，致使病变缠绵难愈，成为妇科疑难重症。

三、审析病因病机

（一）肾虚

先天肾气不足，少女肾气稚弱，更年期肾气渐衰，或早婚多产，房事不节，损伤肾气。若耗伤精血，则肾阴虚损，阴虚内热，热伏冲任，迫血妄行，以致经血非时而下；或命门火衰，肾阳虚损，封藏失职，冲任不固，不能制约经血，亦致经血非时而下，遂成崩漏。

（二）脾虚

素体脾虚，饮食失节，忧思不解，或劳倦过度，损伤脾气，中气下陷，冲任不固，血失统摄，非时而下，遂致崩漏。

（三）血热

素体阳盛，或情志不遂，肝郁化火，或感受热邪，或过食辛辣助阳之品，火热内盛，热伤冲任，迫血妄行，非时而下，遂致崩漏。

（四）血瘀

经期产后，余血未尽，过食生冷，或感受寒、热之邪，寒凝或热灼致瘀，或七情内伤，气滞血瘀，瘀阻冲任，血不循经，非时而下，发为崩漏。

本病病机多由肾虚封藏失职、脾虚统摄失职、血热迫血妄行、瘀血阻滞，而最终导致冲任损伤，不能制约经血而致。

四、明确辨证要点

（一）辨寒热

经血非时暴下，血色鲜红或深红，质地黏稠；或经血淋沥漏下，血色紫红，质稠均为热证，但需辨其虚实。

（二）辨虚实

经血非时崩下，量多势急，继而淋沥不止，色淡，质稀多属虚。

一般而言，崩漏虚证多而实证少，热证多而寒证少。即便是热亦以虚热为多，但发病初期可为实热，失血伤阴即转为虚热。临证需仔细区分辨别。

五、确立治疗方略

临证治疗崩漏，应根据其病情缓急和出血时间长短的不同，本着"急则治其标，缓则治其本"的原则，灵活掌握塞流、澄源、复旧三法。

（一）塞流

塞流即是止血。暴崩之际，急当止血防脱，首选补气摄血法。如用生脉散（《内外伤辨惑论》），以人参大补元气，摄血固脱；麦冬养阴清心；五味子益气生津，补肾养心，收敛固涩。若见四肢厥逆，脉微欲绝等阳微欲脱之证，则于生脉散中加附子，去麦冬，或用参附汤（《校注妇人良方》：人参、附子）加炮姜炭以回阳救逆，固脱止血。同时针刺人中、合谷、断红穴，艾灸百会、神阙、隐白穴。血势不减者，宜输血救急。血势渐缓应按不同证型塞流与澄源并进，采用健脾益气止血，或养阴清热止血，或养血化瘀止血治之。出血暂停或已止，则谨守病机，行澄源结合复旧之法。

（二）澄源

澄源即正本清源，根据不同证型辨证论治。切忌不问缘由，概投寒凉或温补之剂，一味固涩，致犯"虚虚实实"之戒。

（三）复旧

复旧即固本善后，调理恢复。但复旧并非全在补血，而应及时地调补肝肾、补益心脾以资血之源，安血之室，调周固本。视其病势，于善后方中寓治本之法。调经治本，其本在肾，故总宜填补肾精，补益肾气，固冲调经，使本固血充，则周期可望恢复正常。

六、辨证论治

（一）肾虚证

1. 肾阴虚证

（1）抓主症：经血非时而下，出血量少或多，淋漓不断，血色鲜红，质稠。

（2）察次症：头晕耳鸣，腰酸膝软，手足心热，颧赤唇红。

（3）审舌脉：舌红，苔少，脉细数。

（4）择治法：滋肾益阴，固冲止血。

（5）选方用药思路：本证为肾阴不足，虚火内炽，热伏冲任，所致迫血妄行，应用左归丸（《景岳全书》）去川牛膝，酌加旱莲草、炒地榆。方中熟地黄、枸杞子、山茱萸滋肾阴而填精血；山药、菟丝子补肾阳而益精气，寓阳生阴长之意；龟甲胶、旱莲草、炒地榆育阴凉血止血。全方共奏滋肾益阴、固冲止血之效。

（6）据兼症化裁：若阴虚有热者，酌加生地黄、麦冬、地骨皮。

本证型也可用育阴汤（《百灵妇科》）。药用熟地黄、山茱萸、续断、桑寄生补肾益精；龟甲、牡蛎、海螵蛸育肾阴，固冲任，涩精止血；山药补脾阴；白芍敛肝阴；阿胶养血滋阴亦止血；地榆凉血止血。全方既滋肾益阴，又固冲止血。

2. 肾阳虚证

（1）抓主症：经血非时而下，出血量多，淋漓不尽，色淡质稀。

（2）察次症：腰痛如折，畏寒肢冷，小便清长，大便溏薄，面色晦暗。

（3）审舌脉：舌淡暗，苔薄白，脉沉弱。

（4）择治法：温肾助阳，固冲止血。

（5）选方用药思路：本证为肾阳虚衰，冲任不固，血失封藏所致，应用大补元煎（《景岳全书》），酌加补骨脂、鹿角胶、艾叶炭。方中人参大补元气为君，气生则血长；山药、甘草补脾气，佐人参以滋生化之源；当归养血活血调经；熟地黄、枸杞子、山萸肉、杜仲滋肝肾，益精血，乃补血贵在滋水之意。诸药合用，大补元气，益精养血。

（6）据兼症化裁：若腰腿酸软，周身无力加用杜仲、川续断益肾强腰；久崩不止，出血色淡，量多，宜加党参、黑荆芥、黄芪等益气固经。

（二）脾虚证

（1）抓主症：经血非时而下，量多如崩，或淋漓不断，色淡质稀。

（2）察次症：神疲体倦，气短懒言，不思饮食，四肢不温，或面浮肢肿，面色淡黄。

（3）审舌脉：舌淡胖，苔薄白，脉缓弱。

（4）择治法：健脾益气，固冲止血。

（5）选方用药思路：本证为脾气虚陷，冲任不固，血失统摄，应用固冲汤（《医学衷中参西录》）。方中黄芪、白术健脾益气以摄血；煅龙骨、煅牡蛎、海螵蛸固摄冲任；山茱萸、白芍益肾养血，酸收止血；五倍子、棕榈炭涩血止血；茜草根活血止血，血止而不留瘀。全方共奏健脾益气、固冲止血之效。

（6）据兼症化裁：若出血量多者，酌加人参、升麻；久漏不止者，酌加藕节、炒蒲黄。

（三）血热证

（1）抓主症：经血非时而下，量多如崩，或淋漓不断，血色深红，质稠。
（2）察次症：心烦少寐，渴喜冷饮，头晕面赤。
（3）审舌脉：舌红，苔黄，脉滑数。
（4）择治法：清热凉血，固冲止血。
（5）选方用药思路：本证为热伤冲任，迫血妄行，应用清热固经汤（《简明中医妇科学》）。方中黄芩、地骨皮、生地黄、阿胶清热凉血益阴；龟甲、牡蛎育阴潜阳，固摄冲任；焦栀子、地榆清热凉血止血；藕节、棕榈炭涩血止血；甘草调和诸药。全方共奏清热凉血、固冲止血之效。
（6）据兼症化裁：若肝郁化火者，兼见胸胁乳房胀痛，心烦易怒，时欲叹息，脉弦数等症，宜平肝清热止血，方用丹栀逍遥散（《内科摘要》）加醋炒香附、蒲黄炭、血余炭以调气理血止血。方中牡丹皮、栀子、柴胡疏肝解郁，清热凉血；当归、白芍养血柔肝；白术、茯苓、炙甘草健脾补中；薄荷助柴胡疏达肝气。诸药合用，使肝气畅达，肝热得清，热清血宁。

（四）血瘀证

（1）抓主症：经血非时而下，量多或少，淋漓不净，血色紫暗有块。
（2）察次症：小腹疼痛拒按。
（3）审舌脉：舌紫暗，或有瘀点，脉涩或弦涩有力。
（4）择治法：活血祛瘀，固冲止血。
（5）选方用药思路：瘀滞冲任，血不循经，应用逐瘀止崩汤（《安徽中医验方选集》）。方中没药、五灵脂活血祛瘀止痛；三七、牡丹皮炭、炒丹参活血化瘀止血；当归、川芎养血活血；阿胶、炒艾叶养血止血；乌贼骨、龙骨、牡蛎固涩止血。
（6）据兼症化裁：若阴道大量出血，兼肢冷汗出，昏不知人，脉微细欲绝者，为气随血脱之危候，急宜补气固脱，方用独参汤（《景岳全书》），即人参25g，水煎取浓汁，顿服，余药再煎频服。或用生脉散（《内外伤辨惑论》）救治，益气生津，敛阴止汗以固脱。方中人参大补元气，摄血固脱；麦冬养阴清心；五味子益气生津，补肾养心，收敛固涩。

若症见四肢厥逆，冷汗淋漓，又为亡阳之候，治宜回阳固脱，方用参附汤（《校注妇人良方》）。方中人参大补元气，摄血固脱；附子回阳救逆；加炮姜炭扶阳救逆，固脱止血；大枣和中缓解，补益气血。

七、中成药选用

（1）宫血宁胶囊：适用于血热证。每次2粒，每日3次，温开水送服。
（2）断血流胶囊：适用于血热证。每次3～6粒，每日3次，温开水送服。
（3）清热止血颗粒（黑龙江中医药大学附属第一医院制剂）：适用于血热证。每次1袋（10g），每日2次，开水冲服。
（4）补肾益气止血颗粒（黑龙江中医药大学附属第一医院制剂）：适用于肾气虚证。每次

1 袋（10g），每日 2～3 次，开水冲服。

（5）云南白药胶囊：适用于血瘀证。每次 0.25～0.5g，每日 3～4 次，温开水送服。

（6）活血止血颗粒（黑龙江中医药大学附属第一医院制剂）：适用于血瘀证。每次 1 袋（10g），每日 2～3 次，开水冲服。

八、单方验方

（1）益气止漏方：黄芪 30g，党参 15g，白术 10g，茯苓 10g，醋白芍 15g，远志 10g，炒酸枣仁 15g，醋柴胡 6g，升麻 6g，黑地榆 12g，阿胶（烊化）10g，广木香 6g，炙甘草 6g，米醋 120ml，每日 1 剂，水煎服。用于脾胃虚弱、中气下陷之崩漏。

（2）加参胶艾汤加味：西洋参片 10g，阿胶珠 20g，艾叶炭 15g，当归身 10g，白芍 10g，熟地黄 15g，川芎 15g，侧柏炭 10g，地榆炭 10g，棕榈炭 10g，甘草 6g，水煎服，每日 1 剂。用于肾阴亏虚漏下之证。

（3）益气止血宁：党参 20g，黄芪 20g，炒蒲黄 15g，茜草根 15g，煅牡蛎 15g，旱莲草 15g，水煎服，每日 1 剂。用于脾肾气虚崩漏之证。

九、中医特色技术

（1）针刺：取关元、三阴交、隐白、足三里穴，根据不同病情采用补法或泻法，每日 1～2 次，每次留针 20～30 分钟，10 次为 1 个疗程。昏厥者可急刺人中、合谷、足三里、百会。

（2）艾灸：取百会、大敦（双）、隐白（双）等穴，每次取 2～3 穴，每穴灸 5～7 壮，7 次为 1 个疗程。

（3）耳针：取内分泌、卵巢、子宫、皮质下等穴，可用耳穴埋针、埋豆，每次选用 4～5 穴，每周 2～3 次。

十、预防调护

（1）预防方面，积极治疗，严格遵医嘱用药，以免引起出血量增多，甚至重度贫血引起失血性休克等。生活起居要规律，注意劳逸结合，身体力行，寒温适宜。肾阳虚及脾虚患者，应注意保暖，不可复感寒邪；肾阴虚者，衣被不宜过暖；血热者，不可过暖，并且所服药液可偏凉服下；血瘀者避免冒雨涉水及受寒，以免寒凝血瘀；气血亏虚重者，不宜单独外出，以免突然眩晕仆倒。

（2）安抚患者，消除其恐惧和不安心理，增强治疗的信心，使患者配合治疗。

（3）饮食方面，加强饮食管理，给予易于消化而且营养丰富的食物，可以多食用牛奶、新鲜蔬菜、鱼类、肉类、禽蛋类等食物。血热患者饮食应该以清淡为主，忌食辛辣刺激之品；血瘀患者忌食生冷酸涩食物，以免加重血瘀；脾虚患者多食健脾益气之品，如茯苓饼、薏苡仁粥等；肾阴虚患者可以多食用甲鱼、紫菜、黑木耳等清养之品；肾阳虚患者可多食羊肉、韭菜等；大出血患者或病程较长的患者往往伴有继发性贫血，应特别注意加强营养，纠正贫血。

（4）护理方面，注意观察并记录患者阴道出血的色、质、量及血压、呼吸、神色等变化；出血过多的患者，必须绝对卧床，必要时采取头低位。注意保持外阴部清洁，预防逆行感染。

勤换消毒纸垫及内裤，可每晚用温开水清洗外阴部。注意观察大出血患者的心率、血压、呼吸、神色、出汗量、舌脉等变化。

十一、各家发挥

（一）从肾虚论治

马宝璋认为肾在月经产生机制中起主导作用，提出本病不能见血止血，治标不及本，故治应重在少阴，调补肾元。调整月经周期则以补肾填精为主，佐以温肾助阳之品，使阳生阴长，水充火足，精血俱旺，则经候如期。调整月经周期就是复旧的步骤，经净之后，血海空虚，需理脾益肾以善其后。调理脾胃，使气血得复；补益肾气，使血海按时满盈，月事以时下，从而达到治疗本病的目的。对于补肾，马教授提出三补肾阴，一补肾阳，并佐以活血通络之法；在月经过后，着重补肾阴，即填精养血；排卵前至排卵期，并补肾阳肾阴，可稍佐活血之品；排卵后期，着重温补肾阳（在稍补肾阴的基础上），兼以活血，血得温则行；再于经前期，在补肾基础上重用活血之品，因势利导，以促进月经按期来潮。因此，止血调周法治疗青春期功能失调性子宫出血，疗效显著。出血期治以青功汤为基本方止血。基本方：黄芪20g，党参、茜草、当归、炒蒲黄、炒地榆、马齿苋、小蓟各15g，炮姜10g。方中黄芪、党参、当归益气养血摄血；炒蒲黄收涩止血；茜草、炒地榆、小蓟、马齿苋凉血活血止血，以防血止留瘀之弊，而且活血化瘀药具有抗炎、消肿及增加血流量、改善微循环的作用；炮姜温经止血，又起寒温反佐之功，避免过用寒凉之弊。

（二）从脾虚论治崩漏

王秀霞自拟固冲止血汤，此方由《医学衷中参西录》中固冲汤加减而来，固冲汤以益气健脾，固冲摄血为法治血崩证；龙骨、牡蛎、海螵蛸收敛止血；炒地榆固冲止血；苍术补脾固冲摄血；山萸肉补益肝肾；旱莲草、川续断补肾固冲；白芍敛阴养血；阿胶滋阴养血；金银花、夏枯草、生地黄、牡丹皮清热滋阴止血。后天之本为脾，脾气旺则气血化生充足；遂冲脉血海盛盈；先天之本为肾，肾气旺则封藏有司，遂月事如期来潮，适度而止。同时治以清热滋阴，养血止血，全方立足于止血的同时，滋阴养血，清热固经，调节肾-天癸-冲任-胞宫的正常建立与平衡。

（三）从肝肾阴虚论治崩漏

韩百灵创立了"肝肾学说"，认为肝肾与妇科血证发生的关系极为密切。肾藏精，肝藏血，肝肾同源，肝肾阴液相互滋生，所以肾阴不足可引起肝阴不足；反之，肝血不足，亦可导致肾精亏损。当素体阴虚，或大病久病损耗精血，或过于贪恋房事时，易损伤阴精，致肝血匮乏，肾精亏损，阴虚生内热，热扰冲任，冲任失约，则经水非时而下，或经行血量增多。韩百灵自创育阴止崩汤，组成：熟地黄、山药、川续断、桑寄生、牡蛎、白芍、阿胶、龟板、海螵蛸、炒地榆、甘草，予以滋补肝肾，固冲止血之大法，治疗由肝肾阴虚内热所致的崩漏。临床根据症状进行加减，如量多者倍炒地榆，或加棕榈炭以增强止血之力；有血条血块者加茜草、三七粉、炒蒲黄以逐瘀止血；阴虚阳亢者加石决明、木贼平肝潜阳；心烦者加知母、地骨皮滋阴降火，退虚热；腰痛甚者加狗脊滋补肝肾，强腰膝；脾虚便溏者，加白术、茯苓健脾止泻；心悸失眠者，加酸枣仁、龙眼肉养心宁神。全方共奏滋补肝肾、固冲止血之功。

韩老认为在治疗过程中选用炭剂制品凉血止血，应中病即止，他认为古人虽言炭类之品止血之功强，但是滥用则使离经之血不能畅下，不去成瘀，反而致害；因而随证加味也很巧妙，血止后如炒地榆、棕榈炭等止血药应去掉，避免关门留寇。

韩延华继承韩百灵学术思想，认为肾阴虚为本病致病根本，肾为人体阴阳之脏、水火之宅，肾阴肾阳互根互用，故治肾之道，贵在于平衡阴阳，使之阴平阳秘。在临床中，崩漏以肾阴虚者为最多，治疗上，韩延华根据古训，针对肾水阴虚，阴虚阳搏，热扰冲任，血走而崩这一致崩的主要机制，治病求本，提出了"滋阴补肾、固冲止血"之法，并沿用了韩百灵自创的育阴止崩汤。该方采用标本同治的方法，其中固冲止血纯属塞流之用，而补肾滋阴可清源，又可正本，因此同时具有澄源、复旧的作用，符合崩漏的治疗原则"塞流、澄源、复旧"。总之，滋阴补肾、固冲止血之法，可使肾阴得养，虚火得敛，冲任得固，血海安宁，胞宫蓄溢正常，用于肾阴虚型崩漏最为适宜。

（李　娜）

第二节　闭　　经

闭经（amenorrhea）表现为无月经或月经停止。根据既往有无月经来潮，分为原发性闭经（primary amenorrhea）和继发性闭经（secondary amenorrhea）。原发性闭经指年龄超过 13 岁，第二性征未发育；或年龄超过 15 岁，第二性征已发育，月经还未来潮。继发性闭经指正常月经建立后月经停止 6 个月，或按自身原有月经周期计算停止 3 个周期以上者。

中医学中，女子年逾 16 周岁，月经尚未来潮，或月经来潮后又中断 6 个月以上者，前者称原发性闭经，后者称继发性闭经，古称"女子不月""月事不来""经水不通""经闭"等。

一、临床诊断要点与鉴别诊断

（一）诊断标准

1. 病史

有月经初潮来迟及月经后期病史，或有反复剖宫史、产后出血史、结核病史，使用避孕药或妇科手术史等。

2. 症状

女子年逾 16 周岁无月经初潮，或已建立月经周期后，停经 6 个月以上者，可伴有体格发育不良、肥胖、多毛、不孕、溢乳等，或有结核病症状。

3. 检查

（1）妇科检查：注意内、外生殖器的发育情况，先天发育不良者，可见子宫体细小、畸形等。子宫体的过早萎缩，多见于下丘脑、垂体病变，或卵巢早衰。同时应注意第二性征发育情况及营养状况。

（2）实验室检查：卵巢激素[雌二醇（E_2）、孕酮（P）、睾酮（T）]、促性腺激素[卵泡刺激素（FSH）、黄体生成素（LH）]、催乳素（PRL）测定及甲状腺、肾上腺功能的测定，对下丘脑-垂体-卵巢-性腺轴功能失调性闭经的诊断有意义。

（3）其他检查：行 B 型超声检查以了解内生殖器官及卵泡发育情况；基础体温测定、宫颈黏液结晶检查、阴道脱落细胞检查有助于卵巢性闭经的诊断；诊断性刮宫、子宫碘油造影、影像学检查、宫腔镜、腹腔镜检查等均可协助判断闭经的原因。

（二）鉴别诊断

1. 妊娠

妊娠者月经多由正常而突然停止，早期妊娠往往伴有厌食、择食、恶心呕吐等妊娠反应。子宫增大与停经月份相符，妊娠试验阳性，B 型超声检查宫腔内可见孕囊、胚芽、肢体等反射及胎心搏动。闭经者停经前多有月经不调，停经后无妊娠征象。

2. 胎死不下

胎死腹中者，除月经停闭外，尚应有妊娠的征象，但子宫增大可能小于停经月份，也有与停经月份相符者。B 型超声检查宫腔内可见孕囊、胚芽、肢体，但无胎心搏动。闭经者，停经前大多有月经紊乱，停经后无妊娠征象。

3. 暗经

暗经者极罕见，是指终身不行经，但能生育者。两者通过月经史、妊娠史、B 型超声检查等可资鉴别。

二、审析病因病机

（一）肾虚

先天不足，少女肾气未充，精气未盛，或房劳多产，久病伤肾，以致肾精亏损，冲任气血不足，血海不能满溢，遂致月经停闭。

（二）脾虚

饮食不节，思虑或劳累过度，损伤脾气，气血化生之源不足，冲任气血不充，血海不能满溢，遂致月经停闭。

（三）血虚

素体血虚，或数伤于血，或大病久病，营血耗损，冲任血少，血海不能满溢，遂致月经停闭。

（四）气滞血瘀

七情内伤，素性抑郁，或忿怒过度，气滞血瘀，瘀阻冲任，气血运行受阻，血海不能满溢，遂致月经停闭。

（五）寒凝血瘀

经产之时，血室正开，过食生冷，或涉水感寒，寒邪乘虚客于冲任，血为寒凝成瘀，滞于冲任，气血运行阻隔，血海不能满溢，遂致月经停闭。

（六）痰湿阻滞

素体肥胖，痰湿内盛，或脾失健运，痰湿内生，痰湿、脂膜壅塞冲任，气血运行受阻，血海不能满溢，遂致月经停闭。

本病病机分虚、实两个方面，虚者由于精血不足，冲任不充，血海空虚，无血可下；实者因邪气阻隔冲任，经血不通，经血不得下行。

三、明确辨证要点

辨虚实：一般而论，年逾16岁尚未行经，或月经初潮偏迟，虽已行经而月经逐渐稀发，经量少，色淡质薄，渐至停经；身体发育欠佳，尤其是第二性征发育不良，或体质纤弱，久病大病后，有失血史、手术史及伴腰酸腿软、头昏眼花、面色萎黄、五心烦热或畏寒肢冷、舌淡脉弱者，多属虚证；若平素月经尚正常而骤然月经停闭，伴情志不舒，或经期冒雨涉水，过食生冷之品，或形体肥胖，胸胁胀痛，满闷，脉弦有力者，多属实证。

本病辨证首当分清虚实，以全身症状为依据，结合病史及舌脉。一般来说，本病以虚证为主，或虚实夹杂、本虚标实，临证时须细辨。

四、确立治疗方略

在确诊闭经之后，尚须明确是经病还是他病所致，因他病致闭经者先治他病然后调经。辨证重在辨明虚实或虚实夹杂的不同情况。虚证者治以补肾滋肾，或补脾益气，或补血益阴，以滋养经血之源；实证者治以行气活血，或温经通脉，或祛邪行滞，以疏通冲任经脉。本病虚证多实证少，切不可不分虚实，滥用攻破之法，或一味峻补，误犯虚虚实实之戒。或因他病而致经闭者，又当先治他病，或治病调经并用。

五、辨证论治

（一）肾虚证

1. 肾气虚证

（1）抓主症：月经初潮来迟，或月经后期量少，渐至闭经。

（2）察次症：头晕耳鸣，腰酸腿软，小便频数，性欲淡漠。

（3）审舌脉：舌淡红，苔薄白，脉沉细。

（4）择治法：补肾益气，养血调经。

（5）选方用药思路：本证为肾气不足，精血衰少，冲任气血不足，血海不能满溢所致，应用大补元煎（《景岳全书》）加丹参、牛膝。方中人参大补元气，与熟地黄相配补益肾之精气，与山药、当归相合充养气血，使天癸不竭，月经有源；杜仲、山茱萸、枸杞子皆入肝肾，滋冲任；甘草调和诸药。

（6）据兼症化裁：若闭经日久，畏寒肢冷甚者，酌加菟丝子、肉桂、紫河车；夜尿频数者，酌加金樱子、覆盆子。

2. 肾阴虚证

（1）抓主症：月经初潮来迟，或月经后期量少，渐至闭经。

（2）察次症：头晕耳鸣，腰膝酸软，或足跟痛，手足心热，甚则潮热盗汗，心烦少寐，颧红唇赤。

（3）审舌脉：舌红，苔少或无苔，脉细数。

（4）择治法：滋肾益阴，养血调经。

（5）选方用药思路：本证为肾阴不足，精血亏虚，冲任气血虚少，血海不能满溢所致，应用左归丸（《景岳全书》）。方中熟地黄益精填髓，滋补肾阴；山药、枸杞子兼益脾肾；山茱萸、菟丝子补肾固精；鹿角胶、龟甲胶血肉有情之品滋养冲任，阴阳双补；川牛膝引诸药下行，通经脉而强腰膝。

（6）据兼症化裁：若潮热盗汗者，酌加青蒿、鳖甲、地骨皮；心烦不寐者，酌加柏子仁、丹参、珍珠母；阴虚肺燥，咳嗽咯血者，酌加白及、仙鹤草。

3. 肾阳虚证

（1）抓主症：月经初潮来迟，或月经后期量少，渐至闭经。

（2）察次症：头晕耳鸣，腰痛如折，畏寒肢冷，小便清长，夜尿多，大便溏薄，面色晦暗，或目眶暗黑。

（3）审舌脉：舌淡，苔白，脉沉弱。

（4）择治法：温肾助阳，养血调经。

（5）选方用药思路：本证为肾阳虚衰，脏腑失于温养，精血化生之源不足，冲任气血不足，血海不能满溢所致，应用十补丸（《济生方》）。方中鹿茸、炮附子、肉桂温肾壮阳，填精养血；熟地黄、山茱萸补肾益精血，更助山药资生化之源；少佐泽泻、茯苓渗湿利水，牡丹皮清泄虚火，与温肾药配伍，使补而不滞，温而不燥；五味子助肉桂引火归原，纳气归肾。全方温肾助阳，滋养精血，肾气旺盛，任冲通盛，月事以时下。

（6）据兼症化裁：若腰痛如折，畏寒肢冷，性欲淡漠者，酌加淫羊藿、菟丝子以温阳益肾；若大便溏薄，面肢浮肿者，酌加生黄芪、桂枝以温阳益气利水；面色晦暗兼有色斑，少腹冷痛者，酌加蒲黄、香附以温阳活血理气。

（二）脾虚证

（1）抓主症：月经停闭数月，肢倦神疲，食欲不振。

（2）察次症：脘腹胀闷，大便溏薄，面色淡黄。

（3）审舌脉：舌淡胖有齿痕，苔白腻，脉缓弱。

（4）择治法：健脾益气，养血调经。

（5）选方用药思路：本证为脾虚生化之源亏乏，冲任气血不足，血海不能满溢所致，应用参苓白术散（《太平惠民和剂局方》）加当归、牛膝。方中以四君子汤合山药健脾益气，使运化复常，气血有源；白扁豆、莲子肉、薏苡仁祛湿止泻；明代李中梓曰：脾为生痰之源，肺为贮痰之器，桔梗宣肺宽胸，祛痰利咽；砂仁开胃醒脾，化湿行气，以助脾胃健运。

（6）据兼症化裁：若兼见腰膝酸软，五更泻，小便频数者，乃脾肾阳虚，酌加肉豆蔻、巴戟天以温阳止泻；若腹痛而泄泻，伴胸胁乳房胀痛者，为脾虚而肝气乘之，酌加防风、白芍、柴胡以平肝止痛。

（三）血虚证

（1）抓主症：月经停闭数月，头晕目花，心悸怔忡。

（2）察次症：少寐多梦，皮肤不润，面色萎黄。

（3）审舌脉：舌淡，苔少，脉细。

（4）择治法：补血养血，活血调经。

（5）选方用药思路：本证为营血亏虚，冲任气血衰少，血海不能满溢，应用小营煎（《景岳全书》）加鸡内金、鸡血藤。方中熟地黄、枸杞子、白芍填精养血；山药、鸡内金、炙甘草健脾以生血；当归、鸡血藤补血活血调经。全方合用，养血为主，兼能活血通络。

（6）据兼症化裁：若血虚日久，渐至阴虚血枯经闭者，症见月经停闭，形体羸瘦，骨蒸潮热，或咳嗽唾血，两颧潮红，舌绛苔少，甚或无苔，脉细数，治宜滋肾养血，壮水制火，方用补肾地黄汤（《陈素庵妇科补解》）。方中知柏地黄丸滋肾阴泻相火；佐以玄参、龟板、桑螵蛸滋阴潜阳；竹叶、麦冬清心火；远志、酸枣仁宁心神，使心气下通，胞脉流畅，月事自来矣。

（四）气滞血瘀证

（1）抓主症：月经停闭数月，小腹胀痛拒按。

（2）察次症：精神抑郁，烦躁易怒，胸胁胀满，嗳气叹息。

（3）审舌脉：舌紫暗或有瘀点，脉沉弦或涩而有力。

（4）择治法：行气活血，祛瘀通络。

（5）选方用药思路：本证为气机郁滞，气滞血瘀，瘀阻冲任，血海不能满溢，应用膈下逐瘀汤（《医林改错》）。方中枳壳、乌药、香附、延胡索行气活血止痛；赤芍、桃仁、牡丹皮、五灵脂活血祛瘀止痛；当归、川芎养血活血调经；甘草调和诸药。全方行气活血，祛瘀行滞，故能通络。

（6）据兼症化裁：若烦躁、胁痛者，酌加柴胡、郁金、栀子；夹热而口干，便结，脉数者，酌加黄柏、知母、大黄。

（五）寒凝血瘀型

（1）抓主症：月经停闭数月，小腹冷痛拒按，得热则痛缓。

（2）察次症：面色青白，形寒肢冷。

（3）审舌脉：舌紫暗，苔白，脉沉紧。

（4）择治法：温经散寒，活血调经。

（5）选方用药思路：本证为寒邪客于冲任，与血相搏，血为寒凝致瘀，瘀阻冲任，气血不通，血海不能满溢所致，应用温经汤（《妇人大全良方》）。方中当归、川芎、芍药养血活血以调经；人参、甘草益气和中，且芍药甘草汤缓急止痛；桂心温阳散寒，通脉调经；牡丹皮、莪术、牛膝活血祛瘀。全方可使寒瘀消散，经血畅行。

（6）据兼症化裁：若小腹冷痛较剧者，酌加艾叶、小茴香、姜黄；四肢不温者，酌加制附子、淫羊藿。

（六）痰湿阻滞证

（1）抓主症：月经停闭数月，带下量多，色白质稠。

（2）察次症：形体肥胖，或面浮肢肿，神疲肢倦，头晕目眩，心悸气短，胸脘满闷。

（3）审舌脉：舌淡胖，苔白腻，脉滑。

（4）择治法：豁痰除湿，活血通经。

（5）选用用药思路：本证为痰湿阻于冲任，占据血海，经血不能满溢所致，应用丹溪治湿痰方（《丹溪心法》）。方中苍术、半夏燥湿化痰；白术、茯苓健脾祛湿；滑石渗利水湿；当归、川芎、香附行气活血。痰湿去则冲任、血海自无阻隔，而获通经之效。

（6）据兼症化裁：若胸脘满闷者，酌加瓜蒌、枳壳；肢体浮肿明显者，酌加益母草、泽泻、泽兰。

六、中成药选用

（1）二陈丸：适用于痰湿阻滞型闭经。每次1～2丸，每日2次，米汤送服。

（2）八珍益母丸：适用于气血虚弱型闭经。每次1～2丸，每日2次，白开水送服。

（3）乌鸡白凤丸：适用于阴虚血燥型闭经。每次1～2丸，每日2次，多用西洋参片泡水送服。

（4）通经甘露饮：适用于气滞血瘀型闭经。每次6g，每日2次，以淡黄酒送服。

（5）艾附暖宫丸：适用于胞宫虚寒而致的闭经。每次1～2丸，每日2次，淡盐水送服。

七、单方验方

（1）六子汤：黄芪15g，制附子9g，枸杞子9g，菟丝子9g，覆盆子9g，女贞子9g，王不留行9g，益母草9g，桂枝9g，白术9g，水煎早晚2次服。每日1剂，连续服用3个月以上。适用于肾虚证。

（2）益肾化瘀汤：淫羊藿20g，杜仲15g，菟丝子15g，枸杞子15g，当归15g，牛膝15g，丹参15g，何首乌12g，桃仁12g，红花10g，酸枣仁10g，甘草10g。适用于血瘀证。

八、中医特色技术

（一）基本治疗

（1）血枯经闭：取关元、归来、脾俞、足三里穴，毫针补法，可施灸。每日1～2次，每次留针20～30分钟，10次为1个疗程。

（2）血滞经闭：取中极、归来、三阴交、合谷穴，毫针泻法，寒湿凝滞者可施灸法。每日1～2次，每次留针20～30分钟，7次为1个疗程。

（3）配穴：肝肾不足证，取穴关元、肝俞、肾俞、三阴交、太溪，均采用补法；气血虚弱证，取穴三阴交、足三里、气海、归来、脾俞、肝俞、肾俞，均采用补法；气滞血瘀证，取穴合谷、三阴交、太冲、地机、血海、中极、气冲、次髎，合谷采用补法，太冲、三阴交、地机、血海均采用泻法，中极、次髎、气冲采用平补平泻法；痰湿阻滞证，取穴脾俞、三焦俞、中极、中脘、丰隆、三阴交，丰隆采用泻法，其余的穴位采用平补平泻法。

（二）其他疗法

（1）耳针法：选内分泌、内生殖器、肝、肾、皮质下、神门。毫针用中等刺激，或用针埋藏或用王不留行贴压。

（2）皮肤针法：选腰骶部相应背俞穴及夹脊穴，下腹部任脉、肾经、胃经、脾经、带脉等。用皮肤针从上而下，用轻刺激或中等刺激，循经每隔 1cm 叩打一处，反复叩刺 3 遍，隔日 1 次。

（3）穴位注射法：选肾俞、肝俞、脾俞、气海、石门、关元、归来、足三里、三阴交，每次选 2～3 穴，用黄芪、当归、红花等注射液，或用维生素 B_{12} 注射液等，每穴每次注入药液 1～2ml，隔日 1 次。

九、预防调护

（1）预防方面，经期避免涉水、感寒或过食生冷；重视经期、产褥期卫生；加强避孕措施，正确掌握口服避孕药的方法、药量，避免多次人工流产、刮宫；哺乳期不宜过长；不宜过分节食减肥；及时治疗某些可以导致闭经的疾病等；保持精神舒畅，注意劳逸结合；加强营养及锻炼，增强体质。

（2）心理方面，护理人员应该根据患者的实际情况予以针对性心理指导，取得患者的信任感，给予其精神鼓舞，积极主动配合医护人员的治疗、护理工作，以提高临床治疗效果。

（3）护理方面，针对急、慢性疾病导致的闭经患者，可通过增强体质的方式改善疾病。如果患者是营养不良导致的闭经，则嘱其适当添加营养物质，确保体重达标；如果患者是过度肥胖导致的闭经，则需要控制高热饮食，指导其适当参加体育锻炼，以改善体质。

（4）健康宣教方面，护理人员对病情改善或快要出院的患者要进行健康教育，避免病情反复并巩固治疗效果。嘱患者遵医嘱定时、定量用药，禁止随意增减药物或停药；用药期间发现不良反应要及时回到医院复查，由主治医生对药物进行适当调整；嘱患者保持清淡饮食，增强营养，控制性生活次数，做好外阴部清洁工作，尽量降低病情再次复发的概率。

十、各家发挥

（一）王秀霞经验总结

因督脉总领一身之阳，督脉贯脊属肾，上通于脑，肾虚髓海不足则表情淡漠，记忆力减退，甚至反应迟钝，气血亏损是本病的本质。王秀霞以静摄任阴，动理奇阳，用阳率阴为首要方法，有人反对本病用桂附大热之品，认为辛燥容易伤阴，而王秀霞在月经周期当中，抓住后半期，应用壮阳之剂，较她原来用补气血和补肾阴的方法收效迅速。通过多年临床，证实该法优于其他治疗，可在短期内使症状改善，并让某些患者成功怀孕。这是由于温运易使万物生长，调经即种子。总之王秀霞认为，用中药周期疗法，对本病略偏补阳加中西医结合疗法，优于单一对症治疗，并对调整内分泌可提供有价值的素材。

（二）丁启后经验总结

丁启后认为治疗闭经根据病证的寒热虚实，以虚者补而通之，实者泻而通之，虚实夹杂者补中有通、攻中有养的原则而论治。其治疗闭经常用两个经验方，一是补肾活血通经方，治疗肾气亏虚、肝郁血瘀所致之闭经，该方由熟地黄、山药、山萸肉、枸杞子、淫羊藿、巴戟天、肉桂、当归、川芎、北柴胡、香附、月季花、桃仁、怀牛膝等组成。全方补肾益气，养血疏肝，活血通经。二是温经益气通经汤，治疗寒凝血瘀、脾气虚弱所致之闭经。方由黄芪、党参、炒白术、陈皮、砂仁、半夏、当归、川芎、赤芍、桂枝、吴茱萸、鸡血藤、川牛膝、莪术等组成。全方健脾升阳，温经散寒，养血活血，祛瘀通经。

（胥风华）

第三节　多囊卵巢综合征

多囊卵巢综合征（polycystic ovary syndrome，PCOS）是青春期及育龄期女性最常见的妇科内分泌疾病之一，以持续无排卵、雄激素过多和胰岛素抵抗为主要特征并伴有生殖功能障碍及糖脂代谢异常。临床表现为月经紊乱、肥胖、多毛、痤疮、黑棘皮、不孕及孕后流产等。

中医学古代医籍中无此病名，而根据其临床特征及表现，可将多囊卵巢综合征归属于中医学"不孕""月经过少""月经后期""闭经""崩漏""癥瘕"等范畴。

一、临床诊断要点与鉴别诊断

（一）诊断标准

多囊卵巢综合征诊断为排除性诊断。目前较多采用的诊断标准是欧洲生殖和胚胎医学会与美国生殖学会2003年提出的鹿特丹标准，具体如下。

（1）稀发排卵或无排卵。

（2）高雄激素的临床表现和（或）高雄激素血症。

（3）卵巢多囊改变：超声提示一侧或双侧卵巢直径2～9mm的卵泡≥12个，和（或）临床体积≥10ml。

（4）三项中符合两项并排除其他高雄激素病因，如先天性肾上腺皮质增生、库欣综合征、分泌雄激素的肿瘤等。

（5）病史：多起病于青春期，初潮后渐现月经稀发或稀少，甚则闭经，或月经频发、淋漓不尽等，渐可转为继发闭经、不孕、肥胖、多毛等。

（6）症状

1）月经失调：主要表现为月经稀发与闭经，也有的表现为月经频发或淋漓不净等崩漏征象。

2）不孕：主要与月经失调和无排卵有关，而妊娠也易出现不良妊娠结局。

（7）体征

1）多毛：可出现毛发增粗、增多，尤以性毛为主，还可见口唇细须。亦有部分患者出现脂溢性脱发。

2）痤疮：多见油性皮肤及痤疮，以颜面、背部较著。

3）黑棘皮：常在阴唇、项背部、腋下、乳房下和腹股沟等皮肤褶皱部位出现对称性灰褐色色素沉着，呈对称性，皮肤增厚，质地柔软。

4）肥胖：多始于青春期前后，其脂肪分布及体态并无特异性，常见腹部肥胖（腰围/臀围≥0.80），体重指数（BMI）≥25。

（8）检查

1）全身检查：常有多毛、痤疮及黑棘皮症等。

2）妇科检查：外阴阴毛较长而浓密，可布及肛周、腹股沟及腹中线；阴道通畅；子宫体大小正常或略小；双侧或单侧卵巢增大，较正常卵巢大 1～3 倍，呈圆形或椭圆形，但质坚韧，也有少数患者卵巢并不增大。

3）辅助检查：根据病史及临床表现疑似 PCOS 者，可行下列检查。

A. BBT 测定：不排卵患者表现为单相型。

B. B 型超声检查：见双侧卵巢均匀性增大，包膜回声增强，轮廓较光滑，间质内部回声增强。一侧或双侧卵巢各可见 12 个以上直径 2～9mm 的无回声区围绕卵巢边缘，呈车轮状排列，称为"项链征"。连续监测未见优势卵泡发育和排卵迹象。

C. 内分泌测定：①血清雄激素，睾酮水平通常不超过正常范围上限 2 倍（如果 T 水平高于正常范围上限 2 倍，要排除卵巢和肾上腺肿瘤的可能）。雄烯二酮浓度升高，脱氢表雄酮（DHEA）、硫酸脱氢表雄酮（DHEAS）浓度正常或者轻度升高，性激素结合球蛋白（SHBG）低于正常值提示患者血清中睾酮水平增加。②血清 FSH、LH：卵泡早期血清 FSH 值偏低或者正常而 LH 值升高，LH/FSH＞2～3。③血清雌激素：雌酮（E_1）升高，E_2 正常或者轻度升高，恒定于早卵泡期水平，无周期性变化，$E_1/E_2＞1$，高于正常周期。④血清 PRL：部分患者可出现血清 PRL 水平轻度增高。⑤尿 17-酮类固醇：正常或者轻度升高，正常时提示雄激素来源于卵巢，升高时提示肾上腺功能亢进。⑥葡萄糖耐量试验（OGTT）：测定空腹胰岛素水平（正常＜20mU/L）及葡萄糖负荷后血清胰岛素最高浓度（正常＜150mU/L）。注意结合糖尿病家族史。⑦促甲状腺素水平：排除甲状腺功能异常引起的高雄激素血症。

D. 诊断性刮宫：月经前或者月经来潮 6 小时内行诊断性刮宫，子宫内膜呈增生期或增生过长，无分泌期变化。对 B 超提示子宫内膜增厚的患者或者年龄＞35 岁的患者应进行诊断性刮宫，以排除子宫内膜不典型增生或子宫内膜癌。

E. 腹腔镜检查：通过腹腔镜可见卵巢增大，包膜增厚，表明光滑，呈灰白色，有新生血管，包膜下显露多个卵泡，但无排卵征象（排卵孔、血体或黄体）。腹腔镜下取卵巢组织送病理检查，诊断即可确定，在诊断的同时可进行腹腔镜治疗。

（二）鉴别诊断

多囊卵巢综合征应与卵泡膜细胞增殖症、肾上腺皮质增生或肿瘤、卵巢雄激素肿瘤、甲状腺功能异常等疾病鉴别。

1. 卵泡膜细胞增殖症

卵泡膜细胞增殖症的临床表现和内分泌检查与 PCOS 相似但比 PCOS 更加严重，而且肥胖与男性化的程度比 PCOS 更明显。血清睾酮值增高，硫酸脱氢表雄酮水平正常，LH/FSH 可正常。卵巢活组织检查，镜下可见卵巢皮质黄素化的卵泡膜细胞群，皮质下无类似 PCOS 的多个小卵泡。

2. 肾上腺皮质增生或肿瘤

血清硫酸脱氢表雄酮值超过正常范围上限 2 倍时，应与肾上腺皮质增生或肿瘤相鉴别。肾上腺皮质增生患者的血 17α-羟孕酮明显增高，促肾上腺皮质激素（ACTH）兴奋试验反应亢进，地塞米松抑制试验抑制率≤0.70，肾上腺皮质肿瘤患者则对这两项试验均无明显反应。

3. 卵巢雄激素肿瘤

卵巢睾丸母细胞瘤、门细胞瘤、肾上腺残迹肿瘤等均可产生大量雄激素，但多为单侧性、实性，进行性增大明显，可通过 B 超、CT 或 MRI 协助鉴别。

4. 甲状腺功能异常

临床上也可出现月经失调或闭经，可通过检测血清 TSH 鉴别。

二、审析病因病机

（一）肾虚

禀赋不足，素体孱弱，或早婚房劳，肾气受损，天癸乏源，血海空虚，而致月经稀少，甚至经闭不行而难以受孕。

（二）脾虚痰湿

素体肥胖，痰湿内盛，或饮食劳倦，或忧思过度，损伤脾气，脾失健运，痰湿内生，阻滞冲任胞脉，而致月经稀少或经闭不来，不能摄精成孕。

（三）气滞血瘀

精神抑郁，或暴怒伤肝，情志不畅，肝气郁结，气滞则血瘀；或经期、产后调摄不慎，余血未尽复感邪气，寒凝热灼而致血瘀。瘀阻冲任，闭阻胞脉，经血不能下达，而致闭经或不孕。

（四）肝郁化火

素性抑郁，或七情内伤，情志不遂，郁久化火，热扰冲任，冲任不调，气血失和，而致面部多毛、痤疮、月经紊乱、不孕。

本病主要以脏腑功能失调为本，痰浊、瘀血阻滞为标，故临床表现多为虚实夹杂、本虚标实之证。其发病多与肾、脾、肝关系密切，但以肾虚、脾虚为主，加之痰湿、瘀血等病理产物作用于机体，导致"肾-天癸-冲任-胞宫"生殖轴功能紊乱而致病。

三、明确辨证要点

（一）辨脏腑

本病为肾、脾、肝三脏功能失调，月经稀发，甚或闭经，症见头晕耳鸣，腰膝酸软，舌淡，苔白，脉细或沉，为肾虚；症见肢倦神疲，脘腹胀闷，带下量多，舌体胖大，色淡，苔腻，为脾虚。

（二）辨虚实

本病除脏腑功能失调外，同时与痰湿、血瘀互为因果作用于机体而致病，故临床以虚实夹杂证多见。

四、确立治疗方略

本病治疗以补肾治其本，健脾理气化痰、疏解肝郁泻火、活血化瘀调经治其标，标本同治。同时还应根据月经周期的不同时间和患者的体质情况辨证论治，选方用药。青春期重在调经，以调畅月经为先，恢复周期为根本。育龄期以助孕为要。根据体胖、多毛、卵巢增大、包膜增厚的特点，临床常配以祛痰软坚、化瘀消癥之品治疗。

五、辨证论治

（一）肾虚证

1. 肾阴虚证

（1）抓主症：月经初潮迟至，月经后期、量少、色淡质稀，渐至闭经，或月经延长，崩漏不止；婚久不孕，形体瘦小，面额痤疮，唇周细须显现。

（2）察次症：头晕耳鸣，腰膝酸软，手足心热，便秘溲黄。

（3）审舌脉：舌质红，少苔或无苔，脉细数。

（4）择治法：滋肾填精，调经助孕。

（5）选方用药思路：本证为肾阴亏虚，精血不足，冲任亏虚，天癸延迟不至，亦不能凝精成孕，应用左归丸（《景岳全书》）去牛膝。方中重用熟地黄滋肾填精，大补真阴；山药补脾益阴，滋肾固精；枸杞子补肾益精，养肝明目；山茱萸养肝滋肾，涩精敛汗；龟板胶和鹿角胶，为血肉有情之品，峻补精髓，龟板胶偏于补阴，鹿角胶偏于补阳，在补阴之中配伍补阳药，取"阳中求阴"之义；菟丝子益肝肾，强腰膝，健筋骨。诸药合用，共奏滋阴补肾，填精益髓之效。

（6）据兼症化裁：若有胁胀痛者加柴胡、香附、白芍疏肝解郁柔肝；咽干、眩晕者，加玄参、牡蛎、夏枯草养阴平肝清热；心烦、失眠者，加五味子、柏子仁、夜交藤养心安神。

2. 肾阳虚证

（1）抓主症：月经初潮迟至，月经后期、量少、色淡、质稀，渐至闭经，或月经周期紊乱，经量多或淋沥不净；婚久不孕，形体较胖。

（2）察次症：腰痛时作，头晕耳鸣，面额痤疮，性毛浓密，小便清长，大便时溏。

（3）审舌脉：舌淡，苔白，脉沉弱。

（4）择治法：温肾助阳，调经助孕。

（5）选方用药思路：本证系禀赋素弱，肾阳不足，天癸至而不盛，血海不满，至肾阳虚衰，气化不利，应用右归丸（《景岳全书》）去肉桂，加补骨脂、淫羊藿。方中以附子、鹿角胶温补肾阳，填精补髓；熟地黄、枸杞子、山茱萸、山药滋阴益肾，养肝补脾；菟丝子补阳益阴，固精缩尿；杜仲补益肝肾，强筋壮骨；当归养血和血，助鹿角胶以补养精血。诸药配合，共奏温补肾阳，填精止遗之功。肾中阳气温运脾土，使后天之精得以化生，先天之精化生的天癸，在后天之精的充养下最后成熟，通过天癸作用，形成月经，起到调经助孕的功效。

（6）据兼症化裁：若患者肾阴亏虚，致肾阴阳两虚，恐其辛热伤肾，去肉桂、附子，加阿胶。兼有月经不至或愆期，为痰湿阻滞脉络所致，可加半夏、陈皮、贝母、香附以理气化痰通络；兼见少腹刺痛不适，月经有血块而块出痛减者，为血滞，可酌加桃仁、红花以活血行滞。

（二）脾虚痰湿证

（1）抓主症：月经后期量少色淡，或月经稀发，甚则闭经，形体肥胖，多毛。

（2）察次症：头晕胸闷，喉间多痰，肢倦神疲，脘腹胀闷；带下量多，婚久不孕。

（3）审舌脉：舌体胖大，色淡，苔厚腻，脉沉滑。

（4）择治法：化痰除湿，通络调经。

（5）选方用药思路：本证为痰湿阻滞于冲任，气血运行受阻，痰湿内阻胞宫，清阳不升，血海不能按时满盈，应用苍附导痰丸（《叶氏女科》）。方中半夏、胆南星、茯苓、苍术，四药配伍化痰燥湿健脾；陈皮、香附、枳壳行气化痰解郁；生姜散寒；神曲健脾和胃；甘草调和诸药。全方共奏化痰除湿，通络调经之效。

（6）据兼症化裁：若月经不行，为顽痰闭塞，可加浙贝母、海藻、石菖蒲软坚散结，化痰开窍；痰湿已化，血滞不行加川芎、当归活血通络；脾虚痰湿不化加白术、党参以健脾祛湿；胸膈满闷加郁金、薤白以行气解郁。

（三）气滞血瘀证

（1）抓主症：月经伴量少或数月不行，经行有块，甚则经闭不孕。

（2）察次症：精神抑郁，烦躁易怒，胸胁胀满，乳房胀痛。

（3）审舌脉：舌体暗红有瘀点、瘀斑，脉沉弦涩。

（4）择治法：理气活血，祛瘀通经。

（5）选方用药思路：本证因情志内伤，或外邪内侵，气机郁结，冲任气血郁滞，经行不畅，应用膈下逐瘀汤（《医林改错》）。方中以当归、川芎、赤芍养血活血，与逐瘀药同用，可使瘀血祛而不伤阴血；牡丹皮清热凉血，活血化瘀；桃仁、红花、五灵脂破血逐瘀，以消积块；佐以香附、乌药、枳壳、延胡索行气止痛；甘草调和诸药。全方共奏活血逐瘀，破癥消结之力。气滞伤肝，阻碍经血化生，膈下逐瘀汤中运用逐瘀药物，行气活血，瘀血祛而经血通。

（6）据兼症化裁：若经血不行可选加牛膝、卷柏、泽兰等行血通经之品；若寒凝血瘀，见小腹凉，四肢不温，酌加肉桂、巴戟天、石楠叶以温阳通脉。

（四）肝郁化火证

（1）抓主症：月经稀发、量少，甚则经闭不行，或月经紊乱，崩漏淋漓，毛发浓密，面部痤疮。

（2）察次症：经前胸胁乳房胀痛，肢体肿胀，大便秘结，小便黄，带下量多，外阴时痒。

（3）审舌脉：舌红苔黄厚，脉沉弦或弦数。

（4）择治法：疏肝理气，泻火调经。

（5）选方用药思路：本证为肝气郁结，疏泄无度，气机失调而致，应用丹栀逍遥散（《内科摘要》）。方中柴胡疏肝解郁；当归甘辛苦温，养血和血；牡丹皮清热凉血，活血祛瘀；白芍酸苦微寒，养血敛阴，柔肝缓急；白术、茯苓健脾祛湿，使运化有权，气血有源；栀子泻火除烦；甘草益气补中，缓肝之急。用法中加入薄荷少许，疏散郁遏之气，透达肝经郁热；烧生姜温胃和中。全方共奏疏肝理气，泻火调经的作用。

（6）据兼症化裁：若湿热之邪阻滞下焦，大便秘结，加大黄清里通便；若肝气不舒，溢乳，加夏枯草、炒麦芽以清肝回乳；胸胁满痛，加郁金、王不留行以活血理气；月经不行加生山楂、牡丹皮、丹参以活血通经；若肝经湿热而见月经不行、带下多、阴痒者，可选用龙胆泻肝汤。

六、中成药选用

（1）育阴丸（黑龙江中医药大学附属第一医院制剂）：适用于肝肾阴虚证见月经不调、闭经、崩漏等。每次1丸（6g），每日3次。

（2）调经助孕颗粒（黑龙江中医药大学附属第一医院制剂）：适用于肝气郁结、肝郁化火证见月经不调、闭经等。每次10g，每日3次，开水冲服。

（3）调肝丸（黑龙江中医药大学附属第一医院制剂）：适用于肝郁气滞、气滞血瘀证见月经不调、不孕症等。每次1丸（6g），每日3次。

（4）麒麟丸：适用于肾虚精亏证见月经不调、不孕症等。每次6g，每日2～3次，或遵医嘱。

七、单方验方

（1）罗氏促排卵方：党参20g，枸杞子20g，巴戟天15g，淫羊藿12g，熟地黄15g，炙甘草6g，当归10g，菟丝子20g，熟附子6g，每日1剂，水煎服。适用于脾肾两虚之多囊卵巢综合征。

（2）益肾通经方：熟地黄10g，川牛膝10g，丹参10g，赤芍10g，白芍10g，炒当归10g，柏子仁10g，泽兰10g，茺蔚子10g，生茜草10g，每日1剂，水煎服。适用于阴虚火旺之肾虚痰瘀型多囊卵巢综合征。

（3）温肾化痰祛瘀汤：鹿角片地15g，肉苁蓉15g，菟丝子15g，黄芪15g，当归15g，白芍15g，怀山药15g，山茱萸15g，熟地黄15g，桃仁10g，红花10g，胆南星10g，石菖蒲10g，贝母10g，每日1剂，水煎服。适用于肾虚痰湿型多囊卵巢综合征。

（4）滋阴奠基汤：当归15g，赤芍10g，白芍10g，熟地黄12g，山茱萸6g，山药10g，泽泻10g，牡丹皮10g，茯苓10g，续断12g，菟丝子10g，紫河车9g，每日1剂，水煎服。适用于肾阴虚之肾虚痰瘀型多囊卵巢综合征。

（5）瓜石汤：天花粉15g，石斛12g，生地黄12g，麦冬12g，冬葵子12g，玄参9g，瞿麦9g，马鞭草30g，每日1剂，水煎服。适用于表现为闭经的多囊卵巢综合征辨证为实热型者。

（6）清热固经丸：黄芩10g，黄柏10g，（炙）龟甲10g，椿根皮10g，（焦）白术10g，山药10g，栀子10g，生地榆10g，乌贼骨15g，每日1剂，水煎服。适用于湿热内蕴之多囊卵巢综合征者。

八、中医特色技术

（1）针刺：取关元、中极、子宫、三阴交等穴。月经第14～17天每天针刺1次，每次留针15分钟。

（2）艾灸：取关元、子宫、三阴交、足三里、脾俞、丰隆等穴。

（3）耳针：取肾、肾上腺、内分泌、卵巢、神门等穴。

九、预防调护

（1）预防方面：向患者讲解营养知识，每月定期组织患者集中听取营养学专家关于营养学知识方面的讲座，并通过相互交流及互动等方式，让患者能够正确认识营养知识。

（2）饮食指导：安排患者前往医院营养科就诊，让营养师为其制订合适的膳食搭配，以调节其饮食结构、纠正不良饮食习惯，并科学指导其每餐进食量大小。

（3）运动指导：患者每周均应进行 4～5 次有氧运动，每次运动时间均在 0.5 小时以上，运动方式多样，可慢跑，可快走，也可游泳等，运动强度逐渐使得心率达到 110～140 次/分，注意运动时间一般应在早餐或者晚餐 1 小时之后。

（4）心理护理：护理人员应教育患者保持良好的心态，强调良好的心态在 PCOS 治疗过程中的重要性，积极改变患者对疾病的认识，使其树立战胜疾病的信心，对既已存在的及潜在的新症状应做好充分的心理准备。

十、各家发挥

（一）从肝肾论治

韩百灵认为，本病成因复杂，或因肾虚者，临床中有之，或因痰湿者，临证中少见，唯肝郁致不孕者多之，肝气郁结，疏泄失司，气血失调，冲任不能相资，而致不孕。故立疏肝解郁、理血调经之法，即种子先调经，调经先疏肝。据数十年临床经验，自拟"百灵调肝汤"进行治疗。方药组成为当归、白芍、牛膝、川楝子、枳实、皂刺、王不留行、通草等。

韩延华秉承韩百灵学术思想，认为女子经孕主要以肾气旺盛、冲任通盛、精血充沛为基础，肾藏精，为元阴元阳之所，主生殖，胞络系于肾。肝藏血，女子为阴柔之体，以血为本，主疏泄，足厥阴肝经与冲任脉互为沟通，冲为血海，任主胞宫，冲任二脉的通盛离不开肝的调节，肾为先天之本，脾为后天之本、气血生化之源，一方虚损则机体调节失常。肝肾同居下焦，肝肾同源，精血互生，肾虚则水不涵木，使肝疏泄失职，肝的疏泄功能失常，五脏六腑之精不能藏于肾，可致肾精不足，天癸亏乏，则可以影响冲任胞宫，出现月经变化或不孕。女子阴柔，善感多思虑，并以血为本，以肝为先天。

韩延华提出补肾疏肝，活血调冲的治疗大法，自拟经验方补肾活血调冲汤，治疗肾虚肝郁型。此方中采用熟地黄、山茱萸滋补肝肾，熟地黄补肾水真阴，通血脉，能够调节微循环，再配以山药、菟丝子补肾培本。巴戟天善补肾助阳，配合龟板，此血肉有情之品，滋水制火，调和阴阳。丹参曾有"一味丹参功同四物"之美名，当归味甘而重，故专能补血，气轻而辛，故又能行血，与怀牛膝共奏补中有动，行中有补之功效。香附、柴胡为血中之气药，气为血之帅，疏肝理气，解郁散结，气行则血行，采用以动治静，激活体内阴阳、气血。赤芍以其性味苦、微寒入肝经，加以益母草重在活血调经通络，气血足，经络畅，疏泄有度。运用此方剂着重强调，虽肾虚肝郁应补肾疏肝，活血调冲，但在用药上应全面考虑，虽有肝郁但不可过度用疏泄之药，如柴胡，此药为疏肝理气之要药，但柴胡其性升散，古时就有"柴胡可劫肝阴"之说。故此药剂量不宜过大。

（二）肾阴虚为本，分期论治

王秀霞认为，本病发生的核心病机为肾虚，其他病机如痰湿、肝郁、血瘀等均以肾虚为本，由此发展，因虚致实。王秀霞认为PCOS临床表现为闭经者，如始以补肾滋肾，恐方法过甚，应循序渐进。故首先以自拟"调经方"治本通经，养血活血，补而不滞，滋而不腻，待宫血调和。月经期经血来潮，治以活血化瘀、理气调经促进经血的顺利排泄。且配合西药（黄体酮）降低血雄激素水平，从而恢复排卵功能。至经间期，此乃重阴必阳，阳盛阴动时期，王秀霞总结多年临床经验认为，此时期应适当用活血通络、促进排卵之药物，如赤芍、鸡血藤、益母草等，其中赤芍有散瘀行血之效；鸡血藤入血分，性质和缓，擅通经络，擅于行血补血；益母草既能活血，又能祛瘀，为经产要药。症状好转后，则以调补冲任，益肾调经为主，自拟"益肾促孕方"，方中仙茅、淫羊藿、山萸肉、巴戟天、鹿角霜、益智仁、生杜仲温肾阳，肾阳之虚得补，就能温煦其他脏腑，从而消除或改善全身的阳虚诸症；覆盆子、枸杞子补肝肾，益精血，填补肾阴，肾阴阳双补，源于《景岳全书》中"善补阳者，必于阴中求阳，阳得阴助则泉源不竭"。《医贯砭·阴阳论》曰："无阳则阴无以生，无阴则阳无以化"，体现了阴中求阳，阳中求阴的中医治则。茯苓作为化痰药首选，还有健脾利水渗湿、利水助其行血之功，于补肾之中又提携升阳、除湿使清浊攸分以助调理冲任之效，辅以浙贝母、香附、郁金等行气化瘀之药。之后在患者确立诊断为妊娠时立即给予保胎方进行保胎治疗，预防先兆流产，临证治疗思路清晰，组方配伍恰当，契合病机，使肾精充足，经血自调，氤氲时至，可收良好疗效。

（三）以肾为根本，从"痰瘀"论治

侯丽辉认为PCOS的病因病机是一种先天遗传及后天多种因素共同作用，导致肾、肝、脾功能失调产生痰、瘀病理产物壅塞胞宫的一组以代谢异常、生殖障碍为主的综合征。基本病机是肾虚为本，痰和瘀阻滞为标的"痰瘀胞宫"。其中肾虚是根本，治疗要通过补肾调经，达到调整卵巢功能、促进排卵、恢复月经的目的，单纯的痰湿不足以引起闭经，应该是在肾虚的前提下导致的，因此治疗当重视"肾"功能的恢复，"补肾化痰"来调经助孕。侯氏认为卵子属于生殖之精，其发育成熟依赖于肾精的滋养，排出则依赖于肾阳的鼓舞。若肾精亏虚，卵子缺乏生长发育的物质基础，难以成熟；若肾阳亏虚，无法推动气血运行，导致运行不畅，瘀结冲任胞脉，排卵无力。因此"肾"是根本，补肾乃治疗本病的关键。

侯氏在临床遵循"补肾化痰，治痰同源"的治疗大法，创制出有效方剂"补肾活血化痰方"。该方主要由黄芪、淫羊藿、苍术、茯苓和丹参等组成。治疗时随证加减，痰湿重者随证加入橘红、姜半夏、胆南星等燥湿化痰，陈皮、香附以解痰郁；瘀重者加重丹参用量，随证加入桃仁、牡丹皮、皂角刺、泽兰活血通络，达到"以通为补，邪祛则正自安"的目的。治疗过程中观察临床证候及实验室指标的改变加减化裁，"痰瘀"邪气祛半，缓缓加重补肾健脾之品，如白术、陈皮、山药等，共奏补肾健脾，化痰祛瘀之效。对补肾药物的使用侯氏也别有心得，肾填精擅用二至（女贞子、旱莲草）、山萸肉、熟地黄、阿胶等；温肾助阳常用温而不燥的菟丝子、枸杞子、淫羊藿以温阳补肾；肾精亏虚者可加用鹿角胶、鹿角霜、龟板胶、紫河车等血肉有情之品，为卵子的发育及月经的形成提供充足的物质基础。

同时她还主张在辨证的基础上，借助西医诊断技术，以开阔辨证论治、立方遣药的优势，采用国际公认的鹿特丹标准来确诊本病，然后根据不同年龄阶段女性的生理特点，气血阴阳的转化，审证求因进行辨证论治。其次是中西药合用，相互协同，增强疗效。她认为西医解剖学、药理学和实验室的检测水平均高于传统医学，但中医阴阳五行、脏腑气血辨证等精髓仍为西医学所不能企及。因此在辨证论治时注重发挥中医四诊的长处，参考西医的检测结果，

对症治疗以求疗效。根据临床不同时期超声中子宫内膜厚度、卵泡大小判定患者处于月经周期何阶段，根据检查结果指导治疗，配合不同中药，以达促排、排卵后补肾健脾安胎的不同目的。根据基础体温的变化指导用药，现代中医学认为基础体温的产生乃由阴阳气血的消长转化，氤氲之气熏蒸于肤使然。侯丽辉治疗 PCOS 时将望、闻、问、切四诊结果与基础体温结果相结合，综合辨证论治，指导用药，疗效显著。若基础体温持续单相，则根据辨证分型论治，或补肾疏肝，或补肾活血，或健脾化痰，或活血通络；若基础体温已上升，提示患者已排卵，此时应以温肾固冲为主，常以经验方调经 3 号加杜仲、菟丝子、覆盆子、墨旱莲等药；若基础体温达到高温相，随后有下降趋势，若患者备孕，则继续用补肾固冲之法；若患者在避孕中，则调经 3 号加入活血通经之药，如川芎、益母草、香附等。与此同时，注重患者心理调节，采用"辨病-辨证-辨体"三辨相结合，把握疾病的发展和传变规律，最终达到治疗目的。

（李　娜）

第四节　经前期综合征

经前期综合征（premenstrual syndrome，PMS）是指妇女在月经周期的后期（黄体期，第14～28 天）表现出的一系列生理和情感方面的不适症状，症状与精神和内科疾病无关，并在卵泡期缓解，在月经来潮后自行恢复到没有任何症状的状态。其主要表现有烦躁易怒、失眠、紧张、压抑、头痛、乳房胀痛、颜面浮肿等一系列症状，严重者可影响妇女的正常生活。从经前期综合征的临床症状看，本病是育龄妇女发病率较高的疾病之一。同时，经前期综合征是生理和社会心理等综合因素导致的一种妇女疾病。

中医学中无经前期综合征病名，但有如"经前发热""经前烦躁"等的论述。现代中医妇科常将此类症状统称为"月经前后诸证"。

一、临床诊断要点与鉴别诊断

（一）诊断标准

1. 病史

既往无精神疾病相关病史，无肝病、血液病、甲状腺疾病、脑瘤等病史。在随后连续 2 个月经周期中均符合症状要求。

2. 症状

经行前两周发生头痛、发热、吐衄、口糜、浮肿、咳喘、情志异常等表现，包括胃脘胀痛、体重增加、乳房胀痛、肢体水肿、头身疼痛、思想不集中、失眠、食欲改变等。符合上述症状在黄体期出现至少一项，经后消失即可诊断。

3. 检查

（1）妇科检查：无异常。

（2）实验室检查：多无明显异常改变，但对口糜较重者，应查血常规，必要时行病变局部渗出物培养及皮肤过敏实验等以排除其他疾病。浮肿者血清E_2、PRL 水平可见增高，或 E_2/P 失调，或行肝肾功能和甲状腺功能检查以排除其他疾病。

（3）其他检查：头痛者可行 CT 检查以排除颅脑占位性病变。

（二）鉴别诊断

1. 狐惑病

狐惑病与西医学的贝赫切特综合征（又称白塞病）相似，白塞病以虹膜睫状体炎、滤泡性口腔溃疡、急性女阴溃疡为主要特征，非特异性皮肤过敏反应阳性有助于诊断。本病口咽糜烂与阴部蚀烂并见，且不具备随月经周期呈规律性发作的特点。

2. 浮肿

经行浮肿应与心、肝、肾功能不良，甲状腺功能减退，营养不良等因素引起的浮肿相鉴别。

3. 内科泄泻、经期伤食、经期感寒泄泻

内科泄泻多因脏腑功能失调、饮食内伤或外感所致，伴有发热、恶心呕吐等；经期伤食有暴饮暴食或不洁饮食史，常伴有腹痛肠鸣、脘腹痞满、嗳腐酸臭；经期感寒泄泻有感受寒湿及风寒史，泄泻清稀，甚如水样，腹痛肠鸣，伴表证。

4. 荨麻疹

荨麻疹亦可见皮肤红疹、风团、瘙痒，但多由药物、饮食等致敏因素所诱发，其发病不随月经周期反复发作，可资鉴别。

5. 脏躁

脏躁表现为无故自悲，不能控制，或苦笑无常，呵欠频作，但与月经周期无关。

6. 经行外感头痛、脑瘤、偏头风

经行期间感受风寒或风热之邪所致头痛，虽可见头痛不适，但临床上必有表证可辨，如恶寒、发热、鼻塞、流涕、脉浮等，其发病与月经周期无关；脑瘤引起的头痛不随月经周期呈规律性发作，并有脑部受压所致肢体麻木、瘫痪等见症；偏头风头痛或左或右，反复发作，来去突然，疼痛剧烈，与月经周期无明显关系。

7. 乳癖

乳癖可出现经前乳房胀痛，检查多见乳房有包块。经行乳房胀痛每随月经周期而发，经后消失，检查多无器质性改变。乳房 B 超或红外线扫描有助于鉴别诊断。

二、审析病因病机

（一）肝气郁滞

素有抑郁，情志不畅，肝气不舒，复因恚怒伤肝，肝失调达冲和之性。经期阴血下注血海，肝血不足，肝气易郁，气机不利，而出现经行乳房胀痛。肝郁化火，上扰清窍，灼伤血络，遂致经行吐衄、头晕头痛、烦躁失眠。肝木犯脾，则出现经行泄泻、腹痛。

（二）脾肾阳虚

肾阳不足，命门火衰，脾失健运。或素体脾虚，经期经血盈于冲任，脾气益虚，脾虚湿停，水湿下注大肠而为经行泄泻，水湿泛溢肌肤则致经行肿胀。

（三）血虚肝旺

素体血虚，经期阴血下注血海，阴血更显不足，肝失所养，肝阳偏旺，则出现头痛、头晕。血不养心，则烦躁失眠、情志异常。血虚经脉失养，则出现经行身痛。阴虚火旺，虚火上炎，灼伤血络，则致经行吐衄。虚火上乘于心，心火上炎，致口舌糜烂。

（四）血瘀痰浊

经行、产后感寒饮冷，寒凝血瘀，素体肥胖或脾虚生痰，痰浊、瘀血阻滞清窍，则致经行头痛、头晕。经前气血下注冲任，痰浊、瘀血阻滞脉络，不通则痛，则经行身痛。

本病主要病机是气血失和，与肝、脾、肾三脏紧密相关。

三、明确辨证要点

辨虚实：经前或经期出现乳房胀痛、头痛等，疼痛拒按，舌红，苔薄，脉弦，多为实证；经前或经期出现乳房疼痛、头痛等，隐隐作痛，舌淡，苔薄，脉缓，多为虚证。本病症状复杂，应根据主症的性质、部位、特点，参考月经的期、量、色、质，结合全身症状及舌脉，综合分析。

四、确立治疗方略

本病的治疗重在补肾、健脾、疏肝、调理气血。治疗分两步，经前、经期重在辨证基础上控制症状，平时辨证论治以治本。

五、辨证论治

（一）经行乳房胀痛

1. 肝气郁结证

（1）抓主症：经前或经期乳房胀满疼痛，或乳头痒痛，疼痛拒按，甚则痛不可触衣。

（2）察次症：经行不畅，经色暗红，经前或经期小腹胀痛；胸胁胀满，精神抑郁，时叹息。

（3）审舌脉：舌红，苔薄白，脉弦。

（4）择治法：疏肝理气，通络止痛。

（5）选方用药思路：本证为平素肝郁气滞，气血运行不畅，经前冲气偏盛，肝经气血郁滞，乳络不畅，应用柴胡疏肝散（《景岳全书》）加王不留行、川楝子。方中柴胡疏肝解郁调经；枳壳、香附、陈皮理气行滞消胀；白芍、甘草缓急止痛；川芎行血中之气，配以王不留行、川楝子行气通络止痛。全方合用，能疏肝之郁，通乳之络，故乳房胀痛可消。

（6）据兼症化裁：若情绪抑郁，闷闷不乐者，加醋香附、合欢皮、郁金。

2. 肝肾亏虚证

（1）抓主症：经行或经后两乳作胀作痛，乳房按之柔软无块。

（2）察次症：月经量少，色淡，两目干涩，咽干口燥，五心烦热。

（3）审舌脉：舌淡或舌红少苔，脉细数。

（4）择治法：滋肾养肝，通络止痛。

（5）选方用药思路：本证为肝肾不足，阴血亏虚，乳络失于滋养，应用一贯煎（《续名医类案》）加麦芽、鸡内金。方中当归、枸杞子滋养肝肾；沙参、麦冬、生地黄滋阴养血；川楝子疏肝理气；加麦芽、鸡内金和胃通乳络。诸药配伍，共奏滋肾养肝、通络止痛之功。

（6）据兼症化裁：若腰膝酸软，月经量少者，加杜仲、山萸肉、桑寄生以补肾固冲任。

（二）经行头痛

1. 肝火证

（1）抓主症：经行头痛，甚或巅顶掣痛。

（2）察次症：头晕目眩，月经量稍多，色鲜红；烦躁易怒，口苦咽干。

（3）审舌脉：舌质红，苔薄黄，脉弦细数。

（4）择治法：清热平肝，熄风止痛。

（5）选方用药思路：本证为素体肝阳偏亢，风阳上扰清窍，应用羚角钩藤汤（《重订通俗伤寒论》）。方中以羚羊角、钩藤平肝清热，熄风镇痉；桑叶、菊花清肝明目；贝母、竹茹清热化痰；生地黄、白芍养阴清热；茯神宁心安神；甘草和中缓急。全方共奏平肝育阴熄风之功效。

（6）据兼症化裁：若肝火旺，头痛剧烈者，加龙胆草、石决明以清泄肝火。

2. 血瘀证

（1）抓主症：每逢经前或经期头痛剧烈，痛如锥刺。

（2）察次症：经色紫暗有块，小腹疼痛拒按，胸闷不舒。

（3）审舌脉：舌紫暗，边尖有瘀点，脉细涩或弦涩。

（4）择治法：活血化瘀，通窍止痛。

（5）选方用药思路：本证为瘀血内停，络脉不通，阻塞清窍，应用通窍活血汤（《医林改错》）。方中赤芍、川芎、桃仁、红花直入血分，以行血中之滞，化瘀通络；取老葱、麝香香窜以通上下之气，气通则血活；姜、枣调和营卫，共奏调气活血、化瘀通络之功。

（6）据兼症化裁：若兼湿热者，可酌加黄芩、生大黄以清热利湿，化瘀止痛。

3. 血虚证

（1）抓主症：经期或经后，头痛头晕，绵绵作痛。

（2）察次症：月经量少，色淡质稀，心悸少寐，神疲乏力，面色苍白。

（3）审舌脉：舌淡，苔薄，脉细弱。

（4）择治法：养血益气，活络止痛。

（5）选方用药思路：本证为素体血虚，血不上荣，清窍失养，应用八珍汤（《正体类要》）加蔓荆子、鸡血藤、何首乌。方中当归、川芎、白芍养血和血；熟地黄、枸杞子、何首乌养肝血，滋肾精；人参、白术、炙甘草益气健脾；茯苓健脾宁心安神；蔓荆子清利头目止痛。全方有养血益气之功，使气旺血足，自无经行头痛之疾。八珍汤气血双补，亦统治气血两虚的各种病证。

（6）据兼症化裁：若头痛日久，加鹿角片、炙龟甲以填精益髓。

（三）经行眩晕

1. 气血虚弱证

（1）抓主症：经期或经后头晕目眩。

（2）察次症：月经量少，色淡质稀，少腹绵绵作痛；神疲肢倦，怔忡心悸。

（3）审舌脉：舌质淡，苔薄白，脉细弱。

（4）择治法：益气养血，调经止晕。

（5）选方用药思路：本证为素体虚弱，气血不足，脑髓失于充养，应用归脾汤（《校注妇人良方》）加熟地黄、制何首乌、枸杞子。方中人参、黄芪、白术、炙甘草益气健脾；当归养血；茯神、远志、酸枣仁、龙眼肉宁心安神；木香、生姜、大枣理气和胃，使脾气健运，气血化源充足，眩晕自愈。

（6）据兼症化裁：若偏于阳气不足者，加肉桂、桂枝；伴有阴血不足者，加玄参、五味子；眩晕甚者，加生牡蛎。

2. 阴虚阳亢证

（1）抓主症：经前或经期头晕目眩。

（2）察次症：月经量少，色鲜红；心烦易怒，腰酸腿软，口燥咽干，颧红唇赤，大便干结。

（3）审舌脉：舌红，苔少，脉弦细数。

（4）择治法：滋阴潜阳，熄风止晕。

（5）选方用药思路：本证为肾阴虚于下，肝阳浮于上，冲气夹风阳上逆，应用天麻钩藤饮（《杂病证治新义》）。方中天麻、钩藤、石决明平肝潜阳；杜仲、桑寄生补益肝肾；山栀子、黄芩清肝泻火；益母草入血分以清风热；川牛膝引热下行；夜交藤、朱茯神宁心安神。

（6）据兼症化裁：若气血虚弱者加阿胶、制何首乌以补血养血；肾阴亏虚者加制黄精、石斛以补肾滋阴；痰浊上扰者加制半夏、茯苓以化痰除湿；肝阳化火者，加牡丹皮、夏枯草；肝阳化风明显者，加僵蚕、牡蛎；大便干结者，加芦荟；阴虚明显者，加女贞子、旱莲草。

3. 痰浊上扰证

（1）抓主症：经前或经期头重眩晕。

（2）察次症：平日带下量多，色白质黏，月经量少，色淡；胸闷泛恶，纳呆腹胀，大便不爽。

（3）审舌脉：舌淡胖，苔厚腻，脉濡滑。

（4）择治法：燥湿化痰，熄风止晕。

（5）选方用药思路：本证为痰浊内蕴，阻碍气机，冲气夹痰浊上逆，应用半夏白术天麻汤（《医学心悟》）加胆南星、白蒺藜。方中二陈汤化湿除痰，白术健脾，天麻熄风化痰，蔓荆子载药上行而止头痛，生姜、大枣调和营卫。

（6）据兼症化裁：若痰郁化火，症见头目胀痛，心烦口苦，舌苔黄腻，脉弦滑者，可于方中加黄芩、竹茹以清热涤痰。

（四）经行口糜

1. 阴虚火旺证

（1）抓主症：经期口舌糜烂，口燥咽干。

（2）察次症：月经量少，色红；五心烦热，尿少色黄。

（3）审舌脉：舌红苔少，脉细数。

（4）择治法：滋阴降火。

（5）选方用药思路：本证为阴虚火旺，经期阴血下注，虚火益盛，应用知柏地黄汤（《医宗金鉴》）酌加麦冬、五味子。方中以熟地黄、山萸肉、山药补肝肾之阴；知母、黄柏、牡丹皮清肾中之伏火；佐茯苓、泽泻，导热由小便外解。全方共奏滋养肝肾、清泻虚火之功。

（6）据兼症化裁：若胃火伤阴者，症见经行口糜，牙龈肿痛，或牙龈出血，烦热口渴，大便燥结，舌红苔干，脉细滑而数，治宜滋阴清胃火，方用玉女煎（《景岳全书》）。方中石膏清泄胃火，生津止渴；熟地黄滋肾水之不足；知母和麦冬清火助滋肾阴；牛膝引血下行以降上炎之火。

2. 胃热熏蒸证

（1）抓主症：经行口舌生疮，口臭。

（2）察次症：月经量多，色深红；口干喜饮，尿黄便结。

（3）审舌脉：舌苔黄厚，脉滑数。

（4）择治法：清胃泻热。

（5）选方用药思路：本证为胃热炽盛，经行冲气夹胃热逆上，应用凉膈散（《太平惠民和剂局方》）。方中朴硝、大黄清热泻下；连翘、竹叶、栀子、黄芩清热解毒；甘草缓急和中，薄荷清疏。全方咸寒苦甘，清热泻下，则胃热自清，口糜自愈。

（6）据兼症化裁：若烦渴引饮者，加石斛、麦冬、天花粉以生津止渴。若脾虚湿热内盛者，症见口舌糜烂或口唇疱疹，脘腹胀满，大便馊臭。治宜芳香化浊，清热利湿，方用甘露消毒丹（《温热经纬》）。

（五）经行吐衄

1. 肝经郁火证

（1）抓主症：经前或经期吐血、衄血，量多，色鲜红。

（2）察次症：月经提前，量少甚或不行；心烦易怒，两胁胀痛，口苦咽干，头昏耳鸣，尿黄便结。

（3）审舌脉：舌红苔黄，脉弦数。

（4）择治法：清肝泄火，调经止衄。

（5）选方用药思路：本证为肝火炽盛，血海之血随冲气夹肝气上逆，应用清肝引经汤（《中医妇科学》四版教材）。方中当归、白芍养血柔肝；生地黄、牡丹皮凉血清热；栀子、黄芩清热降火；川楝子疏肝理气；茜草、白茅根佐生地黄以增清热凉血之功；牛膝引血下行；甘草调和诸药。

（6）据兼症化裁：若兼小腹疼痛拒按，经血不畅有块者为瘀阻胞中，于上方加桃仁、红花以活血祛瘀止痛。

2. 肺肾阴虚证

（1）抓主症：经前或经期吐血、衄血，量少，色鲜红。

（2）察次症：月经每先期、量少；平素可有头晕耳鸣，手足心热，两颧潮红，潮热咳嗽，咽干口渴。

（3）审舌脉：舌红或绛，苔花剥或无苔，脉细数。

（4）择治法：滋阴养肺。

（5）选方用药思路：本证为素体肺肾阴虚，虚火内炽，损伤肺络，应用顺经汤（《傅青主女科》）加牛膝。方中当归、白芍养血调经；沙参润肺；熟地黄滋肾养肝；牡丹皮清热凉血；茯苓健脾宁心；黑荆芥引血归经；牛膝引血下行。

（6）据兼症化裁：若咯血甚者可加白茅根、浙贝母、桔梗滋肺镇咳以止血。

（六）经行浮肿

1. 脾肾阳虚证

（1）抓主症：经行面浮肢肿，按之没指。

（2）察次症：经行量多，色淡质薄；腹胀纳减，腰膝酸软，大便溏薄。

（3）审舌脉：舌淡，苔白腻，脉沉缓或濡细。

（4）择治法：温肾化气，健脾利水。

（5）选方用药思路：本证为脾肾阳虚，水湿泛溢，应用肾气丸（《金匮要略》）合苓桂术甘汤（《伤寒论》）。肾气丸温肾化气行水，苓桂术甘汤健脾利水，两方合用，共奏温肾健脾、化气利水之功。

（6）据兼症化裁：可酌加当归、丹参、益母草活血调经，以达气、血、水同治，使经调肿消。

2. 气滞血瘀证

（1）抓主症：经行肢体浮肿，按之随手而起。

（2）察次症：经血色暗有块；脘闷胁胀，善叹息。

（3）审舌脉：舌暗，苔薄白，脉弦细。

（4）择治法：理气行滞，养血调经。

（5）选方用药思路：本证为平素气滞不行，经前、经期气血下注，冲任气血壅滞，气滞益甚，水湿运化不利，应用八物汤（《济阴纲目》）加泽泻、益母草。方中四物汤养血活血；延胡索行血中之滞；川楝子、木香、槟榔疏肝理气，使气行血畅，共奏理气活血、行水消肿之效。

（6）据兼症化裁：若见经行不畅，少腹胀痛者，加赤芍、泽兰叶、红花、路路通；浮肿较严重者，加泽泻、车前子（包煎）、防风。

（七）经行泄泻

1. 脾虚证

（1）抓主症：月经前后，或正值经期，大便溏泄，脘腹胀满。

（2）察次症：神疲肢软，或面浮肢肿，经行量多，色淡质薄。

（3）审舌脉：舌淡红，苔白，脉濡缓。

（4）择治法：健脾渗湿，理气调经。

（5）选方用药思路：本证为脾虚失运，不能运化水湿，湿渗大肠，应用参苓白术散（《太平惠民和剂局方》）。方中以人参、白术、茯苓、甘草、山药健脾益气；扁豆、莲肉、薏苡仁健脾化湿；砂仁和胃理气；桔梗载药上行。全方使脾气健运，水精四布，自无泄泻之疾。

（6）据兼症化裁：若肝郁脾虚，症见经行腹痛即泻，泻后痛止，嗳气不舒。治宜柔肝扶脾，理气止泻，方用痛泻要方（《丹溪心法》）。

2. 肾虚证

（1）抓主症：经行或经后，大便泄泻。

（2）察次症：或五更泄泻，腰膝酸软，头晕耳鸣，畏寒肢冷；经色淡，质清稀。

（3）审舌脉：舌淡苔白，脉沉迟。

（4）择治法：温肾扶阳，暖土固肠。

（5）选方用药思路：本证为肾阳虚衰，命火不足，不能上温脾阳，水湿下注，应用健固汤（《傅青主女科》）合四神丸（《证治准绳》）。方中以党参、白术、茯苓、薏苡仁健脾渗湿；巴戟天、补骨脂温肾扶阳；吴茱萸温中和胃；肉豆蔻、五味子固涩止泻，使肾气得固，脾气健运，湿浊乃化，泄泻自愈。

（6）据兼症化裁：若肾阳虚甚者，可加用补骨脂、肉豆蔻、干姜以温阳止泻。

（八）经行风疹块

1. 血虚证

（1）抓主症：经行肌肤风疹频发，瘙痒难忍，入夜尤甚。

（2）察次症：月经多延后，量少色淡；面色不华，肌肤枯燥。

（3）审舌脉：舌淡红，苔薄，脉虚数。

（4）择治法：养血祛风。

（5）选方用药思路：本证为营阴不足，血虚生风，经行时阴血愈虚，风胜则痒，应用当归饮子（《外科正宗》）。方用四物汤加何首乌、荆芥、防风养血祛风；白蒺藜疏肝泄风；黄芪、甘草益气固表，扶正达邪，全方共奏养血祛风止痒之功效。

（6）据兼症化裁：若风疹团块痒甚难眠者，酌加蝉蜕、生龙齿。

2. 风热证

（1）抓主症：经行身发红色风团、疹块，瘙痒不堪，感风遇热尤甚。

（2）察次症：月经多提前，量多色红；口干喜饮，尿黄便结。

（3）审舌脉：舌红苔黄，脉浮数。

（4）择治法：疏风清热。

（5）选方用药思路：本证为风热相搏，邪郁肌腠，应用消风散（《外科正宗》）。方中当归、生地黄、牛蒡子养血清热疏风；荆芥、防风、蝉蜕疏风止痒；苦参、苍术燥湿清热解毒；胡麻仁养血润燥；知母、石膏清热泻火；木通、甘草清火利尿，导热由小便下行，全方共奏疏散风热、消疹止痒之功。

（6）据兼症化裁：若胃肠实热伴腹痛者，酌加大黄、黄芩；瘙痒剧者，酌加地肤子；疹块大而色暗红连成片者，可酌加红花、桃仁。

（九）经行情志异常

1. 肝气郁结证

（1）抓主症：经前、经期精神抑郁不乐，情绪不宁，烦躁易怒，甚至怒而发狂，经后逐渐减轻或复如常人。

（2）察次症：胸闷胁胀，不思饮食。

（3）审舌脉：舌淡，苔薄腻，脉弦细。

（4）择治法：舒肝解郁，养血调经。

（5）选方用药思路：本证为情志抑郁，肝失调达，经前冲气偏盛，肝气夹冲气上逆，扰乱心神，应用逍遥散（《太平惠民和剂局方》）。方中柴胡疏肝解郁；薄荷助柴胡疏达之力；当归、白芍养血调经；白术、茯苓、甘草和中健脾；煨姜温胃行气。全方疏肝理气解郁。

（6）据兼症化裁：若肝郁化火，见心烦易怒，狂躁不安，月经量多，色红，经期提前者，加牡丹皮、山栀子，或用龙胆泻肝汤（《医宗金鉴》）以清肝泄热。

2. 痰火上扰证

（1）抓主症：经行狂躁不安，头痛失眠。

（2）察次症：面红目赤，心胸烦闷，经后复如常人。

（3）审舌脉：舌红或绛，苔黄厚或腻，脉弦滑而数。

（4）择治法：清热化痰，宁心安神。

（5）选方用药思路：本证为痰火内盛，经前、经期冲气偏盛，冲气夹痰火上逆，蒙闭清窍，应用生铁落饮（《医学心悟》）加郁金、黄连。方中生铁落重镇降逆；胆南星、贝母、橘红清热涤痰；石菖蒲、远志、辰砂宣窍安神；二冬、玄参、连翘、钩藤、川黄连养阴清热；郁金疏肝理气，使热去痰除，则神清志定而病自除。

（6）据兼症化裁：若大便秘结者，加生大黄、礞石；痰多者加天竺黄。

六、中成药选用

（1）八珍丸：适用于气血虚弱型经行眩晕。功能益气养血。每次 8 丸，每日 3 次，温开水送服。

（2）杞菊地黄丸：适用于阴虚阳亢型经行眩晕。功能补肝益肾，滋水涵木。每次 9g，每日 2 次，温开水送服。

（3）正天丸：适用于血瘀型经行眩晕。功能化瘀舒络，清火止痛。每次 6g，每日 2～3 次，温开水送服。

七、单方验方

鲜芦根 30g，鲜茅根 15g，水煎服。适用于阴虚伤津吐衄者。

八、中医特色技术

1. 针灸

经行乳房胀痛取穴：膻中、乳根、期门、肩井。加减：气滞血瘀加百会、太冲、次髎调气活血；气血不足加血海、脾俞、足三里。

经行头痛肝肾阴虚者以针刺为主，平补平泻或补泻兼施。取穴：百会、关元、肾俞、太溪、三阴交。加减：肝肾阴虚、肝阳上亢者加风池、太冲、涌泉疏肝理气。

经行眩晕气血虚弱证取穴：风池、太阳、百会、脾俞、肝俞、血海；阴虚阳亢证取穴：太冲、行间、风池、百会、合谷；痰浊上扰证取穴：中脘、解溪、内关、足三里。

经行口糜取穴：太冲、公孙、内庭、内关、人迎。

2. 耳针

经行眩晕取穴：额、枕、太阳、皮质下、耳尖、神门。

经行口糜取穴：口、肾、脾、胃、心、三焦、内分泌。

3. 皮肤针

经行眩晕取穴：后颈、腰、骶、头部、风池、内关、太阳、足三里、小腿内侧。

4. 头针

经行眩晕取穴：感觉区上 1/5，血管舒缩区上 1/2。前头痛者加感觉区下 2/5，后头痛、头顶痛者不加配穴。

九、预防调护

（1）预防方面：积极治疗，严格遵医嘱用药，以免症状加重或反复，适当运动，生活起居要规律，注意劳逸结合。

（2）合理饮食：多吃含钙食物。经前注意低盐低脂饮食。

（3）调摄方面：加强饮食管理，给予易于消化而且营养丰富的食物，可以多食用牛奶、新鲜蔬菜、鱼类、肉类、禽蛋类等食物。通过散步、游泳等运动增强体质、锻炼意志。保持乐观的态度，调整心态。

十、各家发挥

王秀霞认为机体气机升降失常是妇科疾病的重要病机之一，妇科疾病治在于疏，贵在于调。妇人发挥生理功能与肝、脾、肾三脏关系最为密切。肝、脾、肾三脏的生理特点是肝主疏泄，其性升发，升则疏通全身气机；脾主运化，其气宜升，升则气血化源充足；肾位于下焦，肾水宜升。脏腑气机的升降在升中有降，降中有升，升已而降，降已而升中循环往复以促使脏腑发挥其正常功能。

王秀霞认为妇女由于经、孕、产、乳的特殊生理功能，比之于男子，性多忧思或抑郁，以致脏腑经络多有闭塞之处，阻遏阳气不得枢转上下，若发动不遂，容易使经络之气壅遏而失和，阳气抑郁，不能畅疏而使气化失宜。升降失宜在妇科的基本表现形式有三：一是升降不及，可致闭经或月经过多等；二是升降反作，如经行吐衄、经行泄泻等；三是升降失调，可致带下病、经行浮肿或子肿等。《素问·六微旨大论》说："出入废则神机化灭，升降息则气立孤危。"欲使体健经调，此则不可违背。顺则气安，逆则气动，气动血亦动。若横逆于上，犯于肝胃则经行头痛或呕吐或吐衄等。若因气机失常，冲气上逆，清阳不升，浊阴不降而致经行头痛，临床喜用清肝解郁汤化裁治疗，且方中必加川牛膝及荆芥，川牛膝引经下行，荆芥疏风散邪，一升一降，故使清阳升，浊阴降，而调经止痛。

王秀霞认为经行吐衄以鼻衄多见，亦偶见肌衄。女子一生经、孕、产、乳耗伤气血，机体处于"有余于气，不足于血"的状态。而经前经期，脏腑气血下注冲任，脏腑阴血相对不足，阴不养阳，值月经期冲脉气盛上逆，损伤阳络而发吐血、衄血。故火热上炎是主要致病原因，多与肝、肺有关。

（李　娜）

第五节　绝经综合征

绝经综合征（perimenopausal syndrome）是指妇女绝经前后出现性激素波动或减少所致的一系列以自主神经系统功能紊乱为主，伴有神经心理症状的一组症候群。绝经可分为自然绝经和人工绝经两种。自然绝经指卵巢内卵泡用尽，或剩余的卵泡对促性腺激素丧失了反应，卵泡不再发育和分泌雌激素，不能刺激子宫内膜生长，导致绝经。人工绝经是指手术切除双侧卵巢或用其他方法停止卵巢功能，如放疗和化疗等。人工绝经者更易发生绝经综合征。

本病相当于中医学中经断前后诸证（menopausal syndrome），又称"绝经前后诸证"。

一、临床诊断要点与鉴别诊断

（一）诊断标准

1. 病史

发病年龄多在45～55岁，若在40岁以前发病者，应考虑为"卵巢早衰"。要注意发病前有无工作、生活的特殊改变；有无精神创伤史及双侧卵巢切除手术或放疗史。

2. 症状

最早出现的症状为月经紊乱、潮热、汗出和情绪改变。月经紊乱表现为月经频发、月经稀发、不规则子宫出血、闭经；潮热从胸前开始，涌向头部、颈部和面部，继而出汗，汗出热退，这个过程持续时间长短不定，短者数秒，长者数分钟，每日发作次数也没有规律；情绪改变表现为易激动，烦躁易怒，或无故悲伤啼哭，不能自我控制。此外，尚有头晕头痛，失眠心悸，腰酸背痛，阴道干燥灼热，瘙痒，尿频急或尿失禁，皮肤瘙痒等症状。

3. 检查

（1）妇科检查：晚期可有阴道、子宫不同程度的萎缩，宫颈及阴道分泌减少。

（2）实验室检查：阴道脱落细胞涂片检查显示雌激素水平不同程度的低落，血清FSH水平增高而E_2水平下降，对本病的诊断有意义。

（二）鉴别诊断

1. 眩晕、心悸、水肿

本病症状表现可与某些内科病如眩晕、心悸、水肿等相类似，临证时应注意鉴别。

2. 癥瘕

经断前后的年龄为癥瘕好发之期，如出现月经过多或经断复来，或有下腹疼痛，浮肿，或带下五色，气味臭秽，或身体骤然明显消瘦等症状者，应详加诊察，必要时结合西医学的辅助检查，明确诊断，以免贻误病情。

二、审析病因病机

（一）肾阴虚

素体阴虚，精亏血少，经断前后，天癸渐竭，精血衰少，复加忧思失眠，营阴暗损，或房事不节，精血耗伤，或失血大病，阴血耗伤，肾阴更虚，真阴亏损，冲任衰少，脏腑失养，遂致经断前后诸证。

（二）肾阳虚

素体阳虚，经断前后，肾气更虚，复加大惊卒恐，或房事不节，损伤肾气，命门火衰，冲任失调，脏腑失煦，遂致经断前后诸证。

本病病机因"肾为先天之本",又"五脏相移,穷必及肾",故肾阴阳失调,每易波及其他脏腑,而其他脏腑病变,久则必累及肾,故本病之本在肾,常累及心、肝、脾等多脏、多经,致使本病证候复杂。

三、明确辨证要点

辨阴阳:月经周期紊乱,量少或多,经色鲜红,舌红,苔少,脉细数,为肾阴虚;月经不调,量少或多,色淡质稀,精神委靡,面色晦暗,舌淡,苔白滑,脉细沉而迟,为肾阳虚。

一般来说,本病以虚证为主,须辨清肾阴虚、肾阳虚,或者肾中阴阳两虚,临证时须明辨。

四、确立治疗方略

辨证以肾阴阳之虚为主,治疗以调治肾阴阳为大法,若涉及他脏者,则兼而治之。

五、辨证论治

1. 肾阴虚证

(1)抓主症:经断前后,头晕耳鸣,腰酸腿软,烘热汗出,五心烦热,月经周期紊乱,量少或多,经色鲜红。

(2)察次症:失眠多梦,口燥咽干,或皮肤瘙痒。

(3)审舌脉:舌红,苔少,脉细数。

(4)择治法:滋肾益阴,育阴潜阳。

(5)选方用药思路:本证为肾阴不足,精血衰少,髓海失养,应用六味地黄丸(《小儿药证直诀》)加生龟板、生牡蛎、石决明。方中熟地黄、山茱萸、龟板滋阴补肾;山药、茯苓健脾和中;生牡蛎、石决明平肝潜阳;牡丹皮、泽泻清泄虚热。全方共奏滋阴补肾、育阴潜阳之功效。

(6)据兼症化裁:若肾水不足,不能上济心火,以致心肾不交者,症见心烦失眠,心悸易惊,甚至情志失常,头晕健忘,腰酸乏力,舌红,苔少,脉细数。治宜滋阴补血,养心安神,方用天王补心丹(《摄生秘剖》)。方中生地黄、玄参、天冬、麦冬滋肾养阴;人参、茯苓益心气;丹参、当归身养心血;远志、柏子仁、酸枣仁、五味子养心安神,除烦安眠;桔梗载药上行;朱砂为衣,安心神。全方共奏滋阴降火、养心安神之功。

若肾阴亏,水不涵木致肝肾阴虚者,症见头晕耳鸣,两胁胀痛,口苦吞酸,外阴瘙痒,舌红而干,脉弦细。治宜滋肾养肝,方用一贯煎(《柳州医话》)。方中当归、枸杞子滋养肝肾;沙参、麦冬、生地黄滋阴养血;川楝子疏肝理气。全方共奏滋肾养肝之功。

若肝肾阴虚甚,以致肝阳上亢者,症见眩晕头痛,耳鸣耳聋,急躁易怒,面色红赤,舌红,苔薄黄,脉弦有力。治宜育阴潜阳,镇肝熄风,方用镇肝熄风汤(《医学衷中参西录》)。方中生赭石、生龙骨、生牡蛎、生龟板滋阴潜阳,镇肝熄风;白芍、天冬滋阴养血;玄参、川楝子清泻肝火;茵陈清肝经湿热;牛膝通利血脉,引肝火下行;生麦芽健脾;甘草和中。全方共奏滋阴潜阳、平肝熄风之功。

若情志不遂，以致肝郁化热者，症见头晕目眩，口苦咽干，心胸烦闷，口渴饮冷，便秘溲赤，舌红，苔黄，脉弦数。治宜疏肝解郁清热，方用丹栀逍遥散。

2. 肾阳虚证

（1）抓主症：经断前后，头晕耳鸣，腰痛如折，腹冷阴坠，形寒肢冷，甚者冷汗淋漓，月经不调，量多或少，色淡质稀。

（2）察次症：小便频数或失禁，带下量多，精神委靡，面色晦暗。

（3）审舌脉：舌淡，苔白滑，脉沉细而迟。

（4）择治法：温肾壮阳，填精养血。

（5）选方用药思路：本证为肾气渐衰，应用右归丸（《景岳全书》）。方中附子、肉桂、鹿角胶、杜仲、菟丝子温肾补阳；熟地黄、山茱萸、枸杞子滋肾益阴；山药健脾益气；当归养血和血。全方共奏温肾壮阳、滋养精血之功。

（6）据兼症化裁：若肾阳虚不能温运脾土，致脾肾阳虚者，症见腰膝酸痛，食少腹胀，四肢倦怠，或四肢浮肿，大便溏薄，舌淡胖，苔薄白，脉沉细缓。治宜温肾健脾，方用健固汤加补骨脂、巴戟天、山药。

若肾阴阳俱虚者，症见时而畏寒恶风，时而潮热汗出，腰酸乏力，头晕耳鸣，五心烦热，舌淡，苔薄，脉沉细。治宜补肾扶阳，滋肾养血，方用二仙汤（《中医临床方剂手册》）加生龟板、女贞子、补骨脂。方中仙茅、淫羊藿、巴戟天补肾扶阳；生龟板、女贞子、当归滋肾养血；知母、黄柏滋肾阴而泻相火。全方肾阴阳双补，使肾阴、肾阳恢复平衡，经断前后诸证自能向愈。

六、中成药选用

（1）六味地黄丸：适用于肾阴亏损，头晕耳鸣，腰膝酸软，骨蒸潮热，盗汗遗精。每次6g，每日2次，温开水送服。

（2）更年安胶囊：适用于更年期潮热汗出，眩晕耳鸣，烦躁失眠，血压增高。每次3粒，每日3次，温开水送服。

（3）坤泰胶囊：适用于阴虚火旺者，症见潮热面红、自汗盗汗、心烦不宁、失眠多梦、头晕耳鸣、腰膝酸软、手足心热。每次4粒，每日3次，温开水送服。

（4）坤宝丸：适用于肝肾阴虚证。每次50粒，每日2次，口服。

（5）杞菊地黄丸：适用于肝肾阴虚证。每次6g，每日2次，温开水送服。

七、单方验方

坤宁安：柴胡15g，当归20g，白芍20g，茯苓15g，山药15g，党参15g，龙骨20g，牡蛎20g，桂枝10g，穿山龙15g，水煎服，每日1剂。用于肾阴阳两虚型绝经综合征。

八、中医特色技术

（1）针刺：肾阴虚者取肾俞、心俞、太溪、三阴交、太冲，毫针刺，用补法。肾阳虚者取关元、肾俞、脾俞、章门、足三里，毫针刺，用补法可灸。

（2）耳针法：选内生殖器、内分泌、肝、肾、脾、皮质下、交感、神门。每次选一侧耳穴 3～4 个，毫针用轻刺激。可用埋针或埋丸法。

（3）耳穴贴压：主穴取肾、肝、内生殖器官、内分泌、皮质下。每次每穴按压 10 次，2～3 次/日，两耳交替，隔 3 日更换，连续 10 日为 1 个疗程。

九、预防调护

定期进行体格检查、妇科检查、防癌检查、内分泌学检查；若因癥瘕行开腹手术，应尽量保留或不损伤无病变的卵巢组织；维持适度的性生活、调畅情志，防止心理早衰；适当散步、参加各项体育锻炼，增强体质，调节阴阳气血；饮食应适当限制高脂、高糖类物质的摄入，注意补充新鲜水果、蔬菜及钙、钾等矿物质。

对于 40 岁之前的妇女出现月经后期、量少甚至闭经者，要警惕卵巢早衰，及早诊治。

临床护理以阴阳为纲，采取全方位的整体护理措施。

（1）注意观察病情：观察情绪、精神状态、潮热汗出等情况，做好记录。若发现患者出现情绪暴躁、抑郁、哭泣甚至欲自寻短见等异常情况，及时报告医生，并加强监护。

（2）加强精神护理：通过与患者交谈的机会，建立相互信赖的护患关系，使其能在医务人员面前充分宣泄自己的情绪，然后给予针对性的指导和健康教育，使了解更年期是一个正常的生理阶段，经过一段时间，通过神经内分泌和自我调节达到新的平衡时，症状会逐渐消失，解除患者不必要的顾虑。

（3）坚持适当的体育锻炼：指导患者科学安排时间，使患者参加力所能及的体力劳动和脑力劳动，保持良好的生活习惯，培养并激发患者的多种爱好，保持情绪稳定，陶冶情操均有助于分散注意力，缓解不适。遇事不烦、不急、不怒，切不可焦虑不安。

（4）做好患者家属的思想工作：指导患者家属学习有关的更年期知识，理解女性更年期症状给患者带来的不适，主动分担日常家务，谅解患者出现急躁、焦虑、忧郁、发怒等消极情绪，避免发生冲突，并提供精神支持，善于倾听患者的讲述，并给予适当的安慰，协助患者度过更年期。

（5）指导正确用药：当用激素替代疗法时，一定要按时服药，并督促患者接受定期随访，使激素治疗的不良反应降到最小。

（6）饮食与营养：饮食宜高蛋白、高维生素、低脂肪，并多吃含钙丰富的食物，必要时补充钙剂。肾阴虚者平时多食甲鱼、紫菜、黑木耳等，忌食葱、姜、辣椒等辛辣动火之品；肾阳虚者多食羊肉、韭菜、桂圆、山药等，忌食生冷之品。多吃豆腐，豆腐中含有大豆异黄酮，多食用富含维生素 B_1 的食物，如瘦肉、小米、豆类等，对保护神经系统、减轻更年期综合征的症状有益处。

（7）处理阴道干燥：可选择性使用阴道润滑膏，有含雌激素和不含雌激素水溶性的两种，可以有效润滑阴道，缓解性交时阴道干燥的问题。

十、各家发挥

（一）王秀霞经验总结

王秀霞认为本病的主要病机是"肾虚肝郁，瘀浊内生"，既与目前一致公认的主要病机在于"责之肝肾"的观点一致，又有所完善充实。将其主症综合归纳得出的结果是虽有肾阴亏虚，而肝郁作为继发性病机可上升为矛盾的主要方面，决定烦怒、烘热等症状的轻重殊异，故以调而补之为准则。

1. 肾虚是围绝经期综合征的发病基础

这本是一个正常过渡的渐进性生理过程，因此约半数妇女可通过脏腑间的协调，顺利度过此期。但部分妇女在此生理转折时期，受内外环境的影响，如素体阴阳有所偏盛或偏衰，或家庭、社会等环境改变，易导致阴阳失调而发病。本病发病的基础虽在于肾气虚衰，但久则易波及其他脏腑。因肾为阴阳之宅、水火之脏、五脏六腑之根本，且"五脏相移，穷必及肾"，故肾阴阳失调，可累及其他脏腑，而其他脏腑病变，久则必然波及肾脏。所以本证的发病机制是以肾虚为基础，阴阳失调、气血失和、多脏受累则是其临床表现多样化的直接原因。

2. 肝郁是围绝经期综合征发病的关键因素

王秀霞认为肝为刚脏，体阴而用阳，主升主动；而肝肾同源，精血互化，今肾气渐衰，肝木失养，则肝阳易亢。况"女子以肝为先天"，由于其有经、孕、产、乳等生理特点，容易导致"阴常不足，阳常有余"的病理状态。故围绝经期综合征虽为患者因不能耐受肾气由盛至衰、天癸由至到竭这一生理过渡阶段而发生的，其临床表现却多以肝经症状为主。

3. 瘀浊互阻引起本病的各种症状

肾失气化，元气亏损，脏腑得不到推动温煦，水液代谢失司产生瘀血、痰浊等病理产物。瘀浊互结引起本病的各种症状。虚实夹杂的复杂病机在未得到纠正时，各病机之间往往会互为因果，使病变程度加重且更加复杂。这也是经断前后诸证临床表现复杂多样的机制之一。

本病虽亦属本虚标实，但标实之证多重多急，本虚之证可缓可待，患者主观迫切希望解决标实之征，王老师从此出发，以疏肝调肝为要，兼顾健脾益肾，确立有效方剂——坤宁安。组成：柴胡 15g，当归 20g，白芍 20g，山药 15g，党参 15g，茯苓 15g，龙骨 20g，牡蛎 20g，桂枝 10g，穿山龙 15g 等。该方具有补肾疏肝、健脾安神、调和营卫、祛瘀化浊之功效。全方由经方桂枝加龙骨牡蛎汤加柴胡、当归、山药、党参、茯苓、穿山龙等组成。

经断前后诸证的病机与桂枝加龙骨牡蛎汤的作用机制相吻合，故以桂枝加龙骨牡蛎汤加减制成坤宁安进行异病同治。王秀霞在临床中发现围绝经期综合征患者多以烘热汗出为首发症状，故用桂枝汤原方外调营卫、内和阴阳以缓解此症状，减轻患者的痛苦，然而王秀霞认为本病肾虚的同时，肝郁是导致本病发生的关键因素。而桂枝加龙骨牡蛎汤疏肝之力较弱，因此在原方基础上加柴胡疏肝解郁，当归、白芍养血柔肝，且白芍、当归合用，当归辛温走而不守，其性开，白芍酸寒，守而不走，其性合，辛而不过散，酸而不过收，一开一合，互相为用，助柴胡疏肝最佳，从而解决心烦易怒等症状。王秀霞认为经断前后诸证肾气渐衰，全靠后天脾胃滋养，又肝郁易克脾土，故又加党参、茯苓，一则取其未病先防、已病防变之意，先实脾胃之气；二则两者均有安神定志之功，从而解决失眠多梦症状。经断前后诸证患者肾虚肝郁的同时常常伴有瘀浊内生，加穿山甲活血通络，使气血通畅，进而解决心悸症状，从而达到整体调节的目的。

（二）丛慧芳经验总结

丛慧芳从"枢机理论"论治经断前后诸证，强调"枢机"不仅是维持机体气机升降出入正常的关键，也是脏腑安和、气血流通、阴阳平衡的保证，其贵在流通与调达。枢机不利是本病的关键所在，治之以"和法"，同时配合心理疏导。丛慧芳强调治疗本病时应谨守病机，标本兼治。和法的特点在于着力转枢运阳，疏解郁滞，以恢复枢机的动态平衡，加强枢转过程中对相关脏腑功能的调节，佐以益气健脾、宁心安神、疏肝解郁、调养气血，使阴阳平衡，枢机得利。采用经验方"柴胡加龙牡汤"加减治疗经断前后诸证，取得了很好的临床疗效。基础方由柴胡、龙骨、牡蛎、大枣、人参、茯苓、桂枝、黄芩、生姜、半夏、白芍、阿胶组成。方以小柴胡汤和解少阳，宣畅枢机；加桂枝者，非取其解肌祛风，而欲其通阳透达；龙骨、牡蛎收敛固涩，定惊止烦；茯苓既可淡渗利水，疏通三焦，又能宁心安神；阿胶咸寒合黄芩上清心火，下滋肾水。诸药合用具有疏通气机、调和气血、化痰解郁、镇惊安神之功效。

在药物治疗的同时，丛慧芳亦注重对经断前后诸证妇女的心理疏导，通过与患者交谈的机会，建立相互信赖的护患关系，使其能在医务人员面前充分宣泄自己的情绪，然后给予针对性的指导和健康教育，使其认识到这是妇女一生中必经的生理阶段，嘱其注意生活规律，合理饮食，适当体育锻炼，淡泊名利。总之，保持良好心态，保持良好体质，能够顺利度过这一特殊时期。

（胥风华）

第六节　高泌乳素血症

高泌乳素血症（hyperprolactinemia，HPRL）系各种原因导致血清催乳素（PRL）异常升高，＞1.14nmol/L（25μg/L），临床以闭经、溢乳、无排卵和不孕为特征的综合征。

中医无此病名，根据其症状表现，属中医"闭经""乳溢""月经量少""不孕"等范畴。

一、临床诊断要点与鉴别诊断

（一）诊断标准

1. 病史

重点了解月经史，婚育史，哺乳史，闭经和溢乳出现的始因、诱因，全身疾病及引起高泌乳素血症相关药物治疗史。并应询问发病前有无剧烈运动及惊、吓、抑郁等情绪方面的变化。既往有无原发性甲状腺功能低下、手术创伤等病史。另外，还需详细了解发病前是否服用过避孕药、利血平、氯丙嗪等类药物。

2. 症状和体征

（1）月经紊乱及不孕：多数患者有月经紊乱。生育年龄患者可不排卵或黄体期缩短，表现为月经少、稀发甚至闭经。青春期前或青春期早期妇女可出现原发性闭经，生育期后多为继发性闭经。无排卵可导致不孕。

（2）溢乳：是本病的特征之一。闭经溢乳综合征患者中约 2/3 存在高催乳素血症，其中有 1/3 患垂体微腺瘤。溢乳通常表现为双乳流出或可挤出非血性乳白色或透明液体。

（3）头痛、眼花及视觉障碍：垂体腺瘤增大明显时，由于脑脊液回流障碍及周围脑组织和视神经受压，可出现头痛、眼花、呕吐、视野缺损及动眼神经麻痹等症状。

（4）性功能改变：由于垂体 LH 与 FSH 分泌受抑制，出现低雌激素状态，表现为阴道壁变薄或萎缩，分泌物减少，性欲减退。

（5）全身查体：注意有无肢端肥大、黏液性水肿等征象。仔细检查双侧乳房，注意大小、形态、有无肿块，用手从乳房周围向乳头方向挤压，观察有无乳汁分泌、溢出物性状和质量，泌乳常呈乳白色或水样，显微镜下查见脂肪球是确定泌乳的简单方法。

3. 检查

（1）妇科检查：了解性器官和性征，有无萎缩和器质性病变。

（2）实验室检查：血清 PRL＞1.14nmol/L（25μg/L）可确诊高催乳素血症。检测最好在上午 9～12 时空腹采血测定；性激素测定提示 E_2 水平偏低，FSH 及 LH 处于正常低限或低于正常水平；肾上腺皮质功能检查：硫酸脱氢表雄酮、雄烯二酮等水平可有升高，尿中 17-酮类固醇排泄增多；PRL 兴奋或抑制试验有助于鉴别 PRL 的功能性分泌增多与垂体肿瘤，兴奋试验可了解下丘脑-垂体功能的储备力量，PRL 明显增高者提示下丘脑-垂体功能失调的可能性大；甲状腺功能检查可用于诊断早期甲状腺功能低下。

（3）影像学检查：①侧位颅平片，目的在于了解蝶鞍部有无异常，从而对垂体是否有肿瘤提供初步线索；②蝶鞍正、侧位断层摄片可了解蝶鞍有无扩大、破坏，有无垂体肿瘤存在；③当血清 PRL＞4.55nmol/L（100μg/L）时，应行垂体 MRI 检查，明确是否存在垂体微腺瘤或腺瘤。

（4）卵巢功能检查：阴道细胞涂片检查，雌激素水平常呈低落状态；基础体温测定，呈单相型或显示黄体功能不足；黄体酮试验，闭经者可有撤药性出血或无撤药性出血。

（5）眼底检查：由于垂体腺瘤可侵犯和（或）压迫视交叉，引起视盘水肿，也可因肿瘤压迫视交叉致使视野缺损，因而眼底视野检查有助于确定垂体腺瘤的大小及部位，尤其适用于孕妇。

（6）鼻咽部检查：可排除颅咽管肿瘤。

（二）鉴别诊断

1. 乳泣
乳泣为孕期乳汁自然溢出，其乳汁为乳白色或黄白色，乳房无结节。高泌乳素血症患者非妊娠期溢乳，可资鉴别。

2. 一过性高泌乳素血症
一过性高泌乳素血症多见于月经失调，排卵功能障碍或黄体功能不全者，血清 PRL 水平增高，可达 5μg/L 左右，但再次复查时即正常，无溢乳现象。

3. 高促性激素性闭经
高促性激素性闭经以闭经、不孕为典型临床表现，由于卵巢分泌的性激素水平低下，即 E_2 低下，子宫内膜不发生周期性变化而导致闭经。性激素检查提示 E_2 低下、促性腺素水平提高，PRL 水平正常或偏低，患者无溢乳。

4. 多囊卵巢综合征
多囊卵巢综合征有闭经、月经稀发、不孕病史，血清 PRL 水平高于正常值，但很少高于 30ng/ml，血睾酮值增高，LH/FSH＞2～3，影像学检查提示卵巢多囊样改变，此外患者可能有多毛、肥胖等体征。

5. 下丘脑性闭经
长期应用甾体类避孕药及某些药物，如吩噻嗪衍生物（奋乃静、氯丙嗪）、利血平等，可引起继发性闭经，其机制是药物抑制下丘脑分泌 GnRH 或通过抑制下丘脑多巴胺，使垂体分泌 PRL 增多。此类闭经无乳汁溢出，PRL 正常，停药后 3~6 个月，月经多能自然恢复。

6. 垂体泌乳素瘤与其他颅内肿瘤的鉴别

垂体泌乳素瘤患者的 PRL 水平一般高达 3.4nmol/L（75ng/ml），对多巴胺受体激动剂反应良好，瘤体良好，能迅速缩小，其他类型肿瘤所致的高催乳素血症，其 PRL 水平鲜有超过前述水平者，对多巴胺受体激动剂的反应差，借此可以鉴别。

7. 空蝶鞍综合征

空蝶鞍综合征是指蝶鞍隔不全或完全缺失，垂体扁且萎缩，蝶鞍内充满了蛛网膜下隙的脑脊液。头痛是其最常见的临床表现，偶有溢乳，血 PRL 略高于正常，而无明显内分泌功能紊乱，头颅摄片、MRI 等检查可资鉴别。

8. 希恩综合征

由于产后大出血休克，导致垂体尤其是腺垂体促性腺激素分泌细胞缺血坏死，引起腺垂体功能低下而出现一系列症状，如闭经、无泌乳、性欲减退、毛发脱落等，第二性征衰退，生殖器官萎缩，以及肾上腺皮质、甲状腺功能减退，出现畏寒、嗜睡、低血压，可伴有严重而局限的眼眶后方疼痛、视野缺损及视力减退等症状，基础代谢率降低。两者虽有闭经、生殖器官萎缩等相似点，产后大出血史、无泌乳可供鉴别。

9. 严重肾衰竭

肾脏对 PRL 清除率下降，也有溢乳，但可见明显肾衰竭征象。

二、审析病因病机

（一）肝郁

若情志不畅，肝失疏泄，影响肝脏藏血的功能，不能起到疏泄作用，而形成闭经，气血横逆上行为溢乳。

（二）肾虚

肾阴亏损到肝失濡养，失其疏达之职，则郁而阻滞，经血不能下达而经闭乳汁外溢。

（三）脾虚痰阻

素体肥胖或过食膏粱厚味，或饮食失节，或思虑劳倦，损伤脾胃，或肾阳不足，气化失常，上不能温煦脾阳，脾虚不能摄血归经，气血逆乱，不得下注冲任，上逆乳房化为乳汁，导致乳汁外溢。

（四）气虚血瘀

气血不足，血海不盈，虚则无有不滞，气虚无力运血，气血运行受阻，不能归入血海下为月经，反而上逆为乳汁。

高泌乳素血症在中医学中并无特定病名，因其临床症状多表现为闭经、不孕、溢乳、月经不调，故多从月经病和溢乳方面探讨其病因病机，本病病机主要为冲气上逆，阴血不下渗为经，反上灌为乳。本病主要责之于肝、脾、肾三脏功能失调，气滞、痰浊、肝火及瘀血为患。

三、明确辨证要点

（一）辨虚实

乳汁自溢，色或黄或白，质稀，属虚；乳汁浓稠，属实。

（二）辨脏腑

伴见乳房胀痛，性情抑郁者，为肝郁气滞；腰酸耳鸣，头晕目眩，乳汁色黄质稀，舌红脉细数，为肾虚火旺；形体肥胖、精神倦怠者，为痰湿困阻。

本病的主症是溢乳、闭经，因而辨证时应以溢出乳汁的量、色、质及周身伴随症状、发病时间及舌脉的变化等明确。

四、确立治疗方略

中医认为本病病机主要是虚、痰、郁、瘀、毒五个方面。病位主要在肝、脾、肾、脑，治疗上以调节脏腑功能为主，使气血平和，溢乳停止，经血再现。治法多以疏肝、健脾、滋肾为主，因于热毒者治以清解毒热、调畅气机。

五、辨证论治

1. 肝郁气滞证

（1）抓主症：月经后期，量少或闭经，乳自出或挤压而出，不孕。
（2）察次症：抑郁寡欢，烦躁易怒，胸胁乳房胀痛。
（3）审舌脉：舌质红，苔薄白，脉细弦。
（4）择治法：疏肝解郁，活血通经。
（5）选方用药思路：本证为肝郁气滞、冲气上逆，经闭不行，乳汁外溢，应用逍遥散（《太平惠民和剂局方》）加减。方中柴胡疏肝解郁；当归、白芍养血柔肝，尤其当归之芳香可以行气，味甘可以缓急，更是肝郁血虚要药；白术、茯苓健脾祛湿，使运化有权，气血有源，亦取"见肝之病，知肝传脾，当先实脾"之意；炙甘草益气补中，缓肝之急，虽为佐使之品，却有襄赞之功；薄荷少许，助柴胡散肝郁而生之热；去温中助燃之生姜，加制香附增强疏肝解郁之功；川牛膝引血下行，平冲降逆；生麦芽回乳；川芎活血通经。
（6）据兼症化裁：若乳房胀痛有结节者，加陈皮、夏枯草；肝郁化火者，加牡蛎、牡丹皮、栀子、龙胆草；肾虚者，加菟丝子、枸杞子；经闭不行者，加红花、泽兰、益母草；大便燥结者加芦荟、制大黄；乳房胀痛者加瓜蒌皮、橘叶。

本证亦可用柴胡疏肝散（《景岳全书》），即柴胡、枳壳、白芍、川芎、香附、陈皮、甘草，加莪术、牛膝、麦芽。

2. 肾虚肝郁证

（1）抓主症：月经渐少而闭经，乳汁自溢或挤之可出，量少质稠，不孕，乳房胀痛。
（2）察次症：头晕耳鸣，腰膝酸软，小便频数。
（3）审舌脉：舌质红，苔薄，脉细数。
（4）择治法：滋阴疏肝，养血通经。

（5）选方用药思路：本证为肝郁气滞，肾阴不足，虚火上炎，冲任失养，治宜选方知柏地黄丸（《医宗金鉴》）加减。方中熟地黄滋肾阴，益精髓；山茱萸酸温滋肾益肝；山药滋肾健脾；肾、肝、脾三阴并补以收补肾治本之功，亦即王冰所谓"壮水之主以制阳光"之义；去泽泻、茯苓，加知母、黄柏功专滋阴降火；龟板（先煎）、菟丝子善补肾阴；枸杞子肝肾同调；生麦芽回乳治标；川牛膝引火下行；当归、白芍养血柔肝；炙甘草调和诸药。上药合用，共奏滋阴疏肝、养血理气通经之效。

（6）据兼症化裁：若腰酸溲频者加杜仲、益智仁；乳房胀痛者加橘叶；午后低热者加青蒿、银柴胡；若五心烦热、口燥咽干，去当归，易熟地黄为生地黄，加女贞子、旱莲草、地骨皮以滋阴清热。更甚者症见毒热郁积之象，舌红苔黄，加金银花、菊花、夏枯草、桔梗、白头翁、黄柏。

本证或可选用归肾丸（《景岳全书》），即熟地黄、山药、山茱萸、茯苓、当归、枸杞子、杜仲、菟丝子加鸡血藤、何首乌、麦芽。

3. 气血两虚证

（1）抓主症：经闭不行，乳汁自溢，质清稀，不孕。

（2）察次症：面色不华，头晕心悸，神疲乏力，气短懒言。

（3）审舌脉：舌质淡，苔薄，脉细弱。

（4）择治法：益气补血，养血调经。

（5）选方用药思路：本证为气血不足、血海不盈，经闭不行，冲任亏损，选方人参养荣汤（《太平惠民和剂局方》）加减。方中熟地黄、当归、白芍滋养心肝，养血补血；加川芎入血分而理气，则当归、熟地黄补而不滞；人参、茯苓、白术、甘草补脾益气；黄芪增强补气之功；生麦芽回乳；陈皮运脾化湿；鸡血藤养血补血。

（6）据兼症化裁：若大便溏薄者，加山药、炒扁豆；面目浮肿者，加冬瓜皮。

4. 痰瘀交阻证

（1）抓主症：月经稀少而至闭经，乳汁溢出量少，不孕。

（2）察次症：胸闷不舒，形体较胖，头晕头痛。

（3）审舌脉：苔薄，脉沉涩。

（4）择治法：化湿除痰，活血通经。

（5）选方用药思路：本证为脾虚湿聚，痰阻经络，冲任失调，血瘀脉络。治宜选方苍附导痰汤（《叶天士女科诊治秘方》）合血府逐瘀汤（《医林改错》）加减。方中半夏、胆南星、苍术、茯苓化痰燥湿健脾；陈皮、香附、柴胡行气解郁化痰；当归、赤芍、白芍、桃仁、红花养血活血化瘀通络；牛膝活血通经。

（6）据兼症化裁：若嗜睡者，加石菖蒲、葛花；头重头痛者，加白芷、全蝎；胸闷泛恶者，加姜半夏、姜竹茹。

六、中成药选用

（1）逍遥丸：适用于肝郁气滞证。症见月经停闭，乳汁自出或挤压而出，不孕，情志抑郁，经前乳胀，少腹胀痛，舌苔薄白，脉弦细。每次6g，每日3次，口服。

（2）十全大补丸：适用于气血两虚证。症见闭经，乳汁自溢，质清稀，面色㿠白，头晕心悸，神疲乏力，气短懒言，甚或不孕，舌质淡胖，苔薄，脉细或细弱。每次6g，每日2次，口服。

（3）知柏地黄丸：适用于肾虚肝旺证。症见月经量少渐至闭经，乳汁自溢或挤之可出，量少而稠，不孕，头晕耳鸣，腰膝酸软，五心烦热，小便频数，咽干口燥，舌红苔薄，脉细数。每次 6g，每日 2 次，口服。

（4）香砂六君子丸：适用于脾虚痰湿阻滞证。症见形体肥胖，月经稀发或闭经、不孕，乳汁自出或挤压而出，胸闷腹胀，纳呆便溏，舌淡胖，苔薄白或白腻，脉滑或缓滑。每次 6～9g，每日 2～3 次，口服。

（5）左归丸：适用于肝肾阴虚证。症见月经稀发或停闭不行，伴溢乳、不孕，头晕耳鸣，腰膝酸软，舌红苔少，脉细。每次 9g，每日 2～3 次，口服。

七、单方验方

（一）单方

（1）生麦芽 30～60g，泡茶，3 个月为 1 个疗程。

（2）麦楂饮：生麦芽 60g，生山楂 30g，煎水服。

（3）芍药甘草汤：芍药 15g，甘草 6g，煎水服。

（4）山楂内金散：生山楂 60g，生鸡内金 30g，刘寄奴 15g。生山楂去核干燥研粉，生鸡内金干燥研粉，两药混合。刘寄奴煎汤，加红糖适量，每次送服药粉 15g，每日 3 次，适用于气滞血瘀型高泌乳素血症。

（二）验方

（1）车前麦芽饮：炒麦芽 30g，车前子（包煎）15g，白芍 15g，乌梅 10g，枳壳 12g，红花 10g，益母草 30g，川牛膝 15g，生地黄 15g，甘草 6g。水煎服，每日 1 剂，早晚服。用于痰瘀交阻型高泌乳素血症。

（2）通经止乳汤：生地黄 18g，石菖蒲 15g，远志 12g，菟丝子 12g，牛膝 9g，当归 9g，紫石英 30g，生麦芽 30g，丹参 18g。水煎服，每日 1 剂，早晚服。适用于闭经、溢乳伴腰膝酸软，乳房胀痛，性欲淡漠者。

（3）抑乳方：炒麦芽 90g，白芍 30g，茯苓 30g，莲须 30g，当归 12g，柴胡 12g，石菖蒲 10g。水煎服，每日 1 剂，早晚服。用于痰瘀交阻证。脾胃虚弱者加黄芪 30g，党参 20g；肝郁化热者加牡丹皮、山栀子各 20g；肾虚失藏者加菟丝子 30g，女贞子、墨旱莲各 15g。

（4）归肾定经汤：熟地黄 24g，山药 15g，山茱萸 15g，杜仲 15g，菟丝子 15g，枸杞子 15g，当归 12g，茯苓 12g，柴胡 12g，荆芥 12g，白芍 12g。水煎服，每日 1 剂，早晚服。用于肾虚型高泌乳素血症。

（5）补肾调肝敛乳方：菟丝子 20g，仙茅 10g，五味子 10g，淫羊藿 10g，白芍 10g，枳壳 10g，佛手 10g，生麦芽 50g，生山楂 30g，五倍子 10g，制成丸剂，每日 3 次，每次 6g。用治肝肾两虚证。

八、中医特色技术

（一）针刺

（1）百会、气海、天枢、足三里、大赫，平补平泻法，隔日 1 次，每次留针 20 分钟，12

次为 1 个疗程。不孕加子宫，平补平泻法；闭经加血海，平补平泻法；面部痤疮加行间，泻法；泌乳加期门、乳根、膻中，平补平泻法；肝肾阴虚加肾俞、志室、太溪，补法；肝郁气滞加肝俞、太冲、行间、地机、血海，泻法；脾胃虚弱加脾俞、胃俞、章门，补法。

（2）中极、血海、三阴交、足三里、脾俞、肾俞，平补平泻法。

（二）艾灸

针刺合热敏灸：针灸取穴肾俞、肝俞、脾俞、肺俞、心俞、膈俞、期门、合谷、关元、气海、归来、天枢、中脘、血海、膻中、三阴交、足三里、太冲、大椎。患者取仰卧位，乳房围刺，中脘、关元、气海呼吸补法，合谷、太冲提插泻法，其余穴位平补平泻；患者取俯卧位，肾俞、肝俞、脾俞、肺俞、心俞、膈俞，进针得气后施平补平泻。灸法：膻中和背俞（每次取三对背俞）施循环往返灸、雀啄灸、单点温和灸、回旋灸，灸至热敏感消失。

（三）耳针

（1）取子宫、内分泌、肾、卵巢穴，中等刺激，每次取 2~3 穴，留针 15~20 分钟，每日 1 次，经前经后各针 1 周。

（2）取肾、肝、脾、胃、内分泌、卵巢、皮质下穴，中等刺激，每次选 3~5 穴，每日 1 次。

上述两法均用王不留行籽或磁珠耳穴贴敷，压迫刺激。

（四）药膳疗法

（1）归芪炖羊肉：羊肉 250g，黄芪 30g，当归 15g，共炖烂，调味服食。用治气血两虚型高泌乳素血症。

（2）莱菔子粥：莱菔子 20g，大米 50g，煮粥食用。治肝郁气滞证。

（3）甲鱼瘦肉粥：甲鱼 1 只，去头，刮去壳砂；瘦猪肉 100g，切小块。煮烂，调味服食。治疗肝肾不足证。

（4）薏苡仁山楂茯苓粥：薏苡仁、山楂、茯苓各 20g，大米 50g，煮粥食用。治疗痰瘀交阻型高泌乳素血症。

（5）佛手茶：佛手 10~15g，开水泡茶饮。用治肝郁气滞型高泌乳素血症。

（6）乌鸡汤：雄乌鸡 500g 洗净切块，苹果 2 个削皮后切块，陈皮 6g，同入锅，加葱、醋、酱油适量，加水没过鸡，炖熟连汤服食，每日 1~2 次。治疗气血两虚证。

九、预防调护

（一）预防

（1）心情舒畅，保持乐观情绪，避免不良精神刺激和过重的思想负担。

（2）注意避孕，避免人工流产，产后勿过长时期哺乳，10 个月左右即可。

（3）某些药物能影响 PRL，应遵医嘱，不能擅自长期或大量服用。

（4）若发现月经量少，或少量泌乳，应尽早去医院诊断并采取相应治疗措施。

（5）预防并积极治疗可以避免因高催乳素血症引发的各种疾病，应时常检测 PRL 值。

（二）调护

（1）正确认识本病，切勿思想紧张、怀疑自己罹患乳腺癌。

（2）停服引起溢乳的药物，如多潘立酮、利血平、氯丙嗪等药物。

（3）勿刺激与挤压乳房，以防乳汁经常分泌。

（4）生麦芽50g煎水代茶常服。另可用芒硝60g纱布包裹后外敷乳房，有回乳作用。

（5）应多食消食散瘀活血的山楂等药物，因中医认为乳汁为冲任气血所化，上为乳汁，下为经水，应用活血化瘀通经的食品后，乳汁自然会减少。

十、各家发挥

（一）从肝论治

马宝璋认为高泌乳素血症属本虚标实之证，肝郁自始至终贯穿于整个病程变化之中，肝脏居中，是气血调节的枢纽，同时协调联络各脏腑功能。其核心病机为肝气郁结，故治疗重在调畅气机，治以理气为主，气机和畅，则悉证自除。如清代余听鸿《外证医案汇编》所言："治乳症，不出一气字"，强调治乳病以气为主，必加疏肝理气之品。《妇人大全良方》云："冲任之脉，起于胞中，为经络之海……上为乳汁，下为月水。"经谓："冲脉为病，逆气里急。"冲气壅滞上逆为其本，故平降冲逆实为必需之治，使气血下行，注于冲任，循其原位则愈。因此使用疏肝解郁、平冲降逆之法，在临证中治疗高泌乳素血症效果颇佳。方选丹栀逍遥散加味，基本组成：生麦芽60g，牡丹皮15g，栀子10g，柴胡10g，当归10g，白芍20g，茯苓10g，白术10g，制香附10g，郁金10g，川牛膝10g，甘草6g。方中牡丹皮、栀子清肝泄热；柴胡、香附、郁金合用功专疏肝解郁，理气通络；当归活血通经；白芍、甘草为伍，以缓肝急，根据大量文献研究提示具有明显降低PRL作用；川牛膝引火（血）下行。在此基础上加大剂量生麦芽回乳消胀，又兼能疏肝解郁，与柴胡等合用堪称妙招。著名医家张锡纯云："大麦芽，能入脾胃，善消一切饮食积聚，为补助脾胃之辅佐品。虽为脾胃之药，而善疏肝气。至妇人乳汁为血所化，因其善于消化，微兼破血之性，故善回奶。"马宝璋认为，麦芽，根据现代药理研究有回乳和催乳的双向作用，其关键不在于生用或炒用，而在于剂量大小的差异，即小剂量催乳，大剂量回乳，若用于抑制乳汁分泌用量应在30g以上；麦芽有类似溴隐亭样物质，能抑制PRL分泌。

（二）从脾虚痰阻论治

王秀霞认为素体肥胖或过食膏粱厚味，或饮食失节，或思虑劳倦，损伤脾胃。或肾阳不足，气化失常，上不能温煦脾阳，脾虚痰湿内生，痰湿内阻，气机不畅，气血紊乱，经血倒行，迫于乳房，化为乳汁而溢乳；又脾为后天之本、气血生化之源，脾主中气而统血，脾虚不能摄血归经，气血逆乱，不得下注冲任，上逆乳房化为乳汁，导致乳汁外溢。其主要病机以脾虚痰湿阻滞为主，故以健脾燥湿、豁痰通经抑乳为治疗大法。临床上王秀霞以自创痰湿方加减治疗本证。基本方：茯苓15g，苍术20g，丹参20g，半夏15g，香附20g，胆南星15g，浙贝母15g。方中苍术味苦性温而燥，最善燥湿，兼以健脾能使湿去，脾健则湿邪得化，脾气之转输、湿邪之运化，皆赖于气之运行；湿邪阻碍气机，气滞则湿郁，故方中配以香附，香附芳香辛散，其性宣畅，通行气分，散解六郁，兼入血分，疏通脉络，又为"气中血药"，直入肝经以疏肝解郁；茯苓甘淡性平，益脾助运，淡渗利湿。半夏燥湿化痰，辛而能守，半夏辛热能燥湿，茯苓甘淡能渗湿，湿去则痰无以生，所谓治病求本也；胆南星"借胆以清胆气，星以豁结气"；大贝（浙贝母）苦寒开泄为大，偏清热散结，胆南星、大贝、半夏共奏豁痰消脂之效，豁痰又能清热；痰湿型高泌乳素血症多伴月经不调故加丹参活血调经，丹参善治经水，为妇科要药。诸药相配，芳香泄浊，消痰通络，通经抑乳，辅以辛散痰结，防其浊痰瘀滞内生，相得益彰。

（三）从肝肾阴虚论治

韩百灵对本病的治疗强调从肝肾论治，即滋肾、养肝、平冲、抑乳。滋肾在于补一身之元阴元阳，元阴元阳充沛则脾气得充，冲任得通，气血和，天癸至，月事以时下，能有子，孕后可使胎气安固，减少习惯性流产的概率。养肝在于滋养肝肾之阴，肾阴足则肝体柔，阴平则阳秘，肝气疏泄正常，使月经按期来潮而泌乳消失。此外，肝体阴用阳，肝血不足，肝木失养，难遂其条达之性，亦每见胸胁隐痛等肝郁之症，所谓因病致郁。又乙癸同源，肝肾之阴息息相通，治宜补肾养血疏肝，所谓补肾可助疏肝，治肝以通冲任。韩百灵以百灵育阴汤加减处之每获奇效。基本方：熟地黄 20g，白芍 25g，山茱萸 20g，川续断 20g，桑寄生 20g，阿胶 15g，女贞子 20g，海螵蛸 25g，龟板 25g，牡蛎 25g。方中熟地黄、山茱萸、女贞子滋补肝肾，填精益髓；续断、桑寄生补益肝肾，强筋骨；龟板、牡蛎、海螵蛸为血肉有情之品，补益精血；阿胶源于血肉，化于精血而养血补血；白芍养血敛阴，主女人一切病。临证中酌加怀牛膝，其意有二，一者补肝肾，强筋骨；二者取其下行之义。另予生麦芽增强回乳、疏肝之功。

（赵　敏）

第七节　绝经后出血

绝经后出血（postmenopausal bleeding，PMB）是指绝经后一年以上的阴道出血，是老年妇女常见的临床病状之一。

中医学中，妇女自然绝经两年以上，又见阴道流血者，称"经断复来"，又称"年老经水复行"。

一、临床诊断要点与鉴别诊断

（一）诊断标准

本病多属良性病变，但恶性病变占相当比例，因而必须明确出血属良性或恶性，对指导治疗有重要意义。

1. 病史

有早婚、多产、乳众史，或情志所伤，注意询问既往月经情况、绝经年龄、绝经后有无白带增多及白带有无异臭味、有无性交出血史及癥瘕病史。

2. 症状

自然绝经一年后发生阴道出血，出血量多少不一，持续时间长短不定，部分患者白带增多，呈血性或脓血样，有臭味，或伴有下腹痛，下腹部包块，低热等。若出血反复发作，或经久不止，或伴腹胀、消瘦等要注意恶性病变。

3. 检查

（1）妇科检查：包括窥阴器、双合诊和三合诊检查。窥阴器检查时应仔细视诊阴道壁、穹隆部及宫颈，有无炎症、肿瘤或损伤，有无活动性出血，并取阴道分泌物做霉菌、滴虫和细胞学检查，初步了解体内雌激素水平。宫颈刮片细胞学检查是早期发现宫颈癌的重要方法，对可疑病灶应做活检。双合诊检查时应注意子宫大小与质地，两侧有无肿块。凡子宫增大者要警惕子宫内膜癌。

多数绝经后妇女阴道壁萎缩，缺乏弹性，要选用小号窥阴器轻轻插入。妇科检查的动作应轻柔，以免引起损伤。

（2）阴道镜检查及宫颈活检：肉眼检查有可疑恶变，或宫颈刮片细胞学诊断在Ⅲ级或Ⅲ级以上者，应做阴道镜检查，观察宫颈阴道部的血管图像、毛细血管间距离、表面轮廓、色泽及境界清晰与否等，通常在可疑部位做活检。无阴道镜时，常规在宫颈 3、6、9、12 点处做活检，或碘试验阴性区做活检。

（3）诊断性刮宫：是宫腔病变所致出血的最重要的诊断方法之一。诊断性刮宫前切忌盲目应用激素类药物，以免影响检查结果。首次应采用分段诊断性刮宫，依次刮取宫颈管与宫腔内膜，分装后送检。

（4）宫腔镜检查：虽然诊断性刮宫简便、实用，但有 9%～49% 的患者因诊断性刮宫内膜不足而未能做出组织学诊断，约 2% 的子宫内膜癌漏诊。因此，推荐用宫腔镜检查；或先行宫腔镜检查，再在直视下做活检。绝经后出血的宫腔镜所见，有子宫内膜萎缩、子宫内膜增生过长、子宫内膜癌、子宫黏膜下肌瘤、子宫内膜息肉等病变。因此，对妇科检查缺乏阳性体征的患者，应考虑做宫腔镜检查。

（5）B 型超声检查：安全方便，无创伤性。B 型超声可确认盆腔肿块的形态、大小及部位，区别肿块为囊性、实质性或混合性，辨认肿块与邻近脏器的关系，故有较高的诊断价值。此外，对子宫肌瘤、子宫内膜息肉及子宫内膜癌也有一定诊断价值。

（6）内分泌检查：妇科检查发现阴道、子宫萎缩不明显，阴道壁皱襞多、弹性好时，要考虑有雌激素影响，除注意有无附件肿块外，应在阴道脱落细胞检查的基础上做内分泌测定。

1）血清雌激素：绝经后妇女血清中雌激素以 E_1 占优势，浓度为 106.1pmol/L；E_2 47.7pmol/L，远低于绝经前水平。如后者水平升高，提示体内有异常雌激素分泌。

2）血清孕激素和雄激素：诊断价值不大。如血清孕酮较高，提示卵巢可能有偶发排卵。

3）血清促性腺激素：绝经后妇女卵巢功能低落，没有卵泡发育，血清 FSH 和 LH 维持高值。前者可为绝经前的 13.4 倍，后者可高 3 倍。如两者降至绝经前水平，提示体内有雌激素作用。

（7）腹腔镜检查：经各种检查疑有卵巢肿瘤者，即使妇科检查和 B 型超声未发现附件肿块，若年龄和一般情况允许，可选择腹腔镜检查，观察两侧卵巢外形、大小及有无肿瘤，必要时做活检，以明确诊断，有腹水者取之做常规检查、细胞学检查和染色体检查。

（二）鉴别诊断

1. 经间期出血

经间期出血常发生在月经周期的第 12～16 日，出血量较月经量少，或表现为透明黏稠的白带中夹有血丝，出血持续数小时以至 2～7 日自行停止。经间期出血与月经期出血形成出血量一次少、一次多相间的现象，结合 BBT 测定，若出血发生在排卵期，即可确诊；若在月经先期且每次出血量大致相同且出血时间不在排卵期内。

2. 月经先后无定期

月经先后无定期以月经时而提前，时而延后 7 日以上，并要连续观察 3 个周期以上才能明确诊断，而月经先期则只有月经提前而无月经推后，通过病史的询问与症状的分析，多可鉴别。

3. 崩漏

月经先期同时伴有月经过多者，应与崩漏相鉴别。崩漏是月经周期、经期和经量均发生严重紊乱的无周期性的子宫出血，量多如崩，或量少淋漓不断；月经先期伴月经过多，虽周期改变，但提前不超过 2 周，经量虽多，但经期正常且能自行停止。

二、审析病因病机

（一）气虚

天癸已竭之年，素体虚弱，或饮食失节，或劳倦过度，损伤脾气，中气不足，冲任不固，血失统摄，致经断复来。

（二）阴虚

素体阴虚，早婚多产，房事不节；天癸已竭之年，忧思过度，营阴暗耗，阴虚内热，热扰冲任，迫血妄行，以致经断复来。

（三）血热

素体阳盛，或过食温燥之品；天癸已竭之年，或感受热邪，或怒动肝火，火热内蕴，损伤冲任，迫血妄行，以致经断复来。

（四）血瘀

天癸已竭之年，体虚气弱，血行不畅；或情志内伤，肝气郁结，气滞血瘀；或感受外邪，与血搏结，瘀血内停，瘀阻冲任，损伤胞脉、胞络，以致经断复来。

本病病机多由气虚血失统摄、阴虚内热迫血妄行、血热迫血妄行、血瘀阻滞冲任，而最终导致冲任损伤，不能制约经血而致。

三、明确辨证要点

（一）辨虚实

经血非时崩下，量多势急，继而淋沥不止，色淡，质稀多属虚。本病有虚证、有实证，也有虚实夹杂之候，当以出血的量、色、质、气味及全身证候综合分析，同时参考各种检查结果。

（二）辨良恶性

辨明良性或恶性。一般年龄越大，出血时间越长，反复发作，下腹部肿块增长速度快，伴腹水、恶病质体质者，恶性病变的可能性越大。

一般而言，绝经后出血虚证多而实证少，热证多而寒证少。即便是热亦是虚热为多，失血伤阴即转为虚热。临证需仔细区分辨别。

四、确立治疗方略

治疗首分良性恶性，良性者当以固摄冲任为大法，或补虚或攻邪，或扶正祛邪；恶性者应采用多种方法（包括手术治疗、放疗、化疗）的综合治疗，以提高疗效。

五、辨证论治

1. 气虚证

（1）抓主症：自然绝经两年以上经水复来，血量较多，色淡质稀。

（2）察次症：小腹空坠，神疲乏力，气短懒言，面色㿠白。

（3）审舌脉：舌淡红，苔薄白，脉缓弱。

（4）择治法：补气养血，固冲止血。

（5）选方用药思路：本证为气虚中气下陷，冲任不固，应用安老汤（《傅青主女科》）。方中人参、黄芪、白术补中益气，固摄止血；熟地黄、阿胶、当归养血止血；山茱萸收涩止血；香附理气，与补气养血药同用，使补而不滞；黑芥穗、木耳炭黑以制红，加强止血之力。全方以补气固冲摄血治本，养血止血治标，标本同治，故可收止血之功。

（6）据兼症化裁：若为出血量大酌加大量黑芥穗、棕榈炭加强止血作用；煅龙骨、煅牡蛎摄冲任。

2. 阴虚证

（1）抓主症：自然绝经两年以上经水复来，量不多，色鲜红。

（2）察次症：五心烦热，两颧潮红，夜睡不宁，咽干口燥，阴中干涩或灼热疼痛，皮肤或外阴瘙痒，大便燥结。

（3）审舌脉：舌红，苔少，脉细数。

（4）择治法：滋阴凉血，固冲止血。

（5）选方用药思路：本证为阴虚内热，热扰冲任，迫血妄行，方用清血养阴汤（《妇科临床手册》）。

（6）据兼症化裁：若出血期间，酌加生龟板、生龙骨、阿胶；皮肤、外阴瘙痒甚者，酌加白蒺藜、荆芥、何首乌；大便燥结者，酌加胡麻仁、柏子仁。

3. 血热证

（1）抓主症：自然绝经两年以上经水复来，色深红，质稠。

（2）察次症：带下增多，色黄，有臭味，口苦口干，小便短赤，大便秘结。

（3）审舌脉：舌红或绛，苔黄，脉弦滑。

（4）择治法：清热凉血，固冲止血。

（5）选方用药思路：本证为热伤冲任，迫血妄行，应用益阴煎（《医宗金鉴》）酌加生牡蛎、茜根、地榆。方中生地黄、茜根、地榆清热凉血止血；知母、黄柏滋阴清热泻火；生龟板、生牡蛎固冲止血；少佐砂仁养胃醒脾，行气宽中。全方清热凉血泻火，血无热迫，冲任自固，血无妄行之弊矣。

（6）据兼症化裁：若带下量多者，酌加车前子、土茯苓、薏苡仁；出血量多或反复发作、气味腐臭者，酌加白花蛇舌草、七叶一枝花、半枝莲。

4. 血瘀证

（1）抓主症：自然绝经两年以上经水复来，血色紫暗有块，量多少不一。

（2）察次症：小腹疼痛拒按，或胞中有癥块。

（3）审舌脉：舌紫暗，脉弦涩或涩而有力。

（4）择治法：活血化瘀，固冲止血。

（5）选方用药思路：本证为瘀阻冲任，血不循经，应用当归丸（《圣济总录》）。方中芍药宜用赤芍，桂当用桂枝。当归、赤芍、川芎、桂枝活血祛瘀；虻虫、水蛭祛瘀消积；大黄、牡丹皮、桃仁凉血祛瘀；吴茱萸、干姜、附子、细辛温经散瘀；厚朴行气以助散结之力。全方活血祛瘀，消积化瘀，癥结散，冲任通，血循常道，不致妄行则血能自止。本方攻破力猛，体实而瘀血内结者方可用。

（6）据兼症化裁：若瘀积化热，症见手足心热，或低热不退，口干渴饮，尿赤便结，舌暗，苔黄而干，脉弦数者，去吴茱萸、干姜、附子、细辛、川芎，加田三七、地榆、贯众；小腹疼痛剧者，加罂粟壳、延胡索；久病体虚，面色苍白，形体羸瘦，气短气促，饮食减少者，去虻虫、大黄，加黄芪、白术、太子参。

六、中成药选用

（1）血府逐瘀口服液：适用于血瘀证。症见血色紫有块，小腹疼痛拒按，舌紫暗，脉弦涩或涩而有力。每次 20ml，每日 3 次，空腹服。

（2）断血流胶囊：适用于血热证。症见经色深红，质稠，小便短赤，大便秘结，色红苔黄，脉弦滑。每次 3～6 粒，每日 3 次，温开水送服。

（3）知柏地黄丸：适用于阴虚证。症见色鲜红，五心烦热，两颧潮红，阴中干涩，外阴瘙痒，大便燥结，舌红，苔少，脉细数。每次 8 丸，每日 3 次，温开水送服。

七、单方验方

化瘀消坚方：云茯苓 12g，桂枝 3g，赤芍 10g，牡丹皮 10g，桃仁 10g，皂角刺 30g，鳖甲 10g，石见穿 15g，鬼箭羽 20g。

非出血期可单用此方治疗，兼有气虚者加党参、黄芪；兼有月经淋漓日久不尽者去皂角刺、鳖甲、石见穿、鬼箭羽，酌加红藤、败酱草、椿根皮、女贞子、旱莲草；兼有潮热盗汗严重者，酌加淮小麦、白薇、瘪桃干；若有经水当断未断者，酌加寒水石、紫草、苦参等促使其绝经。

八、中医特色技术

针刺：三阴交、地机为主穴，根据不同病情采用补法或泻法，每日 1 次，或隔日 1 次，每次留针 20～30 分钟，10 次为 1 个疗程。

九、预防调护

（1）预防方面：积极治疗，严格遵医嘱用药，以免引起出血量增多，甚至重度贫血引起失血性休克等。生活起居要规律，注意劳逸结合，身体力行，寒温适宜。肾阳虚及脾虚患者，应注意保暖，不可复感寒邪；肾阴虚者，衣被不宜过暖；血热者，不可过暖，并且所服药液可偏凉服下。

（2）安抚患者，消除其恐惧和不安心理，增强其治疗的信心使患者配合治疗。

（3）调摄方面：加强饮食管理，给予易于消化而且营养丰富的食物，可以多食用牛奶、新鲜蔬菜、鱼类、肉类、禽蛋类等食物。血热患者饮食应该以清淡为主，忌食辛辣刺激之品；血瘀患者忌食生冷酸涩性食物；肾阴虚患者可以多食用甲鱼、紫菜、黑木耳等清养之品；肾阳虚患者可多食羊肉、韭菜等。

十、各家发挥

（一）从肾阳虚论治

肾阳虚，则命门火衰，阴寒内盛，而致冲任失于温煦，不能温暖胞宫，则胞宫虚寒，而致寒凝血滞。王秀霞对于经断后出血血瘀型病机亦鉴于此，正气日伤，肾精暗耗。即所谓"五脏之伤，穷必及肾，轻伤肾气，重伤肾阳"。可见本病病因病机的关键是肾虚、血瘀，因而提出"肾阳虚衰、血瘀于胞"是血瘀证型的主要病因病机。

（二）从血热论治

马宝璋认为当正邪相争之时，可用透邪达表、从外而解之法，使邪从外解，临床用之，疗效确实。热入血室者可为小柴胡汤证，在临床上应以辨证为前提，灵活应用。方中柴胡、黄芩为君药，柴胡疏解肝气，提举陷入血室之外邪，使之透表外出；黄芩苦寒泄热，使半里之热邪得以内彻；金银花、蒲公英均为清热解毒之品，有较好的退热作用；加牡丹皮、赤芍清热凉血祛瘀；延胡索行气止痛；薏苡仁、黄柏清热利湿解毒；白芍、甘草缓急止痛。

（三）从血瘀论治

脾胃为后天之本、气血生化之源。因此，绝经后治疗在祛邪攻伐之时，必须辅以护胃之品。当于活血祛瘀等法之外酌加陈皮、茯苓、焦白术、党参等。瘀血不去，新血不生，病程愈久，则血愈不生，遂由瘀致虚，当于活血中兼以养血，使祛瘀而不伤血，可酌加当归、白芍、熟地黄等，此是遵四物之意。《素问·奇病论》曰："胞络者，系于肾。"因此在治疗中，亦要根据病机变化灵活运用补肾之品，如熟地黄、山萸肉、枸杞子、续断、杜仲等。更多的时候，是兼顾先后天，详察气血阴阳虚损之变，务使祛邪而不伤正。瘀血湿热搏结于胞宫，阻滞气机，湿热下注，治以活血行气，清热利湿。

（孙可丰）

第八节　卵巢功能不全

卵巢功能不全（premature ovarian insufficiency，POI），即以往所指的卵巢早衰（premature ovarian failure，POF），指女性 40 岁之前出现闭经，伴有 FSH 水平升高（FSH＞40U/L）、雌激素水平降低等内分泌异常及绝经症状；意指卵巢功能的过早、完全衰竭。早发性卵巢功能不全是指女性 40 岁之前卵巢功能衰退，出现至少 4 个月的月经稀发或闭经，并有两次（两次检查间隔 4 周以上）或两次以上血清 FSH＞25U/L[欧洲人类生殖及胚胎学会（ESHRE）的诊断阈值]或 FSH＞40U/L[国际绝经学会（IMS）的诊断阈值]。

本病归属于中医学"闭经""血枯""血隔""经断前后诸症""不孕症"等范畴。

一、临床诊断要点与鉴别诊断

（一）诊断标准

1. 病史

包括月经初潮、月经症状、发病年龄及伴随症状，如有无烘热、潮红等，询问其他内分泌腺体疾病史、卵巢手术、化疗、盆腔放疗及幼年腮腺炎病史等；有无染色体异常、免疫疾病及家族史；风湿性或类风湿关节炎患者在应用雷公藤片等中药治疗期间可出现卵巢早衰，应询问有无相关服药史。

2. 症状

各种病因导致卵巢内无卵泡发育，卵巢萎缩，患者体内雌激素水平低下从而引起下列表现。

（1）月经失调：多数患者表现为月经稀发、经期缩短、经量减少而逐渐闭经，少数患者月经周期及经期完全紊乱，月经紊乱是发现卵巢早衰的第一线索。

（2）继发闭经：患者可有正常的月经及生育史，然后突然闭经。少数病例还可在月经初潮后 1～2 次月经即出现闭经。

（3）年轻患者可不孕或不育：部分患者可因不孕或不育就诊而发现卵巢早衰，若卵巢早衰发生在有性生活之前或计划生育之前，可表现为原发性不孕，发病较晚者可表现为继发性不孕，患者可因卵泡或黄体发育不良而出现反复自然流产。

（4）围绝经期综合征：可表现为面部潮红、潮热出汗、性情烦躁、失眠、抑郁等。

（5）绝经后表现：可出现性欲减退、阴道干涩、性交困难或性交痛、尿急、尿频、夜尿等萎缩性阴道炎和萎缩性尿道炎症状。

（6）伴发的自身免疫性疾病表现：常见的有桥本甲状腺炎、Crohn 病、系统性红斑狼疮、类风湿关节炎等疾病。

3. 检查

（1）妇科检查：原发性闭经伴性腺未发育或发育不全，性幼稚；继发性闭经可见内外生殖器及第二性征逐渐萎缩，表现为外阴萎缩，阴道萎缩、黏膜苍白、变薄、点状充血出血等老年萎缩性阴道炎改变。

（2）实验室检查：①内分泌检查可见 FSH＞40U/L，LH 略有升高，雌激素（E）水平低下或正常低值，PRL 正常；②促黄体生成激素释放激素（LHRH）兴奋试验呈高反应；③血染色体测定：25 岁以下或性征发育不全者，应行染色体核型检查以确定遗传学病因；25 岁以后的继发性闭经核型异常较少见；染色体核型可为 46，XX/45，XO/46，XO/46，XX 或 47，XXX 等；④抗体测定：合并自身免疫性疾病者，可测到抗卵巢抗体或其他抗内分泌腺体，如抗甲状腺微粒体抗体、抗甲状腺球蛋白抗体、抗核抗体、抗心磷脂抗体等。

（3）其他检查：①超声检查，尤其是经阴道超声检查，可以了解卵巢、子宫的发育情况，探测卵泡发育的情况，有助于本病的诊断；②卵巢组织学检查：腹腔镜下卵巢活检，根据患者病理组织学可分为无卵泡型（POF）及有卵泡型（ROS）两类。临床上除有必要确定自身免疫性卵巢炎的组织学证据，一般不提倡卵巢活检。

（二）鉴别诊断

1. 多囊卵巢综合征

多囊卵巢综合征可有闭经、不孕、肥胖及雄激素增多的表现。但以血 LH 升高为主，超声提示卵巢呈多囊样改变。

2. 高泌乳素血症

高泌乳素血症可有闭经、泌乳及不孕等表现，但血 PRL 升高，血 FSH、LH 低有利于鉴别。

3. 低雌激素性闭经

孕激素试验阴性，$E_2 \leqslant 20ng/L$，促性腺水平高低不限。

二、审析病因病机

（一）肾虚

卵巢早衰是七七未至，冲任已衰，天癸已竭，而肾为冲任之本，天癸的产生必赖肾精充足与肾阳温化。肾气本虚，天癸则无由化生。

（二）与心、肝、脾、肺四脏相关

生殖系统功能与五脏皆有关联，心主神明，五志过极均可伤心，忧思郁怒伤及肝脾。脾虚运化失司，化源不足，冲任失充，血海空虚而经水不行；肝肾同源，藏泄互用，肝血不足，肝气郁滞，则肾精不得充养，冲任无以畅达。甚者肝病及脾，生化乏源。肺脏在治疗妇科疾病时常被忽略，但肺肾之间母子相关，肺阴虚损，肺津不能下降滋补肾阴，母病及子，亦可致肾阴不足。

（三）与冲任二脉有关

冲任二脉与肾、肝、脾、胃诸经相通，故肾精亏虚、脾胃虚弱、肝经郁滞都可使冲任不充或冲任阻滞，发为本病。

（四）气血虚弱

气虚血弱，不能下注养胞，肾精所生，肾气无所化，天癸无所养，冲任不足，经血无源，致月水难生，血海难充，终至停闭不行，发为本病。

（五）瘀血

肾虚精亏、经脉失充、心肝脾气郁滞、肺气不得肃降均可导致血液流通不畅，阻滞冲任，形成瘀血。瘀血既成，阻塞脉络，气机不畅，新血不生，而发本病。

（六）六淫时毒

六淫之邪侵袭机体，尤其在经期人体抵抗力低下时，可循胞脉下袭胞宫，损伤冲任，干扰胞宫经血的盈溢，经水当至未至或至而时断，月水不下。

中医认为本病病机复杂，既有先天禀赋不足，又有后天因素，导致肾中阴阳失调而致。

三、明确辨证要点

（一）辨虚实

一般年逾 16 仍未行经，或月经初潮偏迟，或虽已行经而月经减少，渐致经闭，或身体发育欠佳，尤其是第二性征发育不良，或体质纤弱，病后术后，伴腰酸腿软，头昏眼花，面色萎黄，五心烦热或畏寒肢冷，舌淡脉弱者，多属虚证；若骤然月经停闭，伴情志不舒，或感寒冒雨，或形体肥胖，脉弦有力，多属实证。

（二）辨脏腑

闭经伴见腰酸腿软，头昏眼花，面色萎黄，五心烦热或畏寒肢冷者，病位在肾；伴见情志不畅，乳房胀痛，胁肋不舒，为病位在肝；形态肥羸，身形肿满，倦怠乏力，过食寒凉生冷或膏粱厚味者，多为脾病；若常忧愁思虑、积郁在心，症见闭经、不孕，病位在心；若兼见干咳少痰，潮热，盗汗等，病位在肺。

卵巢功能不全是妇科疾病中治疗难度较大之疾，其辨证必须与详细询问病史及全面检查相结合。

四、确立治疗方略

卵巢功能不全的治疗，以通经为目的，遵循"血滞宜通，血枯宜补"的原则。其治疗关键在于荣气血、平阴阳、和脏腑、调冲任、养胞宫。治虚证者，应以补肾益精、健脾养血为主，先补后攻，催经下行，"勿以通经见血为快"，强用攻破之剂，只能重伤气血，致病情加重，引起不良后果。治实证者，以行气活血，或温通经脉，或祛瘀行滞以疏通冲任经脉。虚实夹杂者当补中有通，攻中有养。

另外，医治本病，不能以"见血告捷"，必须注意巩固疗效。为此不论属虚属实，在"通"之后，应不同程度地予以滋肾养血生津之品，以获远期疗效，一般应以三个正常月经周期为准。

五、辨证论治

1. 肝肾阴虚证

（1）抓主症：经来涩少，点滴即净，经色暗红或鲜红，月经错后，或停闭数月不行，或月经紊乱而闭经，或婚后久不孕。病久可白带全无，阴部干涩。

（2）察次症：头晕耳鸣，腰酸膝软，口干咽燥，手足心热。

（3）审舌脉：舌红，苔少，脉沉细数。

（4）择治法：滋肾柔肝，育阴潜阳。

（5）选方用药思路：本证为精血匮乏，肝肾不足，虚火内炽，热伏冲任，火逼水涸，应用左归丸（《景岳全书》）加减。方中熟地黄、怀山药、山茱萸补肝肾益阴血；龟甲胶、鹿角胶为补肾要药，前者补阴，后者补阳，两药合用峻补精血，调和阴阳；再以枸杞子、覆盆子、女贞子平补肝肾。前方加龙骨、补骨脂寓阳中求阴，并可避免阴柔太过之弊。方中仅取六味地黄丸之熟地黄、山药、山萸肉的"三补"，去茯苓、泽泻、牡丹皮的"三泻"，纯补肝肾精血。

（6）据兼症化裁：若虚烦少寐、失眠者，酌加柏子仁、酸枣仁、夜交藤；若兼有气虚者，加太子参、黄精；若有肝郁，加柴胡、白芍、制香附。

2. 脾肾阳虚证

（1）抓主症：闭经，或月经后期量少，甚则停闭，阴道干涩。

（2）察次症：神疲体倦，表情淡漠，气短懒言，畏寒怕冷，腰背尤甚，不思饮食，大便溏薄，小便清长，面色㿠白。

（3）审舌脉：舌淡胖，边有齿痕，苔薄白，脉沉细弱。

（4）择治法：温补脾肾，养血活血。

（5）选方用药思路：本证为肾阳不足，命门火衰，火不生土，月经停闭，应用右归丸（《医学衷中参西录》）合八珍汤加减。右归丸以金匮肾气丸为基础，减茯苓、泽泻、牡丹皮，入鹿角胶、菟丝子、杜仲、覆盆子、补骨脂、仙茅，以加强温阳补肾之功；更以党参、白术补气健脾，当归、川芎、白芍养血活血，合而成方，融为温肾阳、补精血之剂。全方补而不泻，并加强温养活血之力，共奏健脾补肾之效。

（6）据兼症化裁：若肢冷甚者，加巴戟天、紫河车；肾虚痰阻者，酌加苍术、陈皮、香附、石菖蒲；若面色萎黄、毛发脱落者，加何首乌、川牛膝、鸡血藤。

3. 阴阳两虚证

（1）抓主症：闭经，或月经后期量少，渐至停闭，阴道干涩。

（2）察次症：时而烘热汗出，烦躁不安，时而畏寒怕冷，纳谷不香，腰背酸痛，神疲乏力。

（3）审舌脉：舌苔薄，脉沉细。

（4）择治法：滋肾温肾，调补冲任。

（5）选方用药思路：阴阳两虚，冲任不调，应用二仙汤（《中医方剂临床手册》）加减。方中仙茅、淫羊藿、巴戟天、菟丝子以温补肾阳；当归养血；知母、黄柏清肝泻火，以保肾阴；熟地黄、山药、枸杞子、山萸肉滋肾阴。上药温养与苦泄两者并顾，建调补阴阳之功。

（6）据兼症化裁：若阴虚火旺者，加龟板、女贞子、旱莲草。

4. 气血虚弱证

（1）抓主症：月经周期延迟，量少，色淡红，质薄，渐至经闭不行。

（2）察次症：神疲肢倦，头晕眼花，心悸气短，面色萎黄。

（3）审舌脉：舌淡，苔薄，脉沉缓或细弱。

（4）择治法：益气补虚，养血调经。

（5）选方用药思路：化源不足，血虚气弱，冲任不充，经闭不行，应用人参养荣汤（《太平惠民和剂局方》）。原方治积劳虚损，呼吸少气，心虚惊悸，脾肺气虚，气血两亏者。方中人参大补元气，健脾和胃为君；配黄芪、茯苓、白术、炙甘草，补中益气，以益气血生化之源；当归、熟地黄、白芍补血和营调经；陈皮理气行滞；远志、五味子宁心安神；肉桂温阳和营，振奋阳气。诸药合用，气血双补，气充血旺，血海充盈则月经通行。

（6）据兼症化裁：若脾虚便溏者，去当归、熟地黄，加砂仁；营阴暗耗，心火偏亢者，加柏子仁、川牛膝、生卷柏、泽兰、川续断、熟地黄；兼见心悸失眠，多梦者，宜养心阴和血脉，方用柏子仁丸（《妇人大全良方》）。

5. 气滞血瘀证

（1）抓主症：月经停闭不行，胸胁、乳房胀痛。

（2）察次症：精神抑郁，少腹胀痛拒按，烦躁易怒。

（3）审舌脉：舌紫暗，或有瘀点，脉沉弦而涩。

（4）择治法：理气活血，祛瘀通经。

（5）选方用药思路：瘀滞冲任，气血不畅，应用血府逐瘀汤（《医林改错》）。方中当归、川芎、生地黄、赤芍、桃仁、红花为桃红四物汤。桃仁、红花活血化瘀，使血行通畅，冲任瘀阻消除而经行；四物汤养血调经；配柴胡、赤芍、枳壳、甘草。此四逆散治以疏肝理气解郁，气行则血行；桔梗开胸膈之结气；牛膝导瘀血下行。诸药合用，既有活血化瘀养血之功，又有理气解郁之效，使气血流畅，冲任瘀血消散，经闭得通，诸证自除。

（6）据兼症化裁：若小腹冷痛，四肢不温，带下量多，舌淡，脉沉紧者，去柴胡，加乌药、肉桂、吴茱萸。

6. 痰湿阻滞证

（1）抓主症：月经延后，经量少，色淡质黏腻，渐至月经停闭不行，或见带下量多，色白。

（2）察次症：或伴形体肥胖，胸闷泛恶，神疲倦怠，纳少痰多。

（3）审舌脉：舌苔腻，脉滑。

（4）择治法：健脾燥湿化痰，活血通经。

（5）选方用药思路：本证为脾虚湿困，痰浊阻滞，伤及任带，经闭不行，选方四君子汤（《太平惠民和剂局方》）合苍附导痰丸（《叶天士女科诊治秘方》）加当归、川芎。四君子汤健脾益气，脾胃健运，痰湿不生；苍附导痰丸中二陈汤化痰燥湿，和胃健脾；苍术燥湿健脾；香附、枳壳理气行滞；胆南星燥湿化痰；神曲、生姜健脾和胃，温中化痰。加当归、川芎养血活血以通经脉。

（6）据兼症化裁：若面浮肢肿，小便不利者，加泽泻、车前子；血瘀明显者，加桃仁、鸡血藤。

六、中成药选用

（1）归肾丸：适用于肝肾阴虚证。每次6g，每日2次。

（2）乌鸡白凤丸：适用于肝肾阴虚证。每次9g，每日2次。

（3）大黄䗪虫丸：适用于血瘀经闭证。每次1丸，每日2次。

（4）河车大造丸：适用于肾气虚证。每次9g，每日1次。

七、单方验方

（1）祛痰化瘀软坚汤：姜半夏、茯苓、陈皮、当归、三棱、枳壳、香附各12g，海藻、昆布、石菖蒲、胆南星各 10g，水蛭、大黄各 6g。治女性痰湿型闭经。

（2）巢衰汤：制黄精 15g，熟地黄 15g，怀山药 15g，山茱萸 10g，龟甲（先煎）15g，紫河车粉（分冲）10g，女贞子 30g，覆盆子 15g，菟丝子 20g，陈皮 6g。加减：心烦易怒加合欢皮 10g，白芍 30g，莲子心 6g；汗出津津沾衣加浮小麦 30g，煅龙牡各 30g；腰肢酸楚甚者加杜仲 15g，补骨脂 20g。用法：每日 1 剂，水煎服，早晚分服，1 个月为 1 个疗程，治疗 6 个疗程。用治卵巢早衰。

八、中医特色技术

（一）针刺

1. 毫针

（1）阴虚火旺证

1）治法：滋肾养阴，清热调冲。

2）处方：肾俞、心俞、关元、三阴交、太溪、太冲。取背俞穴、任脉、足少阴经穴为主。

3）操作方法：针刺行补法或平补平泻法，不宜灸。

（2）脾肾阳虚证

1）治法：温补脾肾，助阳调冲。

2）处方：关元、肾俞、命门、脾俞、章门、足三里。取背俞穴、任脉、足阳明经穴为主。

3）操作方法：针刺行补法，并用灸法。

（3）阴阳俱虚证

1）治法：阴阳双补，调理冲任。

2）处方：肾俞、命门、太溪、三阴交、心俞、关元。取背俞穴、任脉、督脉、足少阴经穴为主。

3）操作方法：针刺行补法，不宜灸。

2. 耳针

（1）选穴：子宫、卵巢、内分泌、神门、交感、肾、心、肝、脾。

（2）操作：每次选 2～4 穴，采用耳穴压丸或埋针法。每日 1 次，两耳交替，连续 10 次为 1 个疗程。

（二）外治法

益母外敷方：益母草 120g，月季花 60g，置砂锅中加水煎取浓汁，以厚毛巾 2 条泡药汁，拧去药汁，热敷肚脐及下腹部，轮流使用，以少腹内有温热舒适感为佳。敷药过程中，注意腹部保暖，适用于气滞血瘀证。

（三）药膳疗法

1. 麻雀粥

组成：麻雀 3 只，粳米 50g，枸杞子 30g，葱白 3 根。

制作方法：麻雀宰杀去毛、内脏洗净，置油锅中炒熟，加入黄酒，煮沸，加入粳米、枸杞子煮成粥，熟后加葱白和佐料调味，稍煮后出锅。

服法：每日 1 剂，连服数日。适用于肾精虚损型卵巢功能衰竭。

2. 黄芪炖鸡

组成：黄芪、枸杞子、制首乌各 20g，乌鸡肉 200g。

制作方法：将前 3 味置布袋中，和乌鸡肉同炖至鸡肉烂熟，去药袋，加佐料调味。

服法：每日 1 剂，饮汤食肉。适用于肝肾不足、气血虚弱型卵巢功能衰竭。

九、预防调护

（一）预防

（1）注意经期及前后保暖，不宜涉水冒雨，避炎暑高温。

（2）经行之际忌食过于寒凉酸冷及辛香温燥食物，注意营养调节，亦应避免发胖。

（3）增强体质，注意劳逸结合，避免精神紧张和焦虑。

（4）避免房劳多产伤肾。

（5）及时治疗慢性疾病，消除引起卵巢功能不全的因素，积极治疗月经不调等病证，使之向正常方向转化。

（二）调护

（1）调畅情志，减少精神刺激，改善环境，使心情保持愉悦，必要时进行心理疏导，提高对本病的认识，消除精神紧张和焦虑，积极治疗。

（2）加强锻炼，调节肥胖或羸瘦倾向。

十、各家发挥

（一）从七情论治

马宝璋认为，明显的精神创伤、性格内向、经常争吵发怒、感情不顺或离婚的女性，往往易出现卵巢功能减退，甚至卵巢早衰。临证中马宝璋每以肝郁立论，治当疏肝解郁、健脾养血、补肾通经，采用逍遥丸合归肾丸加减化裁，疗效显著。肝郁化火者，酌加牡丹皮、栀子、知母等。

（二）从肾虚论治

王秀霞认为肾虚为卵巢早衰发病的根本病机，并根据不同致病因素进行辨证，以补肾为治疗大法，在治疗上以补肾贯穿始终，亦或佐以疏肝、养心、健脾等治法。临证中王秀霞自拟益肾方，在临床其效果得到验证，王秀霞结合患者的临床症状，辨证论治，调理冲任，在改善临床症状、减少激素的使用量、降低其不良反应、提高患者生活质量方面取得了很好的疗效，从而达到治疗目的。自拟益肾方组成：仙茅、山茱萸、覆盆子、巴戟天、杜仲、淫羊藿、益智仁、鹿角霜、枸杞子。

（三）从冲任论治

韩百灵认为，治疗卵巢早衰以补肾填精、调理冲任为主。临证以自拟经验方延灵丹加减处之，基本方：菟丝子、巴戟天、桑寄生、续断、杜仲、山茱萸、怀牛膝、白芍、香附、牡蛎、熟地黄、甘草、龟板、枸杞子、海螵蛸、女贞子。

（赵　敏）

第四章　女性生殖系统炎症

第一节　外　阴　炎

外阴炎（vulvitis，episioitis）是主要因病原体侵犯或受到各种不良刺激引起的外阴皮肤与黏膜的炎症，可独立存在，亦可与阴道炎、泌尿系疾病、肛门直肠疾病或全身性疾病并发，或为某些外阴疾病病变过程中的表现之一。

本病在中医古籍中没有明确记载，但根据其症状表现，可参考中医前阴病的"阴痒""阴疮""阴痛""阴肿"等疾病进行辨证治疗。

一、临床诊断要点与鉴别诊断

（一）诊断标准

1. 病史

有糖尿病、粪瘘、尿瘘、不洁外阴及异物接触刺激等病史。

2. 症状

急性期多外阴部灼痛、瘙痒、红肿、糜烂及渗液等表现，于活动、性交、排尿及排便时加重，严重者可出现全身症状表现；慢性外阴炎多致外阴皮肤增厚、粗糙、皲裂，甚至苔藓样变等改变。

3. 检查

（1）妇科检查：急性期可观察到外阴充血、肿胀、糜烂，常有抓痕，严重者形成溃疡或湿疹脓疱。慢性外阴炎表现为局部皮肤或黏膜瘙痒、增厚、粗糙、皲裂，甚至发生苔藓样变。

（2）实验室检查

1）外阴或阴道分泌物检查霉菌、淋菌、衣原体等病原体，必要时可行葡萄球菌、链球菌、大肠杆菌等细菌培养，同时行药物敏感试验。

2）检查血糖、尿糖、肛门周围蛲虫等。

3）对外阴溃疡患者，必要时应做活组织病理检查。

（二）鉴别诊断

1. 阴道炎

阴道炎主要表现为白带增多，可呈泡沫状、奶油状或豆渣样，可伴有异味、严重瘙痒等，临床上主要通过白带常规检查及症状表现予以鉴别。

2. 外阴白色病变

外阴白色病变指妇女外阴皮肤、黏膜失去正常色泽而呈白色，伴有阴部瘙痒、疼痛等症状。两者主要根据外阴皮肤的色素脱失情况进行鉴别诊断。

3. 梅毒

两者均可引起外阴部溃烂，但梅毒引起的外阴溃烂，其初疮是硬下疳，梅毒血清实验阳性，活组织检查可见梅毒螺旋体。

4. 软下疳

软下疳外阴典型的表现：多发、有脓、疼痛，涂片检查或血琼脂培养基培养可查到下疳链杆菌（嗜血杆菌）。必要时需要进行病变局部或组织检查，对两者进行鉴别。

5. 外阴神经性皮炎

外阴神经性皮炎以外阴瘙痒和皮肤苔藓化为表现，其并非原发疾病，而是继发于其他皮肤瘙痒性疾病的病损，局限于外阴部，也被称为慢性单纯性苔藓。两者根据是否有其他部位的皮肤病损为鉴别要点。

6. 外阴癌

外阴癌是外阴发生的恶性肿瘤，最常发生在大阴唇，其次是小阴唇、阴道前庭及阴蒂等处。首先出现局部结节或肿块，并逐渐增大、坏死、破溃及感染。肿物迅速增大，可呈乳头状或菜花样。两者可通过取局部组织病理活检进行鉴别诊断。

7. 外阴银屑病

外阴银屑病（又称外阴牛皮癣）的皮损通常与头皮、躯干、四肢伸侧等处病损同时存在，仅少数患者单独发生。

二、审析病因病机

（一）肝经湿热

郁怒伤肝，肝郁化热，肝气犯脾，脾虚湿盛，以致湿热互结，损伤任带，湿浊下注、浸淫，壅滞前阴，经脉失畅而外阴皮肤病发痒痛。

（二）肝肾亏损

素体肝肾不足或年老体衰，精血亏损；或久病不愈，阴血不足，以致肝肾阴虚。肝脉过阴器，肾司二阴，肝肾阴虚，精血亏少，冲任血虚，阴部肌肤失养，阴虚化燥生风，风动则痒而外阴痒痛。

（三）痰湿阻滞

素体肥胖，或恣食厚味，痰湿内盛，或饮食不节，脾失健运，痰湿内生，湿浊流注下焦，滞于冲任，壅滞前阴，经脉失畅，外阴病发痒痛。

（四）寒瘀互结

素体阳虚或有感寒史，寒邪乘阴，凝滞气血，结聚外阴，外阴经络不畅，而致外阴肿胀。

（五）湿虫滋生

素体脾虚湿盛，积久化热流注下焦，损伤任带，湿热蕴积生虫，或外阴不洁，或久居阴湿之地，湿虫滋生，虫蚀阴中，阴部经脉失畅，外阴病发痒痛。

（六）外伤

产伤或手术创伤，或跌仆闪挫，损伤阴户，气血瘀滞，冲任瘀阻，阴部经脉瘀滞，以致外阴肿痛。

本病病机有直接和间接两个方面。间接者指脏腑功能失调累及前阴病变，直接者指前阴局部感受邪毒、病虫或受外伤。

三、明确辨证要点

（一）辨阴阳

大凡发病急，病位浅，色鲜红，皮温灼热，肿胀疼痛，病程短者，预后良好，多为阳证；发病慢，病位深，色暗红，皮温不热，肿势平坦，隐隐作痛，病程长者，多为阴证，预后差。

（二）辨表里

辨表里即辨病位深浅、邪毒轻重。若病灶浅，病变轻而易治者为表；若病变深沉，病损重而难治者，则为里证。

（三）辨寒热

寒证全身症状表现：形寒肢冷，面色苍白，恶寒喜温，舌质淡红，苔白，脉迟；局部症状表现：肿胀不明显，皮温不热，不鲜红等。热证全身表现：发热面红，口渴欲冷饮，喜凉恶热，舌质红，苔干黄，脉数；局部症状表现：肿胀明显，皮温灼热，疼痛剧烈等。

（四）辨虚实

外阴病初期，邪毒炽盛，正气未衰，邪正相争形成实证；外阴病晚期，若邪去正伤，或体质素虚，邪毒较盛，则可出现虚中夹实证候。

四、确定治疗方略

临证治疗前阴病应根据其寒热虚实，本着"急则治其标，缓则治其本"的原则，服用内服药调理脏腑以治其本，并配合局部外治法以治其标。

五、辨证论治

1. 肝经湿热证

（1）抓主症：外阴皮肤瘙痒、灼痛感、红肿等。

（2）察次症：头晕目眩，口苦咽干，心烦不宁，便秘溲赤。

（3）审舌脉：舌红苔黄腻，脉弦滑而数。

（4）择治法：泻肝清热，除湿止痒。

（5）选方用药思路：本证为肝经湿热下注，湿热浸渍，壅滞前阴，经脉失畅，应用龙胆泻肝汤（《太平惠民和剂局方》）酌加虎杖、苦参。方中龙胆草泻肝胆实火，清下焦湿热；黄芩、栀子清热泻火；泽泻、木通、车前子清热利湿；生地黄、当归滋阴养血；柴胡疏肝理气，引药入经；甘草调和诸药；虎杖、苦参除湿止痒。全方共奏泻肝清热、除湿止痒之效。

（6）据兼症化裁：若局部焮红灼热者，加蒲公英、紫花地丁、牡丹皮、赤芍清热解毒，凉血消肿；若阴中溃烂流水者，加土茯苓、苦参清热解毒除湿。

2. 肝肾亏损证

（1）抓主症：阴部干涩，奇痒难忍，或阴部皮肤变白、增厚或萎缩、皲裂溃破。

（2）察次症：五心烦热，头晕目眩，时有烘热汗出，腰膝酸软。

（3）审舌脉：舌红苔少，脉弦细而数。

（4）择治法：调补肝肾，滋阴降火。

（5）选方用药思路：本证为肝肾阴虚，精血两亏，冲任血虚，血燥生风，应用知柏地黄丸（《景岳全书》）酌加何首乌、白鲜皮。方中熟地黄、山茱萸、山药调补肝肾；知母、黄柏、牡丹皮滋阴清热。全方共奏调补肝肾、滋阴降火之效。

（6）据兼证化裁：若胁痛口苦者，酌加炒川楝子、郁金以疏肝清热止痛。

3. 痰湿凝滞证

（1）抓主症：外阴肿胀、疼痛，瘙痒难忍，甚至溃烂成片。

（2）察次症：形体肥胖，头晕心悸，胸闷泛恶。

（3）审舌脉：苔白腻，脉滑。

（4）择治法：温经化痰，活血消肿。

（5）选方用药思路：本证为肥胖之人，痰湿内盛，湿浊流注下焦，滞于冲任，前阴经脉失常，应用阳和汤（《外科证治全生集》）加半夏、皂角刺。方中以炮姜、肉桂温中有通，破阴和阳，温化寒痰；麻黄辛温以开腠理；皂角刺活血以消肿，与白芥子、半夏宣燥兼备，祛皮里膜外之痰；鹿角胶补精助阳；熟地黄养血而滋阴；生甘草调和诸药。全方共奏散寒祛瘀、活血消肿之效。

（6）据兼症化裁：若局部肿胀明显者，可加草乌、地龙、木鳖子温经通络，消痰化瘀。若局部疼痛明显者，可加五灵脂、乳香、没药等化瘀止痛。

4. 寒瘀互结证

（1）抓主症：外阴可呈一侧突起肿胀，疼痛不甚。

（2）察次症：形寒肢冷，倦怠乏力，舌质淡嫩。

（3）审舌脉：苔白，脉沉迟。

（4）择治法：散寒祛瘀，消肿散结。

（5）选方用药思路：本证为寒邪乘阴，凝滞气血，结聚外阴，外阴经络不畅，应用阳和汤（《外科证治全生集》）加苍术、茯苓、莪术、皂角刺等。方中炮姜、肉桂温中有通，破阴和阳，温化寒痰；麻黄辛温以开腠理；皂角刺活血以消肿，与白芥子、苍术、茯苓宣燥兼备，祛皮里膜外之痰；鹿角胶补精助阳；熟地黄养血而滋阴；生甘草调和诸药。全方共奏散寒祛瘀、活血消肿之效。

（6）据兼症化裁：若局部肿胀明显者，可加草乌、地龙、木鳖子温经通络，消痰化瘀；若局部疼痛明显者，可加五灵脂、乳香、没药等化瘀止痛。

5. 湿虫滋生证

（1）抓主症：阴部瘙痒，如虫行状，甚则奇痒难忍，灼热疼痛。

（2）察次症：心烦少寐，胸闷呃逆，口苦咽干，小便黄赤。

（3）审舌脉：舌红，苔滑腻，脉滑数。

（4）择治法：清热利湿，解毒杀虫。

（5）选方用药思路：本证为脾虚湿盛，积久化热流注下焦，损伤任带，湿热蕴积生虫，湿虫滋生，虫蚀阴中，阴部经脉失畅。故用萆薢渗湿汤（《疡科心得集》）加减。方中萆薢、薏苡仁、苍术健脾渗湿；黄柏清热泻火燥湿；牡丹皮清热凉血；泽泻、赤芍、通草、滑石清热利湿；川牛膝引诸药下行。全方共奏清热燥湿之效。

（6）据兼症化裁：若局部红肿热痛甚者，可加金银花、连翘、生地黄、赤芍清热凉血，解毒消肿；若因蚀烂，黄水淋漓者，可加苦参、白蔹清热燥湿，生肌敛疮。

6. 外伤证

（1）抓主症：外阴红肿热痛，或局部血肿。

（2）察次症：有外伤史。

（3）审舌脉：舌正常或稍暗，脉正常。

（4）择治法：活血化瘀，消肿止痛。

（5）选方用药思路：本证为产伤或手术创伤，或跌仆闪挫，损伤阴户，气血瘀滞，冲任瘀阻，阴部经脉瘀滞，应用血府逐瘀汤（《医林改错》）加三七。方系桃红四物汤以白芍易赤芍，加入柴胡、桔梗、枳壳、川牛膝、甘草组成。方中当归、川芎、赤芍、桃仁、红花活血化瘀；牛膝祛瘀血，通血脉，并引血下行；柴胡疏肝解郁，升达清阳；桔梗、枳壳开胸行气，使气行血行；生地黄清热凉血，配当归能养血润燥，使祛瘀而不伤阴血；甘草调和诸药。本方不仅行血分瘀滞，而且能解气分之郁结，活血而不耗血，祛瘀又能生新，合而用之，使瘀去而血行。全方共奏活血化瘀、清利湿热之效。

（6）据兼症化裁：若外阴疼痛甚者，可加蒲黄、五灵脂以活血止痛；若有热者，可加栀子、牡丹皮以清热活血凉血；若外阴胀甚者，可加小茴香、香附、荔枝核以理气消胀。

六、中成药选用

（1）康复软膏：适用于肝经湿热、湿虫滋生证。症见外阴瘙痒，灼热疼痛，口苦咽干，心烦不宁，舌红，苔黄腻，脉滑数或弦滑而数。外用，涂抹洗净患处，每日2～4次。

（2）芦柏地黄丸：适用于肝肾亏损证。症见阴部干涩，奇痒难忍，五心烦热，头晕目眩，腰膝酸软，舌红苔少，脉弦细而数。口服，每服9g，每日2次。

（3）妇炎平散：适用于肝经湿热、湿虫滋生证。症见外阴瘙痒，灼热疼痛，口苦咽干，心烦不宁，舌红，苔黄腻，脉滑数或弦滑而数。外用，睡前洗净阴部，涂抹于外阴或皮肤患处，每日3次。

（4）康复灵药膏：适用于外阴肿痛明显者。症见外阴红热肿胀，疼痛不甚。外用，将药膏涂抹于患处，每日2次。

（5）紫草油：适用于外阴炎慢性期。症见外阴皮肤增厚、粗糙、皲裂，甚至苔藓样变改变。外用，涂于患处，每日1～2次。

（6）外科黄连膏：适用于肝经湿热、湿虫滋生证。症见外阴瘙痒，灼热疼痛，口苦咽干，心烦不宁，舌红，苔黄腻，脉滑数或弦滑而数。外用，薄涂于患处，每日1～2次。

（7）龙胆泻肝丸：适用于肝经湿热证。症见外阴瘙痒，红肿热痛，头晕目眩，口苦咽干，心烦不宁，便秘溲赤，舌红苔黄腻，脉弦滑而数。口服，每次1丸，每日2次。

（8）全蝎软膏：适用于外阴瘙痒、肿胀者。症见外阴瘙痒，红肿热痛。外用，每日1～2次。

（9）苦参凝胶：适用于外阴瘙痒严重者。症见阴部奇痒难忍。外用，每日1～2次。

（10）云南白药粉：适用于外伤证。症见突起肿胀，疼痛不甚或局部血肿。外用，每日1～2次。

七、单方验方

（1）二妙散（《丹溪心法》）：黄柏、苍术各15g。上两味研为细末，每服3～9g，每日2次，用沸水汤加姜汁送服。

（2）漏肿方（《外科精义》）：芍药、丹参、黄芩、白蔹各等份。上咀，用药5钱，水一升，煎沸，温而洗之。

（3）蛇床子散（《妇产科学》）：蛇床子、花椒、明矾、苦参、百部各15g。水煎，趁热先熏后坐浴，每日1次，10次为1个疗程。若阴痒溃破者则去花椒。

（4）《新编妇人大全良方》经验方：苦参30g。煮水频洗，每日3～5次。

（5）《朱小南妇科经验选》经验方：蛇床子、土槿皮、百部、川椒、枯矾各等份。上药加水浓煎后熏洗阴部。早晚各1次。

（6）《女病外治良方妙法》经验方：虎杖100g，苦参50g，土槿皮50g。上药加水4500ml，煎取4000ml，过滤待温，取2000ml，坐浴10～15分钟，每日2次，7日为1个疗程。

（7）《中医妇科验方选》经验方：苦参10g，蛇床子15g，地肤子15g，白鲜皮15g，川椒6g，青盐2撮。将药装入布袋放水中，煮沸20分钟，温水坐浴，每日2～3次，每次15～20分钟。

（8）《女病外治良方妙法》经验方：苦参30g，土茯苓30g，蛇床子30g，生百部50g，龙胆草15g，黄柏15g，紫槿皮15g，川椒15g，苍术15g，地肤子24g。水煎后温水坐浴并洗外阴，每日1剂，早晚各1次，每次20～30分钟，10日为1个疗程，一般3个疗程。

（9）补中益气汤（《医宗金鉴·妇科心法要诀》）：黄芪20g，人参15g，白术15g，炙甘草10g，陈皮15g，当归20g，升麻10g，柴胡10g。

（10）加味逍遥散（《医宗金鉴·妇科心法要诀》）：柴胡15g，当归15g，白芍10g，白术15g，茯苓10g，生姜10g，薄荷10g，炙甘草10g，牡丹皮15g，栀子15g。

八、中医特色技术

（1）体针：取带脉、三阴交、行间、阴陵泉、下髎等穴位，均采用泻法。适用于肝经湿热证。取中极、三阴交、下髎、归来等。若湿热者，加阴陵泉、大敦；肝郁气滞者，加太冲、气海。手法：实证施泻法，虚证施补法或平补平泻法。取三阴交、阴陵泉、中极、脾俞、三焦俞、下髎、阳陵泉、行间。手法：各穴施泻法或平补平泻法。

（2）耳针：取内分泌、肾上腺、外生殖器、肝、脾、肾。采用埋针或埋豆法，每周2次，双耳交替进行。取交感、神门、外生殖器、肝、肾。毫针中等刺激，每次 20 分钟，隔日 1 次；或采用耳穴埋针或埋豆法，每周 2～3 次。取交感、内分泌、内生殖器、肝、肾。毫针中等刺激，每次 20 分钟，隔日 1 次；或采用耳穴埋针或埋豆法，每周 2～3 次。

九、预防调护

（一）预防

（1）保持外阴清洁，每日可用温开水清洗外阴，不穿紧身裤。

（2）经期、产后（包括流产、引产、正产）保持内裤、经血垫纸清洁，禁房事、盆浴和游泳。

（3）外出旅游和出差，宜自带卫生洁具，避免交叉感染。

（4）避免长途跋涉、骑车或久坐不起。素体正气亏虚者，尤应注意调摄，劳逸结合，以防止正虚邪入。

（二）调护

（1）一般护理：穿宽松棉质内裤，局部保持清洁、透气，勤换内裤，瘙痒时不可搔抓，发病急性期禁止性生活。

（2）精神护理：患者因外阴红肿热痛，或瘙痒难耐，常痛苦难言，烦躁忧虑，应耐心、详细交代病情和预后，以消除顾虑，树立患者战胜病痛的信心。

（3）饮食护理：饮食宜清淡且富有营养，多吃一些富含蛋白质和糖类的食物，如牛奶、豆浆、蛋类、肉类等。多饮水。多吃新鲜的水果和蔬菜，如苹果、梨、香蕉等。应忌食辛辣厚味及海产品类食物，以防酿生湿热，加重病情。

（4）用药护理：使用散剂、膏类药物外治时，应剔除阴毛，利于敷贴。坐浴以先熏后浴为佳，注意水温，以免烫伤。

十、各家发挥

韩百灵认为肾藏精，肝藏血，肝肾同源，肝肾阴液相互滋生，所以肾阴不足可引起肝阴不足；反之，肝血不足，亦可导致肾精亏损。肝肾亏损，肌肤失养而造成前阴疾病。其临床表现常伴有头晕、视物昏花、眼角干涩、耳鸣、健忘、心烦易怒、腰膝酸软、足跟痛、手足心热、潮热盗汗、口干不欲饮、小便短赤、大便秘结、舌红而干、少苔或无苔、脉弦细或弦细数。韩氏创制百灵育阴汤，滋补肝肾，随病证加减。组成：熟地黄 20g，山萸肉 15g，川续断 20g，海螵蛸 20g，龟板 20g，阿胶 15g。方中以熟地黄、山萸肉滋阴补血，山药健脾补虚，滋阴固肾，治诸虚百损，疗五劳七伤；海螵蛸、牡蛎、龟板合白芍共奏补肾益精、潜纳虚阳、养血敛阴之效；川续断、桑寄生、杜仲补肝肾，调血脉；阿胶滋阴补血，全方配伍严谨，组方精良，共奏调补肝肾、滋阴养血之效。对于阴痒，阴部灼热瘙痒，带下色黄而夹有血液者，可加黄柏 15g，栀子 15g，白鲜皮 15g，以滋阴补肾，凉血润燥。

（李慕白）

第二节　前庭大腺炎、前庭大腺囊肿

前庭大腺炎（bartholinitis）是指多种病原体感染引发的前庭大腺的炎症。前庭大腺炎如未得到及时治疗，腺管口因炎症肿胀阻塞，渗出物不能外流而积存则形成前庭大腺脓肿。

前庭大腺囊肿（bartholin cyst）为前庭大腺导管的非特异性炎症阻塞。在急性炎症消退后，腺管口粘连阻塞，脓液逐渐转为清液，分泌物不能排出而形成前庭大腺囊肿，有时腺腔内的黏液浓稠或先天性腺管狭窄排液不畅，也可形成囊肿；也有少数病例因分娩做会阴侧切术时将腺管切断，或分娩时阴道、会阴外侧部裂伤而发生严重瘢痕组织所致。

一、临床诊断要点与鉴别诊断

（一）诊断标准

1. 病史

患者有病原体接触史或外伤史。常发生于经期、产后、旅游、出差或久坐不起、长途跋涉或骑车后。

2. 症状

前庭大腺炎多为单侧性，偶可双侧发病，开始大阴唇后 1/3 处出现肿胀疼痛或有灼热感、触痛明显、步行困难，有时会致大小便困难；严重时肿块表面皮肤变薄、周围组织水肿发展至前庭大腺脓肿。肿块大小不一多呈鸡蛋大小。甚则可有发热、头痛等全身症状。如不处理，脓肿可自行破溃，若破口大可自行引流，炎症较快消退而痊愈；若破口较小，脓液不能完全排净，病变可反复发作。

前庭大腺囊肿大小不等，多由小逐渐变大，有些囊肿可持续数年不变。若囊肿较小且未发生感染，患者可无自觉症状，往往于妇科检查时方被发现；若囊肿较大，患者可有外阴部坠胀感或出现性交不适。

3. 检查

（1）妇科检查：前庭大腺炎可见外阴肿胀充血，重者见小阴唇黏膜糜烂溃疡形成，或见一侧大阴唇下段包块，红肿灼热，压痛明显。当形成脓肿时，可触及波动感，严重者直径可达 5～6cm，常伴腹股沟淋巴结肿大。若系囊肿，多为单侧，也可为双侧，囊肿多呈椭圆形，继发感染时可形成脓肿，反复感染可使囊肿扩大。

（2）实验室检查：急性期血常规可见白细胞计数及中性粒细胞增高，血沉增快；白带常规清洁度Ⅲ～Ⅳ度，可查见滴虫；脓液涂片或超高倍镜检查，常可查见淋球菌。

（二）鉴别诊断

1. 尿道旁腺炎

尿道旁腺炎多有尿道炎病史，主要表现为尿频、尿急、尿痛等尿道综合征症状，体检时在阴道壁做点状触诊可发现局限性触痛。尿常规检查可协助诊断。

2. 大阴唇腹股沟疝

大阴唇腹股沟疝与前庭大腺囊肿相鉴别，前者多在患者用力或向下屏气时突然出现或肿胀症状加重，休息平躺后减轻或消失，借助体格检查可明确诊断。

3. 梅毒

因梅毒引起的外阴溃烂，它的初疮是典型的硬下疳，应与前庭大腺脓肿破溃相鉴别。前者有性乱史或感染史，梅毒血清试验阳性，活组织检查可查到梅毒螺旋体。

4. 软下疳

外阴有典型的软下疳病灶，表现为多发性溃疡、边缘不规则、剧痛、有多量脓性恶臭分泌物，触之不硬。有性乱史或感染史，涂片检查或血琼脂培养基培养可查到下疳链杆菌。

5. 外阴瘙痒

外阴瘙痒表现为外阴及阴道口瘙痒不堪，甚或痒痛难忍，常伴白带增多、色黄臭。可见外阴潮红、充血，白带常规可查见霉菌、滴虫，或在阴毛中发现阴虱，可与阴疮鉴别。若搔抓破溃流水亦可形成阴疮。

6. 外阴湿疹

外阴湿疹是一种常见的过敏性炎症性皮肤病，其病因较复杂，多认为是一种Ⅳ型变态反应，过敏原来自外界或体内。病变初期，外阴呈弥漫性潮红，无明显界限，可逐渐发展为丘疹、水疱，进而糜烂渗液，由于灼热和剧烈痒感而搔抓，可形成痂皮，合并感染。根据病史及有关检查可予鉴别。

7. 生殖器疱疹

生殖器及肛周皮肤散在或簇集小水疱，破溃后形成糜烂或溃疡，自觉疼痛，病毒抗原、病毒培养可检测到单纯疱疹病毒呈阳性。

8. 外阴瘤样病变及肿瘤

外阴上皮包涵囊肿、皮脂腺囊肿、中肾管囊肿等瘤样病变，外阴纤维瘤、脂肪瘤等外阴常见良性肿瘤，均可在外阴部扪及肿块，但根据其生长部位、质地、活动度与前庭大腺开口的关系，即可与之鉴别。若位于前庭大腺处的实质性包块，质地坚硬应考虑前庭大腺癌，若外阴溃疡久治不愈应先排除外阴恶性肿瘤。

二、审析病因病机

（一）阴肿

（1）肝经湿热：素性抑郁，或七情所伤，肝郁化热，肝木乘脾，脾虚湿盛，湿热互结，下注冲任，壅滞前阴，经脉失畅，而致阴肿。

（2）痰湿凝滞：素体肥胖，或恣食厚味，痰湿内盛，或饮食不节，脾失健运，痰湿内生，湿浊流注下焦，滞于冲任，壅滞前阴，经脉失畅，发为阴肿。

（3）外伤：产伤或手术创伤，或跌仆闪挫，损伤阴户，气血瘀滞，冲任瘀阻，阴部经脉瘀滞，以致阴肿。

本病病机多由肝经湿热，或痰湿凝滞，下注阴部，或因外伤致局部瘀肿。

（二）阴疮

本病常见病因为湿热、寒湿。

（1）湿热：下焦感受湿热之邪，或郁怒伤肝，肝郁化热，肝气犯脾，脾虚湿盛，湿热互结，下注冲任，蕴结成毒，侵袭阴部，腐肉为脓，而成阴疮。

（2）寒湿：久居阴湿之地，或经期、产后冒雨涉水，感寒饮冷，以致寒湿凝滞，瘀血内停；或脾肾阳虚，痰湿内停，痰瘀交阻，冲任阻滞，前阴失养，日久溃腐，而成阴疮。

本病病机多由情志损伤，肝郁犯脾，脾失健运，脾虚湿盛，湿热互结，蕴久成毒，久则生疮。或因正气虚弱，寒湿凝结日久，溃而成疮。

三、明确辨证要点

（一）辨阴阳

应以局部症状为辨证的主要依据，外阴红肿热痛，甚或破溃流脓，或溃烂流水，或伴恶寒发热者，为热为实，是为阳证；外阴一侧肿块状如蚕茧，或结块疼痛，皮色不变，或紫暗，日久不消，为虚为寒，是为阴证。

（二）辨善恶

外阴红肿热痛，破溃流脓或包块状如蚕茧，形体壮实者，为善证；若外阴溃烂，臭水淋漓或肿块坚硬，边缘不整，久治不消，形体瘦削，多属恶证。

四、确立治疗方略

前庭大腺炎与前庭大腺囊肿病灶虽在局部，但要结合舌脉及全身症状辨证论治。肝经湿热、寒湿毒邪、痰湿凝滞及外伤是本病的基本病因，总属实证。治疗应在顾护正气的基础上结合辨证论治采用清肝利湿、温经化痰、解毒除湿等治法，结合活血化瘀、消肿止痛及局部外治法以达到治疗目的。

五、辨证论治

（一）阴肿

1. 肝经湿热证
（1）抓主症：外阴红肿胀痛。
（2）察次症：常伴有发热，两胁胀痛，口苦咽干，小便短赤，大便不爽。
（3）审舌脉：舌红，苔黄而腻或黄厚，脉弦数或濡数。
（4）择治法：清肝利湿，消肿止痛。
（5）选方用药思路：本证为肝郁日久化热，肝郁脾虚，脾虚生湿，湿热下注，湿热郁遏阴部；湿热停滞，脉络失宣，营卫不通，阴阳不和；肝经布于两胁，肝经湿热郁阻；湿热停滞大肠；热移于小肠，应用龙胆泻肝汤（《医方集解》）加蒲公英、紫花地丁。方中龙胆草利肝胆湿热，泻火除湿；黄芩、栀子苦寒泻火，燥湿清热；泽泻、木通、车前子导湿热从水道而去；当归、生地黄养血滋阴；柴胡舒畅肝胆之气；蒲公英、紫花地丁清热解毒，以清肝利湿，消肿止痛。全方共奏清肝利湿、消肿止痛之效。
（6）据兼症化裁：若肝郁脾虚者，用逍遥散；若溃腐脓肿，或已溃破者，可按阴疮治疗；若血肿块增长趋势较快者，可考虑穿刺抽血或手术治疗。

2. 痰湿凝滞证

（1）抓主症：外阴肿胀疼痛，肤色正常。

（2）察次症：形体肥胖，带下量多，色白质黏无臭，头晕心悸，胸闷泛恶。

（3）审舌脉：苔白腻，脉滑。

（4）择治法：温经化痰，活血消肿。

（5）选方用药思路：本证为肥胖之人，痰湿内盛，湿浊流注下焦，滞于冲任，前阴经脉失畅所致；痰湿中阻，清阳不升，痰湿停于心下，湿浊下注，应用阳和汤（《外科证治全生集》）加半夏、皂角刺。方中以炮姜、肉桂温中有通，破阴和阳，温化寒痰；麻黄辛温以开腠理；皂角刺活血以消肿，与白芥子、半夏宣燥兼备，祛皮里膜外之痰；鹿角胶补精而助阳；熟地黄养血而滋阴；生甘草调和诸药。全方共奏燥湿化痰、活血消肿之效。

（6）据兼症化裁：若伴阴部瘙痒不适者，加白鲜皮、鹤虱、贯众、川楝子杀虫止痒。

3. 外伤证

（1）抓主症：外阴红肿热痛，或局部血肿，有外伤史。

（2）察次症：发热。

（3）审舌脉：舌正常或稍暗，脉正常。

（4）择治法：活血化瘀，消肿止痛。

（5）选方用药思路：本证因起居不慎，跌仆闪挫，以致气血紊乱，血不循经而离走，以致血停滞，或局部血肿，应用血府逐瘀汤（《医林改错》）加三七。方中桃仁、三七破血行滞而润燥；红花、赤芍、川芎活血祛瘀以止痛；生地黄甘寒清热凉血；桔梗、枳壳宽胸行气。全方共奏活血化瘀、消肿止痛之效。

（6）据兼症化裁：若外阴疼痛甚者，可加蒲黄、五灵脂以活血止痛；有热者，可加栀子、牡丹皮以清热活血凉血；外阴胀甚者，可加小茴香、香附、荔枝核以理气消胀。

（二）阴疮

1. 湿热证

（1）抓主症：阴部生疮，红肿热痛，则溃烂流脓，黏稠臭秽。

（2）察次症：头晕目眩，口苦咽干，身热心烦，大便干结。

（3）审舌脉：舌红，苔黄，脉滑数。

（4）择治法：泻肝清热，解毒除湿。

（5）选方用药思路：本证为下焦湿热，气血凝滞，蕴结成毒，腐肉化脓；湿热熏蒸，热毒内蕴，应用龙胆泻肝汤（《笔花医镜》）加土茯苓、蒲公英。方中龙胆草利肝胆湿热，泻火除湿；黄芩、栀子苦寒泻火，燥湿清热；泽泻、木通、车前子导湿热从水道而去；当归、生地黄养血滋阴；柴胡舒畅肝胆之气；蒲公英、紫花地丁清热解毒，以泻肝清热，解毒除湿。全方共奏泻肝清热、解毒除湿之效。

（6）据兼症化裁：若热毒壅盛者，症见发热不退，渴喜冷饮，溃脓臭秽。治宜清热解毒，化瘀除湿。方用仙方活命饮（《校注妇人良方》）。方中金银花清热解毒；白芷、防风散风祛湿；赤芍、当归尾、乳香、没药活血化瘀消肿；穿山甲、皂角刺活血软坚散结；陈皮、贝母理气化痰；天花粉养阴清热；甘草解毒和中。若疮久不愈，正气不足，邪毒内陷者，宜扶正托毒，方用补中益气汤。若日久伤阴者，治宜养阴清热解毒，方用百合地黄汤（《金匮要略》：百合、生地黄）。

2. 寒湿证

（1）抓主症：阴疮坚硬，皮色不变，或有疼痛，溃后脓水淋漓。

（2）察次症：神疲倦怠，食少纳呆。

（3）审舌脉：舌淡，苔白腻，脉细弱。

（4）择治法：温经化湿，活血散结。

（5）选方用药思路：本证为寒湿凝滞，痰瘀交阻，肌肤失养，皮色不变，或有疼痛，溃后脓水淋沥；寒湿凝滞，脾阳不振，应用阳和汤（《外科证治全生集》）加苍术、茯苓、莪术、皂角刺。方中炮姜、肉桂温中有通，破阴和阳，温化寒痰；麻黄辛温开腠理；皂角刺活血消肿，与白芥子、半夏宣燥兼备，祛皮里膜外之痰；鹿角胶补精而助阳；熟地黄养血而滋阴；生甘草调和诸药。全方共奏温经化湿、活血散结之效。

（6）据兼症化裁：若正虚邪盛者，症见疮久不敛，心悸气短，治宜托里消毒，方用托里消毒散（《外科正宗》）。方中人参、白术、黄芪、甘草补气助阳；当归、白芍、川芎养血和血；金银花、白芷、皂角刺解毒消肿以排脓；黄芪、桔梗外提托毒。

六、中成药选用

（1）龙胆泻肝丸：适用于外阴红肿胀痛，常伴有发热，两胁胀痛，口苦咽干，小便短赤，大便不爽，舌红，苔黄而腻或黄厚，脉弦数或濡数。每次1丸，每日2次，早晚饭后温服。

（2）黄连解毒丸：适用于阴部生疮，红肿热痛，则溃烂流脓，黏稠臭秽，头晕目眩，口苦咽干，身热心烦，大便干结，舌红，苔黄，脉滑数。每次1丸，每日2次，早晚饭后温服。

（3）抗宫炎分散片：适用于外阴红肿胀痛，发热，两胁胀痛，口苦咽干，小便短赤，大便不爽，舌红，苔黄而腻或黄厚，脉弦数或濡数。每次6片，每日3次，温开水送服。

（4）妇可靖胶囊：适用于外阴肿胀，触及肿硬，白带增多，小腹坠胀，下腹结块等。每次2粒，每日3次，温开水送服。

（5）苦参凝胶：适用于前庭大腺炎合并阴道炎者。症见阴部生疮，红肿热痛，则溃烂流脓，黏稠臭秽，赤白带下，舌红，苔黄，脉滑数。阴道给药，每晚1支。

（6）艾附暖宫丸：适用于寒湿凝滞证。症见阴疮坚硬，皮色不变，或有疼痛，溃后脓水淋漓，神疲倦怠，食少纳呆，舌淡，苔白腻，脉细弱。每次6g，每日2～3次，温开水送服。

（7）血府逐瘀胶囊：适用于肿块较大且坚硬者。症见外阴肿胀较甚，胸痛或头痛，内热憋闷，失眠多梦，舌暗，苔白，脉沉弦等。每次6粒，每日2次，温开水送服。

（8）小金丹：适用于外伤所致的炎症。症见外阴红肿热痛，或局部血肿，有外伤史，舌正常或稍暗，脉正常等。每次1粒，每日1～2次，陈酒送服。

七、单方验方

（1）龙胆泻肝汤（《医方集解》）：龙胆草、黄芩、山栀子、泽泻、木通、车前子、当归、生地黄、柴胡、生甘草。功能清肝利湿，消肿止痛。早晚饭后温服。用于肝经湿热证。

（2）阳和汤（《外科证治全生集》）：熟地黄、肉桂、白芥子、姜炭。功能温经散寒。适用于寒湿凝滞证。

（3）血府逐瘀汤（《医林改错》）：当归、生地黄、桃仁、红花、枳壳、赤芍、柴胡、甘草、桔梗、川芎、牛膝。功能活血化瘀，行气止痛。适用于外伤血瘀证。

（4）仙方活命饮（《校注妇人良方》）：白芷、贝母、防风、赤芍、当归尾、甘草节、皂角刺、穿山甲、天花粉、乳香、没药、金银花、陈皮。功能清热解毒，消肿溃坚，活血止痛。适用于疮疡初起属阳证者。

（5）百合地黄汤（《金匮要略》）：百合、生地黄。适用于痈肿后期伤阴者。

（6）托里消毒散（《外科正宗》）：人参、黄芪、当归、川芎、芍药、白术、茯苓、金银花、白芷、甘草。功能消肿，溃脓，生肌。适用于脓肿兼正气不足者。

八、中医特色技术

（一）饮食疗法

（1）萆薢银花绿豆汤（《百病饮食自疗》）：萆薢 30g，金银花 30g，绿豆 30～60g。先将前两味洗净水煎，取药汁与绿豆共煮为粥，加白糖适量调味。每日 1 剂，连服 3～5 日。用于急性外阴炎、前庭大腺炎之湿热证者。

（2）鱼腥草饮（《中国药膳学》）：鱼腥草 20g，白糖适量。先将鱼腥草洗净，水煎，适量白糖调服。适用于热毒蕴结证。

（3）薏苡仁粥（《本草纲目》）：将薏苡仁洗净，加水适量，置武火上烧沸，再用文火煨熟，待薏苡仁熟后加入白糖即可。适用于前庭大腺炎后期或前庭大腺囊肿之痰湿凝结证。

（二）局部疗法

中药坐浴具有清热解毒、除湿化瘀、消肿止痛功效。适用于初期，脓肿初起或手术后患者的辅助治疗。

自拟苦参汤：苦参 30g，苍术 10g，黄柏 10g，金银花 30g，连翘 30g，黄连 10g，秦皮 30g，皂刺 15g，白芷 20g，乳香 10g，没药 10g，黄芪 30g，水煎坐浴，每日 2 次，3 剂为 1 个疗程。

坐浴小包装：淫羊藿 10g，当归 15g，川芎 10g，丹参 15g，白鲜皮 10g，百部 10g，苦参 15g，蛇床子 10g，金银花 10g，连翘 10g，蒲公英 10g，威灵仙 10g，白头翁 5g，水煎坐浴 30 分钟，每日 1 次。

九、预防调护

（一）预防

了解引起前庭大腺炎的原因及预防护理的相关知识，保持外阴清洁，每日须用温开水清洗外阴，不穿紧身裤；经期、产后（包括流产、引产、正产）保持内裤、经血垫纸清洁，禁房事、盆浴和游泳；外出旅游和出差，宜自带卫生洁具、避免交叉感染；避免长途跋涉、骑马或久坐不起；素体正气亏虚者，尤应注意调摄、劳逸结合，以防止虚邪侵入。

（二）调护

（1）一般护理：急性期应卧床休息，穿宽松棉质内裤，局部保持清洁、透气、不可搔抓，严禁性生活。

（2）精神护理：患者因外阴红肿疼痛或破溃流脓（水）、行走不便，常痛苦难言、烦躁忧虑，应耐心、详细交代病情和预后，以消除患者顾虑、树立战胜病痛的信心。

（3）饮食护理：饮食宜清淡且富含营养，以促进脓腔、溃疡愈合，正盛邪实者，应忌食辛辣厚味，以防酿生湿热，加重病情；阳虚体弱者应忌生冷，以防脾肾功能受损，痰湿内生，致正虚邪恋、久治不愈。

（4）用药护理：使用散剂、膏类药物外治时，应剃除阴毛、利于敷贴，坐浴以先熏后浴为佳，注意水温，以免烫伤，局部溃脓后以内治及引流为主，5～7日后开始坐浴。

（5）教育患者遵医嘱合理使用抗生素，避免阴道炎的发生。

（李慕白）

第三节　阴　道　炎

阴道炎（elytritis）即阴道炎症。正常健康妇女阴道由于解剖组织的特点对病原体的侵入有自然防御功能。如阴道口的闭合，阴道前后壁贴紧，阴道上皮细胞在雌激素的影响下增生和表层细胞角化，阴道酸碱度保持平衡，使适应碱性的病原体的繁殖受到抑制，而颈管黏液呈碱性，当阴道的自然防御功能受到破坏时，病原体易于侵入，导致阴道炎症。

阴道炎与中医"带下病"同义，带下病是指带下量明显增多或减少，色、质、气味发生异常，或伴全身、局部症状。

一、临床诊断要点与鉴别诊断

1. 病史

生育年龄妇女性活动较频繁，或分娩、宫腔操作受到损伤及外界病原体感染；绝经后妇女及婴幼儿雌激素水平低，局部抵抗力下降，也易发生感染。

2. 症状

阴道分泌物增多及外阴瘙痒。

3. 检查

（1）妇科检查：阴道分泌物颜色、气味发生改变，或阴道壁红肿触痛等。

（2）实验室检查：阴道分泌物常规异常，或检测到滴虫、假丝酵母菌等病原菌。

二、审析病因病机

（一）带下过多

（1）脾阳虚：饮食不节，劳倦过度，或忧思气节，损伤脾气，脾阳不振，运化失职，湿浊停聚，流注下焦，损及任带，任脉不固，带脉失约，而致带下病。

（2）肾阳虚：素禀肾虚，或寒邪伤肾，或恣情多欲，肾阳虚损，气化失常，水湿内停，下注冲任，损及任带，而致带下病；或肾阳虚损，冲任不足，精关不固，精液滑脱而下，也可致带下病。

（3）阴虚夹湿：素禀阴虚，或房事不节，阴虚失守，下焦感受湿热之邪，损及任带，约固无力，而为带下病。

（4）湿热下注：素体脾虚，湿浊内生，郁久化热；或情志不畅，肝气犯脾，脾虚湿盛，湿郁化热；或感受湿热之邪，以致湿热流注下焦，损及任带，约固无力，而致带下病。

（5）湿毒蕴结：经期产后，胞脉空虚，忽视卫生，或房事不禁，或手术损伤，以致感染邪毒，湿毒蕴结，损伤任带，约固无力，而致带下病。

本病病机多系湿邪为患，脾肾功能失常，感受湿热、湿毒之邪，任脉损伤，带脉失约。

（二）带下过少

（1）肾阴亏损：素禀肾阴不足，或中年房事过度，或年老体弱，肾精亏损；或大病久病，经血耗伤，以致冲任精血不足，任脉之阴精津液亏少，不能润泽阴窍，而致带下过少。

（2）血瘀津亏：素性抑郁，情志不畅，以致气滞血瘀；或经期产后，摄生不慎，感受寒热之邪，寒热与血搏结，瘀血内停，瘀阻冲任，阴精津液不能运达阴股，无以润泽阴窍，以致带下过少。

本病病机多由肾阴不足，阴精津液亏少，不能润泽阴户，瘀血内阻冲任，阴精津液不能运达阴股。

三、明确辨证要点

辨虚实：带下量多，色白或淡黄，质清而稀薄，无臭味，绵绵不断者，多属脾虚湿困；带下量多，色质清稀如水，无臭味，有冷感者，属肾阳虚；带下量多或不甚多，色黄或赤白相间，质稠或有臭气为阴虚夹湿；带下量多色黄或黄绿，质脓性黏稠，有臭气，或如泡沫状，或豆渣状，为湿热下注；带下量多，色黄绿如脓，或浑浊如米泔，或赤白相兼，或无色杂下，质稠，恶臭难闻，属湿毒蕴结重症；带下量少伴有阴道干涩或性交痛等症状者，属肝肾亏损。

四、确立治疗方略

治疗本病必先祛湿，而祛湿必先理脾，佐以温肾固涩，同时又当严辨寒热虚实。带下过多的治疗原则以健脾、升阳、除湿为主，辅以疏肝固肾；同时湿浊可以从阳化热而成湿热，也可以从阴化寒而成寒湿，所以要佐以清热除湿、清热解毒、散寒除湿等法。带下过少者，宜补肾填精，或行气化瘀，养血生津。

五、辨证论治

（一）带下过多

1. 脾阳虚证

（1）抓主症：带下量多，色白或淡黄，质稀薄，无臭气，绵绵不断，神疲倦怠，四肢不温，纳少便溏，两足跗肿。

（2）察次症：面色白。

（3）审舌脉：舌质淡，苔白腻，脉缓弱。

（4）择治法：健脾益气，升阳除湿。

（5）选方用药思路：本证为肾阳虚弱，运化失职，水湿内停，湿浊下注，损伤任带二脉，约固无力，应用完带汤（《傅青主女科》）。方中人参、山药、甘草健脾益气；苍术、白术健脾燥湿；柴胡、白芍、陈皮舒肝解郁，理气升阳；车前子入肾，泄降利水除湿；黑芥穗入血分，祛风胜湿。全方寓补于散之中，寄消于升之内，肝、脾、肾三经同治，共奏健脾益气、升阳除湿之功。

（6）据兼症化裁：若脾虚及肾，兼腰痛者，酌加续断、杜仲、菟丝子温补肾阳，固任止带；若寒凝腹痛者，酌加香附、艾叶温经理气止痛；若带下日久，滑脱不止者，酌加芡实、龙骨、牡蛎、乌贼骨、金樱子等固涩止带之品。

若脾虚湿郁化热，带下色黄黏稠，有臭味者，宜健脾除湿，清热止遗，方用易黄汤（《傅青主女科》）。方中山药、车前子健脾化湿；白果、芡实固涩止带；黄柏清热燥湿，使热去湿化，则带自止。

2. 肾阳虚证

（1）抓主症：带下量多，色白清冷，稀薄如水，淋漓不断，头晕耳鸣，腰痛如折，畏寒肢冷，小腹冷感，小便频数，夜间尤甚。

（2）察次症：大便溏薄，面色晦暗。

（3）审舌脉：舌淡润，苔薄白，脉沉细而迟。

（4）择治法：温肾助阳，涩精止带。

（5）选方用药思路：本证为肾阳不足，命门火衰，气化失常，寒湿内盛，致带脉失约，任脉不固，应用内补丸（《女科切要》）。方中鹿茸、肉苁蓉、菟丝子温肾填精益髓；潼蒺藜、桑螵蛸补肾涩精止带；附子、肉桂温肾壮阳补火；黄芪益气固摄；白蒺藜疏肝泄风；紫菀茸温肺益肾。全方诸药合用，共奏温肾助阳、涩精止带之效。

（6）据兼症化裁：若腹泻便溏者，去肉苁蓉，酌加补骨脂、肉豆蔻。若精关不固，精液下滑，带下如崩，谓之"白崩"。治宜补脾肾，固奇经，佐以涩精止带之品，方选固精丸（《济阴纲目》）。方中牡蛎、桑螵蛸、龙骨、菟丝子补肾固精；白石脂、白茯苓祛湿止带；五味子收敛固涩；韭子补肝肾，温阳固精。全方共诸药合用，共奏补脾肾、固精止带之效。

3. 阴虚夹湿证

（1）抓主症：带下量不甚多，色黄或赤白相兼，质稠或有臭气，阴部干涩不适，或有灼热感，腰膝酸软，头晕耳鸣，颧赤唇红，五心烦热。

（2）察次症：失眠多梦。

（3）审舌脉：舌红，苔少或黄腻，脉细数。

（4）择治法：滋阴益肾，清热祛湿。

（5）选方用药思路：本证为肾阴不足，相火偏旺，损伤血络，复感湿邪，伤及任带二脉，应用知柏地黄丸（《景岳全书》）酌加芡实、金樱子。方中黄柏、熟地黄、牡丹皮、泽泻滋阴清热燥湿；山茱萸补益肝肾；山药、茯苓健脾涩精；芡实、金樱子固精止带。全方共奏滋阴益肾、清热祛湿之效。

（6）据兼症化裁：若大便干燥者，酌加大黄、麦冬、生地黄、玄参；外阴皮肤破溃加蒲公英、野菊花、金银花；皮疹鲜红灼热者，加玄参、赤芍；瘙痒剧烈者，加地肤子、白鲜皮等；带下色黄呈泡沫状加茵陈、椿根皮；带下呈凝乳状加土茯苓。

4. 湿热下注证

（1）抓主症：带下量多，色黄，黏稠，有臭气，或伴阴部瘙痒。

（2）察次症：胸闷心烦，口苦咽干，纳食较差，小腹或少腹作痛，小便短赤。

（3）审舌脉：舌红，苔黄腻，脉濡数。

（4）择治法：清热利湿止带。

（5）选方用药思路：本证为湿热蕴积于下，损伤任带二脉，应用止带方（《世补斋医书·不谢方》）。方中猪苓、茯苓、车前子、泽泻利水除湿；茵陈蒿、黄柏、栀子清热泻火解毒；赤芍、牡丹皮凉血化瘀；合牛膝活血引药下行，直达病所以除下焦湿热。全方共奏清热利湿止带之功。

（6）据兼症化裁：若肝经湿热下注者，症见带下量多，色黄或黄绿如脓，质黏稠或呈泡沫状，有臭气，伴阴部痒痛，头晕目眩，口苦咽干，烦躁易怒，便结尿赤，舌红，苔黄腻，脉弦滑而数。治宜泻肝清热除湿，方用龙胆泻肝汤（《医宗金鉴》）去木通，酌加苦参、黄连。方中龙胆草泻肝胆实火，清下焦湿热；黄芩、栀子清肝泻火；当归、柴胡、生地黄疏肝活血凉血；黄连、苦参清热除湿；车前子、泽泻利水渗湿；甘草调和诸药，又清热解毒。诸药合用，共奏泻肝胆实火、清下焦湿热之功。若湿浊偏甚者，症见带下量多，色白，如豆渣状或凝乳状，阴部瘙痒，脘闷纳差，舌红，苔黄腻，脉滑数。治宜清热利湿，疏风化浊，方用萆薢渗湿汤（《疡科心得集》）酌加苍术、藿香。方中萆薢、薏苡仁、赤茯苓、泽泻、滑石、通草清热利湿以化浊；黄柏、牡丹皮清热凉血；苍术、藿香疏风化浊以止痒。

5. 湿毒蕴结证

（1）抓主症：带下量多，黄绿如脓，或赤白相兼，或五色杂下，状如米泔，臭秽难闻。

（2）察次症：小腹疼痛，腰骶酸痛，口苦咽干，小便短赤。

（3）审舌脉：舌红，苔黄腻，脉滑数。

（4）择治法：清热解毒除湿。

（5）选方用药思路：本证为湿毒内侵，损伤任带二脉，秽浊下流，应用五味消毒饮（《医宗金鉴》）酌加土茯苓、薏苡仁。方中蒲公英、金银花、野菊花、紫花地丁清热解毒；天葵子、土茯苓、薏苡仁清热解毒，利水除湿。全方共奏清热解毒除湿之功。

（6）据兼症化裁：若腰骶酸痛，带下恶臭难闻者，酌加半枝莲、穿心莲、鱼腥草、树根皮清热解毒除秽。若小便淋痛，兼有白浊者，酌加土牛膝、虎杖、甘草梢。

（二）带下过少

1. 肾阴亏损证

（1）抓主症：带下量少，甚或全无，阴道干涩，性交涩痛，头晕耳鸣，腰酸腿软，手足心热，烘热汗出，心烦少寐。

（2）察次症：口燥咽干，月经错后，经量过少。

（3）审舌脉：舌红苔少，脉细数。

（4）择治法：补肾益阴，养血润燥。

（5）选方用药思路：本证为肾阴不足，冲任精血亏少，不能润泽阴窍，应用固阴煎（《景岳全书》）酌加麦冬、覆盆子、枸杞子、生龟板、生牡蛎。方中菟丝子补肾益精气；熟地黄、山茱萸滋肾益精；人参、山药、炙甘草健脾益气，补后天养先天；五味子、远志交通心肾，使心气下通，以加强肾气固摄之力；麦冬滋养肾阴；覆盆子、枸杞子、生龟板、生牡蛎补肾固精。全方共奏补肾益阴、养血润燥之效。

（6）据兼症化裁：若血虚甚者，酌加鹿角胶、紫河车等血肉之品填精养血，大补奇经；

若兼有潮热、盗汗者，酌加知母、青蒿、龟甲、炙鳖甲等以养阴清热。

2. 血瘀津亏证

（1）抓主症：带下量少，阴道干涩，性交疼痛。

（2）察次症：精神抑郁，烦躁易怒，小腹或少腹疼痛拒按，胸胁乳房胀痛，经量过少或闭经。

（3）审舌脉：舌质紫暗，或舌边瘀斑，脉弦涩。

（4）择治法：活血化瘀，佐以滋阴。

（5）选方用药思路：本证为瘀血阻滞冲任，阴精津液不能运达阴窍，应用膈下逐瘀汤（《医林改错》）酌加麦冬、覆盆子、枸杞子、生牡蛎。方中当归、川芎、赤芍养血活血，与逐瘀药同用，可使瘀血祛而不伤阴血；牡丹皮清热凉血，活血化瘀；桃仁、红花、五灵脂破血逐瘀，以消积块；配香附、乌药、枳壳、延胡索行气止痛；川芎不仅养血活血，更能行血中之气，增强逐瘀之力；甘草调和诸药；麦冬、覆盆子、枸杞子、生牡蛎滋阴益肾固精。全方共奏活血化瘀、滋阴之效。

（6）据兼症化裁：若五心烦热者，酌加生地黄、山茱萸、知母、黄柏；若目睛涩痒者，酌加夏枯草、决明子、密蒙花；若皮肤干燥，酌加麦冬、天冬、当归；若大便难解，酌加玄参、大黄、芒硝、麦冬。

六、中成药选用

（1）千金止带丸：适用于脾肾两虚所致带下病。症见带下量多、色白清稀、神疲乏力、腰膝酸软。每次 6～9g，每日 2～3 次。贮藏：密闭，防潮。

（2）白带丸：适用于湿热下注所致带下病。症见带下量多、色黄、有味。每次 6g，每日 2 次。

（3）杏香兔耳风片：适用于湿热下注所致带下病。症见白带过多，色黄黏稠，慢性宫颈炎见以上证候者。每次 4～6 片，每日 3 次，30 日为 1 个疗程。

（4）消糜栓：适用于湿热下注所致带下病。症见带下量多、色黄、质稠、腥臭，阴部瘙痒，滴虫性阴道炎、霉菌性阴道炎见上述证候者。阴道给药，每次 1 粒，每日 1 次。

（5）妇炎净胶囊：适用于湿热蕴结所致带下病。症见带下量多，色黄，黏稠，有臭气，或伴阴部瘙痒。每次 3 粒，每日 3 次。

（6）花红颗粒：适用于带下量多、色黄质稠、小腹隐痛、腰骶酸痛、经行腹痛；慢性盆腔炎、附件炎见上述证候者。开水冲服，每次 1 袋，每日 3 次，7 日为 1 个疗程，必要时可连服 2～3 个疗程。

（7）妇良片：适用于脾虚血弱所致带下病。症见带下质清，经后少腹隐痛，头昏目眩，面色无华。每次 4～6 片，每日 3 次。

（8）妇乐颗粒：适用于瘀热蕴结所致带下病。症见带下量多，色黄，少腹疼痛；慢性盆腔炎见上述证候者。开水冲服，每次 2 袋，每日 2 次。

（9）抗宫炎片：适用于湿热下注所致带下病。症见赤白带下、量多臭味。每次 6 片，每日 3 次。

（10）安坤赞育丸：适用于气血两虚，肝肾不足所致带下病。症见白带量多，神疲乏力，腰腿酸软等。每次 1 丸，每日 2 次。

七、单方验方

（1）温肾健脾止带汤（《中医临床家·韩百灵》）：薏苡仁 20g，山药 15g，白术 15g，茯苓 20g，龙骨 20g，牡蛎 20g，芡实 20g，甘草 10g。用于治疗脾肾两虚所致带下病。

（2）龙胆泻肝汤加味：车前子、木通、黄芩、龙胆草、栀子、当归、生地黄、泽泻、柴胡、甘草。适用于湿热蕴结所致带下病。

（3）榆艾四物止带汤（经验方）加减：当归 15g，熟地黄 15g，川芎 10g，白芍 20g，炒地榆 25g，艾叶 15g，怀牛膝 15g，苍术 15g，茯苓 15g，甘草 10g。适用于湿热下注所致带下病。

（4）加味补肾固精丸（经验方）加减：人参 15g，白术 15g，杜仲 15g，续断 15g，益智仁 15g，阿胶 15g，艾叶 15g，菟丝子 15g，补骨脂 15g，山药 15g，龙骨 20g，赤石脂 20g。适用于脾肾两虚所致带下病。

（5）解毒止带汤（经验方）加减：金银花 20g，连翘 15g，苦参 15g，茵陈蒿 20g，黄柏 10g，黄芩 15g，白芍 20g，椿根皮 15g，牛膝 15g，生地黄 15g，牡丹皮 15g，贯众 15g，黄连 15g，炒地榆 20g。适用于湿热蕴结所致带下病。

八、中医特色技术

（1）针刺：取关元、中极、三阴交（双侧）、血海（双侧）、子宫（双侧）、足三里（双侧）。脾阳虚证加肾俞、小肠俞；肾阳虚证加上髎、次髎、下髎；阴虚夹湿证加曲骨、中极；湿热下注证加关元、气海；湿毒蕴结证加冲门、气冲、带脉、五枢。

（2）艾灸：根据病情和证型，选择应用艾灸、温和灸、雷火灸等疗法。可应用多功能艾灸仪治疗。可在起针后，在小腹部穴位施以艾灸至皮肤红润，或在腹部穴位施以温针灸，非月经期也可用艾炷隔姜灸。

（3）直肠给药：妇炎灵 3 号。组成：三棱、莪术、丹参、刘寄奴、乌药、延胡索、当归、生地黄、琥珀、肉桂、赤芍、穿山甲。随症加减。上方水煎取液，适宜温度，每日 1 次保留灌肠（中药灌肠或直肠滴注）。

（4）中药外治：阴部内外痒痛明显者，可用鹤虱 25g，百部 25g，黄柏 15g，雄黄 15g，枯矾 10g，苦参 25g，蛇床子 25g。每日 1 剂，水煎滤过，熏洗患处。外阴、阴内痛痒或糜烂者，可用苦参 25g，蛇床子 25g，鹤虱 25g，百部 25g，黄柏 15g，枯矾 10g。每日 1 剂，水煎滤过，熏洗患处。外涂药：枯矾 10g，儿茶 10g，雄黄 15g，龙骨 15g，冰片 5g，黄柏 10g。共研细面，徐徐涂于患处，能起到杀菌止痒生肌之效。

九、预防调护

应禁房事，外阴瘙痒时，切忌用热水烫洗，以免对皮肤、黏膜破损造成继发感染；换下的内裤、浴巾和脚盆，必须用开水烫洗；要穿宽松、透气的裤子，尤其是内裤不宜过小或太紧，也不能穿化纤品做的内裤，内裤的面料应以吸湿性、透气性均好的棉、麻织品为佳。切忌盲目使用阴部洗液，必要时建议在医生指导下使用。

十、各家发挥

韩百灵认为，带下病的发生不外乎二因：内因主要是情志之动，劳役过度，房事不节，贪食生冷；外因为淫邪侵犯胞脉，损伤冲任督带，尤以冲任为主。病机核心是脾肾两伤，命火不足，脾失温煦，水津不化，湿浊内蓄，损伤冲任，带脉失约，而发带下病。由此可见，湿浊是发病的必要条件，而湿浊不论是内湿、外湿，都为脾胃功能失常不能燥湿、渗湿、运化水湿而致。正如《傅青主女科》言："夫带下俱是湿证。"因此说脾虚湿盛，冲任受损，带脉失约，为带下病之基本机制。

在防治方面，韩老师认为要以预防为主。其一，做到勤换内裤，保持外阴清洁；其二，少食刺激性食物、生冷食物；其三，自调情志，勿要久居湿冷之地，慎房事。若一经发现患有带下病，应及早治疗，正确使用药物，不可延误，以免影响疗效。

（李慕白）

第四节　盆腔炎性疾病

盆腔炎性疾病（pelvic inflammatory disease，PID）是指女性上生殖道的一组感染性疾病，主要包括子宫内膜炎（endometritis）、输卵管炎（salpingitis）、输卵管卵巢脓肿（tubo-ovarian abscess，TOA）、盆腔腹膜炎（peritonitis）。若盆腔炎性疾病未得到及时正确的诊断或治疗，可能会发生盆腔炎性疾病后遗症（sequelae of PID），既往称慢性盆腔炎。

中医古籍中无盆腔炎性疾病之名，根据其临床特点，可散见于"热入血室""带下病""经病疼痛""妇人腹痛""癥瘕""不孕"等病证中。

急性盆腔炎

女性盆腔生殖器官及其周围结缔组织和腹膜的急性炎症，称为"急性盆腔炎"。

一、临床诊断要点与鉴别诊断

（一）诊断标准

1. 病史

近期有经行、分娩、流产、妇产科手术、房事不洁等发病因素。

2. 症状

可因炎症的轻重及范围大小而有不同，呈急性病容，辗转不安，面部潮红。起病时下腹部疼痛，伴发热，赤白带下或恶露量多，甚至如脓血。若病情严重可有寒战、高热、头痛、食欲不振；若有腹膜炎，则有恶心、呕吐、腹胀、腹泻；若有脓肿形成时可有局部刺激征，如排尿困难、尿频、尿急、尿痛，或腹泻、里急后重、排便困难等。

3. 检查

（1）全身检查：急性病容，体温高，心率快，下腹部肌紧张、有压痛及反跳痛，肠鸣音减弱或消失。

（2）妇科检查：阴道充血，有大量脓性或脓血性分泌物，后穹隆触痛；宫颈充血，子宫颈举痛明显，子宫体略大，有触压痛，宫体两侧压痛明显，有时可扪及包块；子宫旁结缔组织炎时，可扪及下腹一侧或两侧有片状增厚，或两侧宫骶韧带高度水肿增粗；盆腔形成脓肿，位置较低时可有后穹隆或侧穹隆饱满或肿块、波动感。

（3）实验室检查：血常规检查见白细胞升高，中性粒细胞升高更明显；红细胞沉降率升高、血 C-反应蛋白升高；阴道、宫腔分泌物或血培养可见致病菌。

（4）其他检查：盆腔 B 型超声检查可见盆腔内有炎性渗出液或肿块；后穹隆穿刺可吸出脓液。

（二）鉴别诊断

1. 异位妊娠

异位妊娠多有停经史，输卵管妊娠流产、破裂者，腹腔内出血，临床表现为腹痛、阴道流血，甚至晕厥，与急性盆腔炎相似。其腹痛为下腹部突然撕裂样剧痛，自下腹一侧开始向全腹扩散。宫颈举痛，宫旁或直肠陷凹有触痛性包块。尿妊娠试验阳性，可有血红蛋白下降，后穹隆穿刺可抽出不凝固的积血。

2. 急性阑尾炎

急性阑尾炎与急性盆腔炎都有身热、腹痛、白细胞升高。但多无感染病史，为转移性右下腹疼痛，有麦氏点压痛、反跳痛，无阴道流血，盆腔检查无肿块触及。盆腔炎痛在下腹部正中或两侧，病位较低，可伴有月经异常。

3. 卵巢囊肿蒂扭转

卵巢囊肿蒂扭转常有下腹一侧突发性腹痛，渐行性加重，无阴道流血，妇科检查有宫颈举痛，一侧宫旁包块，边界清晰，蒂部触痛明显。甚至可伴有恶心、呕吐，一般体温稍高。B 型超声检查可资鉴别。

4. 黄体破裂

下腹一侧突发性疼痛，妇科检查在盆腔无肿块触及，同侧附件区压痛，后穹隆穿刺可抽出不凝血，妊娠试验阴性。体温正常。

5. 肠穿孔

突发腹痛，急而剧烈，患者呈舟状腹，腹肌强直有明显压痛及反跳痛，肝浊音区消失或缩小，肠鸣音消失，可有移动性浊音。如感染局限，可造成下腹部压痛。腹腔穿刺或后穹隆穿刺可抽出肠内容物，X 线检查可发现膈下游离气体。

二、审析病因病机

（一）热毒炽盛

经期、产后、流产后，手术损伤，体弱胞虚，气血不足，房事不洁，邪毒内侵，客于胞宫，滞于冲任，化热酿毒，致高热、腹痛不宁。

（二）湿热瘀结

经行产后，余血未净，湿热内侵，与余血相搏，冲任脉络阻滞，瘀结不畅，则瘀血与湿热内结，滞于少腹，则腹痛带下日久，缠绵难愈。

（三）热毒内陷

经期、产后、流产或手术损伤后感染邪毒，失治误治，邪毒内陷于里，逆传心包，神明失守，致高热神昏；邪毒入营入血，损伤血络，易腰痛、尿血。

本病多在产后、流产后、宫腔内手术处置后，胞宫胞脉空虚，余血浊液未净，产褥不洁，热毒之邪乘虚而入；或经期卫生保健不当，邪毒乘虚侵袭，稽留于冲任及胞宫脉络，与气血相搏结，邪正交争，而发热、疼痛；邪毒炽盛则腐肉酿脓，甚至泛发为急性腹膜炎、感染性休克。

三、明确辨证要点

（一）辨症状

下腹疼痛难忍，高热不退者为热毒为甚；若小腹疼痛难忍，带下量多，黄绿如脓则湿毒为重；高热神昏，斑疹隐隐，腹痛反不重者，为邪毒内陷。

（二）辨疼痛

下腹疼痛拒按，得热痛不减反加重，此为热毒为患；疼痛连及腰骶，伴带下量多如脓，多属湿毒为患。

四、确立治疗方略

急性盆腔炎发病急，病情重，病势凶险。病因以热毒为主，兼有湿、瘀，故临证以清热解毒为主，祛湿化瘀为辅。治疗须及时彻底治愈，不可迁延。

五、辨证论治

1. 热毒炽盛证

（1）抓主症：高热腹痛，恶寒或寒战，下腹部疼痛拒按，带下量多，色黄，或赤白相兼，质黏稠，如脓血，气臭秽。

（2）察次症：咽干口苦，大便秘结，小便短赤，月经量多或淋漓不净。

（3）审舌脉：舌红，苔黄厚，脉滑数。

（4）择治法：清热解毒，利湿排脓。

（5）选方用药思路：本证为热毒炽盛，湿邪瘀阻，应用五味消毒饮（《医宗金鉴·外科心法要诀》）合大黄牡丹汤（《金匮要略》）。五味消毒饮原方疗诸疗，用于毒势不尽，憎寒壮热者。方中金银花两清气血热毒为主；野菊花、蒲公英、紫花地丁、紫背天葵均有清热解毒之功，配合使用，其清解之力尤强，并能凉血排脓；大黄牡丹汤原方主治肠痈。大黄泻湿热瘀结之毒；桃仁、牡丹皮凉血祛瘀；芒硝通泻肠胃，使热毒从大便而解；冬瓜仁排脓祛湿。两方合用共奏清热解毒、利湿排脓、缓急止痛之功。

（6）据兼症化裁：若带下臭秽者，酌加椿根皮、黄柏、茵陈；腹胀满加厚朴、枳实；盆腔形成脓肿者，加红藤、皂角刺、白芷，或配合切开排脓。若病在阳明，身热面红，恶热汗出，口渴，脉洪数，可选白虎汤（《伤寒论》）酌加清热解毒之品。

本证亦可选用银翘红藤解毒汤(《中医妇科临床手册》)。药用连翘、金银花、大血藤、败酱草、牡丹皮、栀子、赤芍、桃仁、薏苡仁、延胡索、川楝子。

2. 热毒内陷证

(1)抓主症:高热,神昏,烦躁谵语,斑疹隐隐,或腰痛尿血。

(2)察次症:或喘咳吐血,或面色苍白,四肢厥冷。

(3)审舌脉:舌红绛,脉细数或微弱。

(4)择治法:清营凉血,透热解毒。

(5)选方用药思路:本证为感染邪毒,失治误治,热毒已入营血,逆传心包,应用清营汤(《温病条辨》)加减。原方治邪热内传营阴之证。方中犀角(水牛角代)咸寒、生地黄甘寒以清营凉血为君,是为《素问·至真要大论》中"热淫于内,治以咸寒,佐以苦甘"的配伍方法;玄参、麦冬配生地黄以清热养阴为臣;佐以金银花、连翘、黄连、竹叶清热解毒以透邪热,使入营之邪促其透出气分而解。配丹参活血以消瘀热。清营、活血、养阴相配,共收清营透热、活血消瘀、凉血解毒之效。

(6)据兼症化裁:若热毒症状明显者,酌加野菊花、蒲公英、紫花地丁、紫背天葵。重症可用上方送服安宫牛黄丸或紫雪丹。

3. 湿热瘀结证

(1)抓主症:下腹部疼痛拒按,或胀满,带下量多,色黄,质稠,气臭秽。

(2)察次症:热势起伏,寒热往来,经量增多,经期延长,淋漓不止,大便溏或燥结,小便短赤。

(3)审舌脉:舌红有瘀点,苔黄厚,脉弦滑。

(4)择治法:清热利湿,化瘀止痛。

(5)选方用药思路:本证为湿热与瘀血互结,侵袭冲任胞宫,选用仙方活命饮(《简明中医妇科学》)加薏苡仁、冬瓜仁。方用金银花、甘草清热解毒;防风、白芷发散湿邪;贝母、天花粉清化热痰;当归、赤芍、乳香、没药活血化瘀以止痛;陈皮理气行滞;穿山甲、皂角刺引经入络,直达病所。加薏苡仁、冬瓜仁增强清化湿热、解毒排脓之功。上药合用清热利湿、化瘀消肿止痛。湿热去,瘀血行,则热退痛缓,疾病可愈。

(6)据兼症化裁:若高热,加蒲公英;若带下量多,伴见肢体困倦,加茵陈蒿、川草薢、石菖蒲;腰腹疼痛拒按,加延胡索、川楝子、香附。

本证亦可用清热调血汤(《古今医鉴》)。药用当归、川芎、白芍、生地黄、黄连、香附、桃仁、红花、莪术、延胡索、牡丹皮、败酱草、薏苡仁、土茯苓。

六、中成药选用

(1)金刚藤胶囊:适用于湿热下注证。症见腹痛,带下量多,黄稠。每次4粒,每日3次,2周为1个疗程或遵医嘱。

(2)妇科千金片:适用于湿热瘀阻证。症见小腹疼痛,带下量多,黄稠。每次6片,每日3次。

(3)妇乐冲剂:适用于瘀热互结证。症见腹痛,带下量多色黄。每次2袋(12g),每日2次。

(4)金鸡胶囊:适用于湿热下注证。症见腹痛,带下量多,黄稠。每次4粒,每日3次。

七、单方验方

（1）羚羊角散：羚羊角 1.5g，龟板 15g，生地黄 15g，牡丹皮 9g，白芍 10g，柴胡 10g，薄荷 5g，蝉蜕 6g，菊花 6g，石决明 20g，水煎，每日 1 剂，分 2 次，温服。用于热毒炽盛证。

（2）鱼腥草 30～60g（鲜品加倍），蒲公英、忍冬藤各 30g。每日 1 剂，水煎服。适用于子宫内膜炎、赤白带下、味腥臭且下腹痛者。

（3）金银花 30g，连翘 15g，蒲公英 30g，土茯苓 15g，车前子（布包）9g，延胡索 15g，炒枳壳 6g，生甘草 6g。水煎服，每日 1～2 剂，适用于高热，腹痛下坠，带下色黄。

（4）蚤休、地丁、虎杖各 15g，川芎、川楝子、当归各 10g，延胡索 20g。每日 1 剂，水煎服。适用于治疗急性输卵管炎。

（5）红藤 30g，蒲公英 20g，丹参 15g，赤芍 15g，薏苡仁 15g，土茯苓 15g，黄柏 10g，牡丹皮 10g。每日 1 剂，水煎服，适用于治疗盆腔腹膜炎。

八、中医特色技术

（一）针刺

（1）可取中极、关元、三阴交、次髎、阴陵泉等穴位，每次选 2～3 个，交替进行，每次刺激 5 分钟，留针 15 分钟。可利湿止痛。

（2）主穴：关元、气海、三阴交；配穴：气冲、蠡沟、足三里、阴陵泉，一般行中等程度刺激，不留针或留针 15 分钟。用治子宫内膜炎。

（3）取曲池、阴陵泉、三阴交、带脉、八髎穴（交替取一对），每日 1 次，留针 15 分钟。可治疗输卵管炎。

（4）取水道、归来、气海、曲池，中强刺激，留针 15～20 分钟，每日 1 次。用治盆腔腹膜炎。

（二）耳针

取子宫、卵巢、内分泌，穴位埋针或磁粒敷贴并按压。用治子宫内膜炎。

（三）灌肠疗法

（1）红藤汤保留灌肠：红藤 30g，败酱草 30g，蒲公英 30g，紫花地丁 30g，鸭跖草 30g，浓煎成 100ml，保留灌肠，每日 1 剂，10 剂为 1 个疗程。功效：清热解毒，用治湿毒证。

（2）蒲公英、金银花、红藤、败酱草、鱼腥草各 30g，当归、桃仁、三棱、莪术各 15g，加水 1000ml，浓煎成 100ml，保留灌肠，每晚 1 次，适用于急慢性子宫内膜炎。

（3）黄芩、丹参、牡丹皮、蒲公英、金银花、红藤、败酱草各 20g，加水浸泡 30 分钟，浓煎成 100ml，冷却至 37～40℃，每日 1 次，保留灌肠，适用于急性输卵管炎。

（4）紫花地丁、蒲公英、败酱草、苦参、白花蛇舌草各 30g，川楝子、黄芩各 15g。浓煎至 100ml，每日 1～2 次，保留灌肠，适用于急性卵巢炎。

（四）外敷法

（1）侧柏叶、大黄、黄柏各 60g，薄荷、泽兰各 30g，上药共研细末，水或蜜调，外敷于下腹部，可用于治疗急慢性输卵管炎。

（2）大黄 300g，牡丹皮 200g，桃仁 150g，芒硝 120g，冬瓜仁 100g。上药共为细末（芒硝除外），分成 3 份，使用时将 1 份加米醋拌匀，拌入芒硝 40g，置入布袋内，蒸至透热，敷于下腹，每袋药使用 2～3 天，早晚各 1 次，每次 40 分钟，用治急性输卵管炎。

（3）千年健、羌活、独活、红花、血竭、川续断、杜仲、桑寄生、当归、赤芍、乳香、没药各 20g，入布袋，干蒸后热敷下腹，每日 1～2 次，每次 30 分钟，用于急性卵巢炎。

（4）大黄 300g，黄芩、黄连、黄柏、泽兰叶各 240g，冰片 9g。共研细末，用黄酒煎，调敷下腹部，每日换药 2 次，用治急慢性盆腔炎。

九、预防调护

急性盆腔炎经及时有效的治疗，多在短期内治愈。失治误治，病势加重，可发展为全腹膜炎、败血症、感染性休克，甚至死亡；迁延治疗，多转为慢性盆腔炎，长期腰腹部疼痛，带下量多，常常影响生育。

（一）预防

（1）做好经期、孕期及产褥期的卫生宣传，严禁经期房事。
（2）严格掌握妇科、产科手术指征，做好术前准备，术中注意无菌操作，包括人工流产、放置宫内节育器、诊断性刮宫等，术后做好护理，预防感染。
（3）彻底治愈急性盆腔炎，防止转变为慢性，防止出现癥瘕包块。

（二）调护

（1）发病时，卧床休息，取半卧位有利于脓液积聚于直肠子宫陷凹而使炎症局限。
（2）饮食清淡，营养充分，选择易于消化的食品。
（3）腹痛包块者，可用鲜蒲公英 500g，捣烂外敷患处，或外敷芒硝。
（4）避免反复妇科检查以免引起炎症扩散。

慢性盆腔炎

女性盆腔生殖器官及其周围结缔组织、盆腔腹膜发生慢性炎症性病变，称为"慢性盆腔炎"，根据临床病变特点及部位的不同，分别称为慢性输卵管炎、输卵管积水、输卵管卵巢炎、输卵管卵巢囊肿、慢性盆腔结缔组织炎。

一、临床诊断要点与鉴别诊断

（一）诊断标准

1. 病史
既往有急性盆腔炎、阴道炎、节育及妇科手术感染史，或不洁性生活史。

2. 症状

下腹部疼痛，痛连腰骶，常在劳累、久站或性交后加重，可伴有低热起伏，易疲劳，劳则复发，带下增多，月经不调，甚至不孕。

3. 检查

（1）妇科检查：子宫触压痛，活动受限或粘连固定，如为输卵管炎，宫体一侧或两侧附件增厚，压痛；如有输卵管积水或输卵管卵巢囊肿，则可在盆腔的一侧或两侧扪及囊性肿物，活动性较差；如为盆腔结缔组织炎，则在宫旁一侧或两侧可触到片状增厚、压痛，子宫骶骨韧带增粗、变硬，有压痛。

（2）实验室检查：血常规检查白细胞升高或不升高。

（3）其他检查：盆腔 B 型超声检查可显示输卵管增粗或有附件包块；腹腔镜可提示盆腔粘连或附件包块。

（二）鉴别诊断

1. 子宫内膜异位症

子宫内膜异位症以进行性加重的痛经为特征，病程长，与慢性盆腔炎相似。后者的特点是长期慢性疼痛，可有反复急性发作，低热，经行、性交、劳累后疼痛加重。子宫内膜异位症平时不痛，或仅有轻微疼痛不适，经期则腹痛难忍，并呈进行性加重。腹腔镜检查有助于确诊。

2. 卵巢囊肿

慢性盆腔炎形成输卵管积水，或输卵管卵巢囊肿者，需与卵巢囊肿相鉴别。前者有盆腔炎病史，肿块呈腊肠型，囊壁较薄，周围有粘连，活动受限，卵巢囊肿多为圆形或椭圆形，周围无粘连，活动自如，常无明显自觉不适，偶于妇科体检中发现。B 型超声可资鉴别。

3. 盆腔结核

盆腔结核有结核病史，低热，盗汗，不孕，除腹痛、带下量多以外，主要表现为月经由多到稀少甚则闭经，多数患者无生育能力，诊断性刮宫及输卵管碘油造影有助于诊断。

4. 盆腔静脉瘀血综合征

盆腔静脉瘀血综合征无盆腔感染史，腰骶部疼痛，下腹部坠胀，月经过多，白带增多，外阴阴道可呈紫蓝色，可有静脉曲张，宫颈肥大，子宫增大，按慢性盆腔炎治疗效果欠佳。必要时行盆腔静脉造影、腹腔镜检查有助于诊断。

二、审析病因病机

（一）湿热瘀结

经行、产后，血室正开，余邪未尽，正气未复，湿热之邪内侵，阻滞气血，导致湿热瘀血内结冲任、胞宫，缠绵日久。

（二）气滞血瘀

七情内伤，脏气不宜，肝气郁结，气机不畅，气滞则血瘀，冲任、胞宫脉络不通。

（三）寒湿凝滞

素体阳虚，下焦失于温煦，水湿不化，寒湿内结，或寒湿之邪乘虚侵袭，与胞宫内余血浊液相结，凝结瘀滞。

（四）气虚血瘀

正气内伤，外邪侵袭，留着于冲任，血行不畅，瘀血停聚；或久病不愈，瘀血内结，致气虚血瘀。

经行产后，胞门未闭，正气未复，风寒湿热，或虫毒之邪乘虚内侵，与冲任气血相搏结，蕴积于胞宫，反复进退，耗伤气血，虚实错杂，缠绵难愈。

三、明确辨证要点

（一）辨寒热

若小腹坠痛，带下量多色黄，或伴低热，则为热；若小腹坠痛，得热痛减，得热则舒，畏寒肢冷者，属寒。

（二）辨症状

若小腹坠痛伴神疲乏力，寐差，则为气虚血瘀；若痛及腰骶，带下量多色白，多为肾阳虚；若痛伴带多色黄，或有低热者，属湿热；若小腹胀痛拒按，得热则舒，脉沉迟，为寒滞血瘀。

四、确立治疗方略

本病多为邪热余毒残留，与冲任之气血相搏结，凝聚不去，日久难愈，耗伤气血，虚实错杂。临床以湿热瘀结、气滞血瘀、寒湿凝滞、气虚血瘀证多见，除辨证内服有关方药外，还常常以中药保留灌肠、理疗、热敷、离子透入等方法综合治疗，以提高疗效。

五、辨证论治

1. 湿热瘀结证

（1）抓主症：少腹部隐痛，或疼痛拒按，痛连腰骶，低热起伏，经行或劳累时加重，带下量多，色黄，质黏稠。

（2）察次症：胸闷纳呆、口干不欲饮，大便溏，或秘结，小便黄赤。

（3）审舌脉：舌体胖大，色红，苔黄厚，脉弦数或滑数。

（4）择治法：清热利湿，化瘀止痛。

（5）选方用药思路：本证为摄生不慎，感受湿热邪气，湿热蕴积，与血搏结，应用银甲丸（《王渭川妇科经验选》）。原方治湿热蕴结下焦的黄白带、赤白带等炎症性疾病。方中金银花、连翘、蒲公英、紫花地丁、红藤、大青叶、升麻等药重在清热解毒，以茵陈、椿根皮等清热除湿为辅，伍生鳖甲、蒲黄、琥珀活血化瘀，软坚散结，桔梗辛散排脓。全方合用，共奏清热除湿、化瘀行滞之效。

（6）据兼症化裁：若发热不退，加败酱草、白花蛇舌草；若有积块不消，加薏苡仁、土茯苓。

本证亦可用清热调血汤（《古今医鉴》）加减治疗。

2. 气滞血瘀证

（1）抓主症：少腹胀痛或刺痛，经行腰腹疼痛加重，经血量多有块，瘀块排出则痛减，带下量多，婚久不孕。

（2）察次症：经前情志抑郁，乳房胀痛。

（3）审舌脉：舌体紫暗，有瘀斑、瘀点，苔薄，脉弦涩。

（4）择治法：活血化瘀，理气止痛。

（5）选方用药思路：本证为气滞血行不畅，胞络受阻，应用膈下逐瘀汤（《医林改错》）加减。原方治积聚成块，疼痛不移，属血瘀之证。方中香附、乌药、枳壳理气行滞；当归、川芎、桃仁、红花、赤芍为桃红四物化裁，活血化瘀；延胡索、五灵脂化瘀定痛；牡丹皮凉血活血；甘草缓急止痛，调和诸药。气顺血调则悉证自除。

（6）据兼症化裁：若肝气夹冲气犯胃，痛而恶心呕吐者，酌加吴茱萸、法半夏、陈皮和胃降逆；小腹坠胀或前后阴坠胀不适，加柴胡、升麻行气升阳；郁而化热，心烦口苦，舌红苔黄，脉数者，加栀子、郁金、夏枯草；若因外感湿热滞留，冲任胞宫气机失畅而起，症见低热起伏，加败酱草、蒲公英、黄柏、土茯苓、地骨皮；疲乏无力食少加黄芪、白术、焦山楂、鸡内金；有炎症结块者，加皂角刺、三棱、莪术。

3. 寒湿凝滞证

（1）抓主症：小腹冷痛，或坠胀疼痛，经行腹痛加重，喜热恶寒，得热痛缓，经行延后，经血量少，色暗，带下淋漓。

（2）察次症：神疲乏力，腰骶冷痛，小便频数，婚久不孕。

（3）审舌脉：舌暗红，苔白腻，脉沉迟。

（4）择治法：祛寒除湿，活血化瘀。

（5）选方用药思路：本证为寒湿之邪侵袭冲任、胞宫，血行不畅，寒湿凝滞，治疗选方慢盆汤（《中医妇科学》四版教材）。方中丹参、赤芍、红花、葛根活血化瘀，解痉止痛；牡丹皮凉血活血；香附、乌药、木香、延胡索理气止痛；小茴香、桂枝温经散寒通络；泽泻清利下焦湿热。全方共奏驱寒除湿、温经行气活血之功。

（6）据兼症化裁：若畏寒甚者，加附子；寒湿重，加苍术、茯苓；若兼肾虚腰骶酸痛，加巴戟天、菟丝子。

本证亦可选用少腹逐瘀汤（《医林改错》）。药物组成：小茴香、干姜、延胡索、没药、当归、川芎、肉桂、赤芍、蒲黄、五灵脂。

4. 气虚血瘀证

（1）抓主症：下腹部疼痛或结块，缠绵日久，痛连腰骶，经行加重，经血量多，有块，带下量多。

（2）察次症：精神不振，疲乏无力，食少纳呆。

（3）审舌脉：舌质暗红，有瘀点，苔白，脉弦涩无力。

（4）择治法：益气健脾，化瘀散结。

（5）选方用药思路：本证为气虚运血无力而成瘀，瘀血阻滞胞中，用方理冲汤（《医学衷中参西录》）。原方用治瘀血成癥瘕，气郁满闷，脾弱不能饮食等。本方以黄芪、党参、白术、山药健脾益气，扶正培元；三棱、莪术破瘀散结；天花粉、知母清热生津，解毒排脓；鸡内金健胃消瘀结。全方有补气健脾、活血化瘀、消癥散结、行气止痛之功效。张锡纯以三棱、莪术消冲脉之瘀血，又以参、芪护气血，使瘀血去而不至伤损气血。且参、芪补气，得三棱、莪术以流通，则补而不滞，元气既旺，鼓舞三棱、莪术消癥瘕之力，临证相得益彰。

（6）据兼症化裁：若久病及肾则肾虚血瘀，症见少腹疼痛，绵绵不休，腰脊酸痛，膝软无力，白带量多，质稀，神疲，头晕目眩，性欲淡漠，舌暗苔白，脉细弱。治宜补肾活血，壮腰宽带，方选宽带汤（《傅青主女科》）。药物组成：白术、巴戟天、补骨脂、杜仲、熟地黄、人参、麦冬、五味子、肉苁蓉、白芍、当归、莲子。

六、中成药选用

（1）妇宝颗粒：适用于肾虚夹瘀证。症见小腹胀痛，腰酸腿软，带下量多。开水冲服，每次 20g，每日 2 次。

（2）桂枝茯苓丸：适用于气滞血瘀有包块者。每次 9g，每日 1～2 次。

（3）妇炎康复胶囊：适用于湿热瘀阻证。症见少腹、腰骶疼痛，带下量多色黄，质黏稠，或如豆渣样，气臭。每次 4 粒，每日 3 次。

七、单方验方

（1）疏肝活血汤：当归 10g，白芍 10g，柴胡 6g，薄荷 6g，川芎 6g，郁金 10g，香附 6g，川楝子 10g，益母草 10g，地骨皮 6g，桃仁 6g，水煎，每日 1 剂，分 2 次，温服。用于气滞血瘀证。

（2）清解化瘀汤：丹参 18g，赤芍 15g，木香 12g，桃仁 10g，金银花 30g，蒲公英 30g，茯苓 12g，牡丹皮 9g，生地黄 9g。水煎，每日 1 剂，分 2 次，温服。用于湿瘀交阻证。

（3）败酱草 50g，黄芩、薏苡仁、赤芍各 30g，柴胡、川楝子、陈皮各 15g。每日 1 剂，水煎服，适用于治疗慢性输卵管炎。

（4）赤芍 500g，川芎、熟地黄、泽泻各 250g，茯苓、女贞子、旱莲草各 125g，当归 95g。上药研成细末，装入胶囊内，每粒 0.5g，每次 5 粒，每日 3 次，口服。用于治疗慢性卵巢炎、附件炎。

（5）延胡索、当归、白芍、川芎、干姜各等份。共研细末，装入胶囊内，每次 9g，每日 2 次，口服，温酒送下。适用于盆腔炎症所致的腹痛。

八、中医特色技术

慢性盆腔炎单一疗法效果较差，多采用综合治疗。临床多以中药随证内服为主，兼以外治，酌情选用中药煎剂灌肠、理疗、针灸、离子导入等多种治法。

（一）针刺

（1）取子宫、三阴交、次髎穴针刺，每日 1 次。肾阳虚者配合灸法；腰痛者配合肾俞、关元俞；下腹痛剧配关元、中极；食欲不振配足三里。

（2）取主穴：关元、中极、气冲、三阴交；配穴：湿热内蕴加上髎、阴陵泉、归来、蠡沟；肝肾阴亏加肝俞、肾俞；气血不足加足三里、公孙。方法：针刺肝俞、肾俞、足三里用补法，不留针，余穴均用平补平泻法，留针 20 分钟左右，每日 1 次，15 次为 1 个疗程，经前 10 日左右开始治疗，经期不停。

（3）一组穴：关元、中极，交替使用，中等强度刺激。二组穴：三阴交、足三里，交替使用，强刺激。三组穴：肾俞、中极旁开 2～3 横指，强刺激。治疗慢性附件炎。

（4）芒针：主穴取子宫、维道；配穴取血海、足三里、三阴交。方法：患者取仰卧位，双腿屈起，针维道进针后沿腹股沟向耻骨联合方向透刺，刺子宫穴可平行腹股沟向耻骨联合方向透刺，深度一般在肌层与脂肪层之间，双侧同时进针，刺激由小到大，由慢到快，当会阴部或小腹部有明显的抽动感后出针。主穴两者交替使用，隔日 1 次，7～10 次为 1 个疗程。

（5）电针：取穴子宫、肾俞、归来、气海、中极、三阴交。方法：每次取 3～4 个穴，中等刺激，得气后，接电针仪通电，使用疏密波，在耐受强度下，留针 20～30 分钟，每日治疗 1 次，7 次为 1 个疗程。

（6）耳针

1）取子宫、卵巢、内分泌、神门等穴，穴位埋针或电刺激法等，对慢性输卵管炎效果较好。

2）取子宫、卵巢、内分泌、肺、外生殖器。治疗子宫内膜炎。

3）耳穴按压：将六应丸放在胶布上，贴耳部子宫、内分泌、盆腔、交感等穴位，经常按压，以耳部疼痛能忍受为度。

（7）梅花针：部位取脊柱两侧、下腹部、腹股沟。重点叩打腰、骶部、三阴交、期门、带脉区。方法：中、重度刺激，叩刺顺序从上到下，由外向里，反复叩刺 3～4 遍，隔日 1 次，10 次为 1 个疗程，疗程间隔 5～6 日。

（8）皮内针：取穴关元、归来、肾俞、三阴交、阴陵泉。方法：用 30 号毫针加工制成的皮内针沿皮刺入 0.5～1 寸深，针柄贴在皮肤上用胶布固定，埋针时间约 2 日，每日可用手指按压局部数次，以增强刺激，每次只选 2 个穴，上穴轮用，3 日施治 1 次，7 次为 1 个疗程。

（二）灸法

（1）温针灸：取穴关元、气海、中极、子宫、大肠俞、肾俞。方法：先用毫针刺入穴位，中度刺激，得气以后，在毫针的针柄上插上艾卷（长 5cm 左右）点燃，使热量从针柄传到穴位局部，患者感到针刺部位热酸胀舒适时为效果好，留针 20 分钟左右，每次选用 3～4 个穴，隔日 1 次，10 次为 1 个疗程。

（2）姜酊灸：用肉桂、木香、干姜、赤芍、白芍、苏叶各 10g，红花、艾叶、丹参各 15g，上药各为粗末。先将一块 5 层纱布垫置于腹部疼痛处，将上药末均匀撒于布垫上，把姜酊倒入药中，以姜酊不外流为度。后将药物点燃，形成大面积热灸。待患者感到明显发热时，再将浸湿的另一块五层纱布垫立即置于药物上，使药力内传，片刻后，再将上层纱布垫拿掉，倒入少量姜酊于药末中，再点燃，再扑灭，20 分钟为 1 次治病时间，隔日 1 行，7 次为 1 个疗程。月经期停止治疗。用于气滞血瘀或阴寒内盛的慢性盆腔炎所致的腹痛。

（3）隔姜灸：主穴取气海、中极、归来。少数配用大肠俞、次髎穴。将直径 1.5cm、高 1.8cm 的艾炷置于 0.4cm 的鲜姜片上点燃，每穴灸 3 壮，每壮 6～7 分钟。

（三）灌肠疗法

（1）红藤汤保留灌肠：同急性盆腔炎。

（2）20%复方毛冬青灌肠液 100ml，保留灌肠，每日 1 次，7～10 日为 1 个疗程。

（3）鱼腥草 30g，黄芪 25g，败酱草、益母草、蒲公英、茯苓各 20g，桃仁 15g，丹参、赤芍、香附、半夏、胆南星、海藻各 10g，水煎 100ml，待药液温度降至 50℃左右时做保留灌肠，每日 1 次，1 个月为 1 个疗程，用治慢性盆腔炎。

（4）灌肠方：三棱、莪术各 9g，蜂房 9g，皂角刺 12g，红藤 30g，浓煎 100ml 以温药保留灌肠，每日 1 次，10 日为 1 个疗程，能活血消癥，对有包块者有效。

（四）外敷法

（1）乌头、艾叶、肉桂、鸡血藤、红花、川芎、延胡索、五灵脂、当归、皂角刺各 20g。切成细末，装入布袋内，蒸后热敷下腹部。每日 1～2 次，用于寒凝血瘀型盆腔炎。

（2）千年健、白芷、羌活、独活、红花、乳香、没药、血竭各 90g，川续断、五加皮、赤芍、当归尾、防风、桑寄生各 120g，川椒 60g，透骨草、艾叶各 250g。共研细末，装纱布袋如脉枕大小，每袋 0.5kg，隔水蒸半小时后，用干毛巾包好热敷下腹部半小时，每日 1～2 次。药袋用后放阴凉处晾干，翌日再用，10～15 日更换新药，经期停敷。

（3）双柏散（侧柏叶、大黄、黄柏、薄荷、泽兰）200g，水蜜调，外敷下腹部，每日 1～2 次，7～10 日为 1 个疗程。

（五）中药离子导入法

20%浓度丹参液 10ml，均匀地洒在浸湿的布垫上，接正极置于下腹部，阴极用同药置于腰骶部，电流量 0.05～0.1mA/cm^2，持续 20 分钟，每日 1 次，10～15 次为 1 个疗程。

（六）中药注射法

（1）复方丹参注射液 8ml 加入 5%葡萄糖注射液 500ml 中静脉滴注，每日 1 次，7～10 日为 1 个疗程。或用鱼腥草注射液 2ml 肌内注射，每日 1 次，7～10 日为 1 个疗程。

（2）在八髎穴每次取 2 穴，每穴注射复方当归注射液 1ml，隔日 1 次，10 次为 1 个疗程。一般采用 5 号细长针，进针后待患者有酸胀得气感觉时再缓缓注药。适用于慢性盆腔炎附件增厚压痛伴月经失调者。

（七）药膳疗法

（1）山药鸡金汤：淮山药、冬瓜仁各 15g，赤小豆 30g，鸡内金、天花粉各 9g，煎汤服，每日 2 次。可用于有包块者。

（2）皂角刺 30g，大枣 10 枚，同煮半小时以上，弃渣取药液 300～400ml，加粳米 30g 煮成粥状，分 2 次服，治疗慢性盆腔炎，输卵管积水者长期服用。

（3）佛手玫瑰花煎：佛手 12g，玫瑰花 10g，败酱草 30g，水煎服。治疗气滞血瘀型盆腔炎。

（八）物理疗法

温热的良性刺激可促进盆腔局部血液循环，改善组织营养状态，提高新陈代谢，以利炎症的吸收和消退，常用的有短波、超短波等。

九、预防调护

慢性盆腔炎经积极有效的治疗，大多可好转或治愈，因本病常反复缠绵，故治疗周期较长。未愈者常因伴有周身不适等症状，对其生活质量有一定影响，亦可转为急性盆腔炎，故必要的预防和调护措施可减少上述情况的发生。

（一）预防

（1）注意个人卫生，保持阴部清洁，严禁经期房事，经常锻炼身体，增强体质。
（2）及时、彻底治愈急性盆腔炎，防止转变为慢性盆腔炎，导致输卵管粘连或阻塞。
（3）重视一切能引发盆腔炎的疾病，如阴道炎、阑尾炎等。

（二）调护

（1）解除患者思想顾虑，予以心理疏导。
（2）避免过度疲劳。
（3）避免长久站立。
（4）适当采取理疗、药物灌肠等方式改善盆腔状况。

十、各家发挥

（一）从湿热邪毒论治

马宝璋提出慢性盆腔炎发病的主要病因是湿热邪毒，病机为湿热邪毒内侵，损伤胞宫冲任，稽留不去，蕴结下焦，壅遏气血，导致气滞血瘀，甚至积结成块。马宝璋认为，盆腔炎是寒、湿、热邪与血搏结，瘀阻冲任所致，强调湿热毒邪在发病过程中起主导作用，提出了辨证、辨病相结合，以攻邪为主、攻补兼施的治疗原则。治疗本病时应结合妇科检查辨病，将辨证与辨病有机地结合起来，总结出系统而独特的辨病规律：①疼痛：小腹疼痛或少腹疼痛，有坠胀感，痛连腰骶，每于房事时或劳累后加重，疼痛的原因是慢性盆腔炎形成瘢痕粘连和盆腔充血。②月经不调：炎症影响卵巢功能时，可使月经周期改变，常见月经先期；炎症波及子宫内膜导致子宫内膜炎时，可使月经量明显增多，经期延长。③不孕：主要原因是输卵管粘连阻塞、输卵管积水、输卵管卵巢炎性囊肿等造成的输卵管不通。④低热：慢性盆腔结缔组织炎、慢性盆腔炎的急性发作都可导致患者自觉低热。⑤水样或血样白带：慢性输卵管卵巢炎和子宫内膜炎都可使白带增多，呈黄色、稀薄水样，慢性子宫内膜炎时还可出现血样白带。在证候表现上，实证居多，且以湿热蕴结、气滞血瘀型占多数。常有低热或手足心热，小腹胀痛或刺痛，固定不移，拒按；带下黄或黄赤，黏稠臭秽；腰痛，经前乳房胀痛、心烦易怒。妇科检查：宫体压痛，附件增粗、压痛，甚至包块粘连引起宫体活动受限。为辨证论治增添了有利的证据。实际上绝大多数实证湿热与气滞血瘀皆有，只是偏重不同而已，治疗上应"择其要而从之"，以攻邪为主，邪去则正安，提出了解毒化瘀、软坚除湿的治疗大法。慢性盆腔炎，尤其是实证，每于经前发作或加重，经净则减轻或症状消失，这与经前机体的生理、病理特点密切相关。经前气血下注冲任，气血充盛，使实者更实，正邪交争激烈，故病证常加重，治疗应因势利导，解毒除湿，行气化瘀，软坚散结，给邪以出路，选用马老根据多年临床经验所创之炎克宁冲剂，含生药20g，由牡丹皮、赤药、柴胡、金银花、连翘、延胡索、莪术等十三味药组成。月经前 10~14 天开始口服，每日 3 次，每次 1 袋，服至月经来潮第二天为 1 个疗程，连用 2~3 个疗程；而经后胞脉空虚，治以补肾健脾，是扶助正气的良机，常用六味地黄丸、人参归脾丸以善后。

（二）从肾虚湿瘀论治

王秀霞认为肾虚血瘀是盆腔炎的主要致病因素，并且瘀血与湿热两种病因常同时出现，遵循"久病多虚，久病多瘀，久病及肾"原则，认为本病的发生以肾虚为主。如《医林改错》所言："元气既虚，必不能达于血管，血管无力，必停留而瘀。"在此基础上，认为肾虚血瘀为盆腔炎性疾病的基本证型之一，从而提出补肾活血法，自拟调经方治疗（当归 10g，川芎 10g，生地黄 15g，生杜仲 20g，炒山药 15g，山萸肉 10g，巴戟天 15g，香附 15g，丹参 20g）。方中当归、川芎补血活血；生地黄、山萸肉补肾阴，巴戟天、杜仲温肾阳，从而阴阳双补；香附疏肝理气解郁；一味丹参，功同四物。上药合用，共奏补肾活血之功。除此之外，王老认为湿热之邪为盆腔炎性疾病的又一重要病因，自拟盆炎方（桔梗 20g，金银花 15g，夏枯草 30g，败酱草 20g，冬瓜子 15g，土茯苓 15g，苍术 20g，川楝子 15g，丹参 20g，延胡索 15g）。临证治疗时需加入扶正之品，也要注意结合患者体质强弱，寒热虚实，扶正与祛邪适度，方能奏效。方中夏枯草、败酱草利湿热活血；夏枯草清利湿热，清肝热，破癥结；败酱草活血，清利湿热排脓，对于瘀热湿阻的盆腔炎性疾病效果甚佳；桔梗、冬瓜子破血排脓，桔梗破血消癥积排脓，冬瓜子清热利湿排脓；土茯苓清湿解毒，是治疗胞宫湿热蕴结的绝佳妙品；金银花清热解毒，散痈消肿；川楝子疏肝气清肝热，行气止痛；延胡索行气止痛，温经通脉；茯苓、苍术相须为用，热燥湿健脾。因多数患者诊治盆腔炎的最终目的是解决生育问题，故方中加杜仲补肾以助孕。

（三）从瘀热论治

韩延华在治疗慢性盆腔痛方面采用口服配合中药灌肠、微波理疗三联疗法效果显著，自拟韩氏妇炎汤（三棱、莪术、土茯苓、鱼腥草、连翘、丹参、香附、川楝子、延胡索、白芍等）以活血化瘀药为主，佐以清热解毒利湿，理气止痛类药物。在治疗过程中根据患者体质、病情灵活加减。慢性盆腔痛兼症较多，往往兼夹出现。在临证加减方面，肝郁气滞者加柴胡疏肝解郁；乳房胀痛者加王不留行、通草以通络止痛；若腹胀冷痛者加乌药行气止痛；湿热黄带者合黄柏、芡实、薏苡仁清热利湿止带；合并卵巢囊肿者加浙贝母、夏枯草；失眠多梦者加酸枣仁、合欢花；腰脊酸痛者加狗脊、杜仲补益肝肾，强健筋骨；若倦怠乏力则加党参、白术振奋脾阳。

（李硕熙）

第五章 外阴皮肤病

第一节 外阴鳞状上皮增生

外阴鳞状上皮细胞增生（squamous hyperplasia）是以外阴瘙痒为主要症状但病因不明的外阴疾病，以往称之为增生性营养不良。此外，任何原因不明的外阴瘙痒，在长期搔抓和摩擦后，亦可导致鳞状上皮细胞增生，临床上又称之为慢性单纯性苔藓或神经性炎。虽然其他疾病如念珠菌阴道外阴炎等可使外阴继发鳞状上皮细胞增生的改变，但因其病因明确，在针对其原发疾病进行治疗后，均能迅速治愈，故不属于本病范畴。

本病可参考"阴蚀""阴肿""阴痛"等疾病。

一、临床诊断要点与鉴别诊断

（一）诊断标准

1. 病史

重点询问有无心情抑郁，或有房劳多产，或久病多病，或居住潮湿，或带下量多，或各种阴道炎症等病史。

2. 症状

可发生在任何年龄，多见于30～60岁妇女。主要症状为瘙痒，多剧烈，难以耐受。由于反复搔抓致皮肤损伤日趋严重，瘙痒更剧。

3. 体征

病损范围不一，主要累及大阴唇、阴唇间沟、阴蒂包皮、阴唇后联合等处，常呈对称性。早期病变较轻时，皮肤颜色为暗红或灰白，角化过度部位则呈现白色。由于长期搔抓和摩擦，皮肤增厚似皮革，色素增加，皮肤纹理变得明显突出，皮嵴隆起，呈多数小多角性扁平丘疹，并群集成片，出现苔藓样变。严重者可因搔抓引起表皮破损、裂隙、溃疡。如溃疡长期不愈，特别是有结节隆起时，应警惕局部癌变的可能。一般无萎缩或粘连。

4. 检查

病理活组织检查是唯一确诊手段。一般应在 1%利多卡因局部麻醉下，选择有糜烂、溃疡、硬结、隆起等不同病变部位进行多点活检。病理呈表皮过度角化或伴有角化不全，棘细胞层不规则增厚，上皮脚向下延伸，真皮浅层有不同程度的淋巴细胞和少数浆细胞浸润。

（二）鉴别诊断

本病易与下述疾病混淆，应给予鉴别。

1. 白癜风

白癜风系黑素细胞被破坏引起的疾病，外阴皮肤出现界限分明的发白区，但表面光滑润泽，质地完全正常，且无任何自觉症状者，可发生在任何年龄，青春期发病多见。

2. 白化病

白化病系表皮基底层中仅含大而灰白的不成熟黑素细胞，不能制作黑素所致，为遗传性疾病。无自觉症状，身体其他部位也多可发现相同病变。

3. 特异性外阴炎

假丝酵母菌外阴炎、滴虫外阴炎、糖尿病外阴炎等分泌物及糖尿病长期刺激，均可导致外阴表皮角化过度、脱落而呈白色。假丝酵母菌外阴炎、滴虫外阴炎均有分泌物增多、瘙痒，分泌物检查可发现病原体；若外阴皮肤对称发红、增厚，伴有严重瘙痒，但阴道分泌物不多，可能为糖尿病外阴炎。特异性外阴炎在原发疾病治愈后，白色区随之消失。

二、审析病因病机

（一）肝郁气滞

素性抑郁，或恚怒伤肝，使肝失疏泄，气机郁滞，冲任被阻，阴部脉络气血运行不畅而为病。患此病后由于难言之苦及夫妻生活等因素又会加重肝郁，使病情反复难愈。

（二）湿热下注

阴部摄生不慎，感受湿热之邪；或久居湿地，或感受外湿，湿蕴化热；或由脾虚生湿，遏久化热；或由肝郁化火，木胜侮土，脾运失职，水湿内停，湿热相合，流注下焦，伤及任带而为带下，浸渍外阴。湿热蕴结，阻滞冲任，使阴部脉络瘀阻，气血失和而致阴痒、红肿等。若瘀阻日久，甚至瘀滞不通则出现皮肤增厚、疼痛。阴部因血运不畅，进而失养而致色白。

本病因肝郁气滞，疏泄失司，气血失和，阴部络阻；脾虚湿盛，蕴久化热，湿热下注，客于阴部，使血络瘀阻，均可导致阴部瘙痒。若瘀阻日久，甚至瘀滞不通则令阴部增厚、疼痛等。

三、明确辨证要点

应根据阴部瘙痒的情况，带下的量、色、质、气味，以及全身症状进行辨证。

辨虚实：外阴奇痒不堪，灼热疼痛，局部色白或暗红、增厚、粗糙，或周围红肿，溃破流黄水或带浊者，属实。若瘙痒不甚，外阴局部色白，干枯萎缩，或弹性减退者，属虚。

四、确立治疗方略

中医临床上多采用口服中药从病之本入手，辨证分型进行论治。临床上常见类型：湿热下注，治以清热利湿，祛风止痒；《景岳全书·妇人规》中认为妇人阴痒乃多由湿热所化，内宜清肝火，以龙胆泻肝汤及加味逍遥散主之，外宜桃仁研膏；又认为妇人阴中生疮，亦多由湿热下注所致，或纵情敷药，中于热度，或七情郁火所导致，采用内服、外治相结合的方法治疗。

五、辨证论治

1. 肝郁气滞证

（1）抓主症：外阴瘙痒，干燥，灼热疼痛，外阴局部皮肤粗糙、肥厚或皲裂、脱屑、溃疡，或色素减退。

（2）察次症：性情抑郁，经前乳房胀痛，胸闷嗳气，两胁胀痛。

（3）审舌脉：舌苔薄，脉细弦。

（4）择治法：疏肝解郁，养血祛风。

（5）选方用药思路：本证为肝气郁滞，疏泄失司，气机不畅，阴部脉络受阻，应用黑逍遥散，《医略六书·女科指要》去生姜加川芎。本方既有柴胡疏肝解郁，又有当归、白芍养血柔肝；白术、茯苓健脾去湿；炙甘草益气补中，缓肝之急；薄荷少许，助柴胡疏肝郁；生地养血润燥；川芎行血中之气，合当归养血通络；生姜辛温助热故去之。全方有疏肝解郁，养血润燥之效。

（6）据兼症化裁：若为肝郁气滞者，症见外阴痒痛，加郁金、石菖蒲等。若为肝郁化热，症见心烦易怒者，加牡丹皮、黑栀子等。

2. 湿热下注证

（1）抓主症：外阴瘙痒，烧灼疼痛，或破损溃疡，渗流黄水，白带增多，色黄气秽，局部皮肤黏膜粗糙肥厚或变薄变脆。

（2）察次症：胸闷烦躁，口苦口干，溲赤便秘。

（3）审舌脉：舌边尖红，苔黄腻，脉弦数。

（4）择治法：清热利湿，通络止痒。

（5）选方用药思路：本证为湿热下注，使阴部络脉被邪气阻滞，血运不畅，应用龙胆泻肝汤（《医宗金鉴》）。方用龙胆草大苦大寒，上泻肝胆实火，下清下焦湿热，为君药；黄芩、栀子具有苦寒泻火之功，为臣药；泽泻、木通、车前子清热利湿，使湿热从水道排出；生地黄、当归滋阴养血，以防耗伤阴血，标本兼顾；柴胡引诸药入肝胆；甘草有调和诸药之效。全方泻中有补，利中有滋，有清热利湿，通络止痒之效。

（6）据兼症化裁：若为湿热下注者，症见局部红肿，渗流黄水者，可加蚤休、土茯苓、连翘、大黄等。症见带下色黄量多者，加黄柏、椿根皮、薏苡仁等。

六、中成药选用

（1）龙胆泻肝丸：适用于湿热下注之阴痒。症见外阴瘙痒，烧灼疼痛，胸闷烦躁，口苦口干，舌红，苔黄腻，脉弦数。每次1丸，每日2次。

（2）逍遥丸：适用于肝郁气滞之阴痒。症见外阴瘙痒，干燥，灼热疼痛，经前乳房胀痛，两胁胀痛，舌苔薄，脉细弦。每次1丸，每日2次。

七、单方验方

（1）加减清肝引经汤（经验方）：生地黄、当归、牡丹皮、黄芩、白芍、川牛膝、鸡血藤、威灵仙、玄参、栀子、甘草。用于肝郁气滞化火者。

（2）萆薢渗湿汤（《疡科心得集》）：萆薢、薏苡仁、黄柏、牡丹皮、赤芍、木通、泽泻、滑石。用于湿热下注者。

（3）消斑一号：淫羊藿、苦参、丹参、白花蛇舌草、白鲜皮、益母草。

（4）消白止痒汤：丹参、当归、赤芍、淫羊藿、鸡血藤、何首乌、紫苏、白芷、巴戟天、白鲜皮、牡丹皮、白蒺藜、桂枝、地肤子。

（5）消白灵冲剂：汉三七、豨莶草、绞股蓝、仙茅、淫羊藿、白蒺藜。外用自拟消白灵洗剂（红花、艾叶、紫草、花椒、防风）和消白灵涂剂（雄黄、樟丹、枯矾、冰片）。

（6）愈白汤：黄芪、淫羊藿、白花蛇舌草、丹参、山慈菇、苍术、生地黄、白术、黄柏、赤芍、地肤子、土茯苓、野百合，煎汤坐浴。

八、中医特色技术

（一）针灸治疗

针灸治疗即通过针刺或艾灸腧穴，以疏通经络气血，扶正祛邪，调节脏腑阴阳，达到治疗疾病的目的。

（1）毫针：采用针刺中极、三阴交、阴陵泉、白环俞穴，临证痒重者加百虫窝、太冲、蠡沟、中都；萎缩明显者加脾俞、血海等。

（2）围刺法：操作与扬刺相似，但不局限于四针围刺。操作：在穴位正中先刺一针，然后在四周分别浅刺的多针围刺的一种方法。临床上可根据病变范围大小及病情的轻重灵活选择针刺数量、针距及手法。其特点是以病变部位为中心，可以一层或多层包围性针刺，针刺较浅。

（二）电针治疗

证属肝郁气滞型，取穴阿是穴、曲泉、血海、三阴交、太溪、太冲。刺法：局部平刺加用电针，曲泉、血海、太冲用泻法，三阴交、太溪用补法，每日 1 次，10 次为 1 个疗程。

九、预防调护

（1）预防方面：注意经期卫生，行经期间勤换月经垫。保持外阴清洁干爽，不用热水烫洗，不用肥皂擦洗。内裤须宽松、透气，并以棉制品为宜。检查是否有霉菌或滴虫，如有应夫妇双方同时治疗，而不要自行应用化学类药物。

（2）调畅情志，保持心情舒畅，增强其治疗的信心，并配合治疗。

（3）调摄方面：加强饮食管理，以清淡、富含维生素的新鲜蔬菜和豆制品为佳。保持大便通畅。劳逸结合，适当增加体质锻炼，提高机体免疫力。

十、各家发挥

王秀霞认为若脏腑功能失调，尤其是肾、肝、脾的病变，常会累及前阴发生病变。肾藏精，肝藏血。患者或素体亏虚或年老体虚，精血不足或房劳过度，产育频多，精血耗伤，而成肝肾亏虚之候。若肝肾亏虚，则生化乏源，精血亏少无以充养经脉，以致血虚失荣、生风化燥而致外阴瘙痒不止同时久病入络，气滞血瘀，经脉不通，又肝脉绕阴器，肾开窍于二阴，故阴器失养，日久干枯萎缩变白。肝脉绕阴器，主藏血，为风木之脏。若情志不遂，郁怒伤肝，肝郁化热，肝气犯脾，脾虚湿盛，以致湿热互结，湿热之邪，循经下注，蕴结阴器发为阴痒湿热浸淫，日久伤正，正虚不能濡润外阴，致其皮肤增生、肥厚，色素脱失而发为此病。综上，本病主要病机为肝肾亏虚，经脉失养，肝郁脾虚，湿热浸淫。

治疗采用辨证分型以外治为主。肝肾亏虚型症见外阴皮肤黏膜脱色或变白，组织萎缩变薄、弹性极差或消失，或皲裂，或潮红，外阴瘙痒灼热、干涩灼痛，甚或房事、排尿困难，兼伴腰膝酸软困楚，两目干涩，头晕目眩，神疲乏力。舌淡苔薄，脉沉细。方取白斑一号外洗，药用制首乌、淫羊藿、补骨脂、白头翁、金银花、透骨草、防风、白蒺藜、川椒、蛇床子、地肤子，以调补肝肾，止痒止痛。肝经湿热型症见外阴皮肤黏膜脱色或花白，组织肥厚、缺乏弹性、外阴瘙痒灼痛有破损，兼伴头晕目眩，口苦咽干，心烦不宁，便秘溲赤，兼伴带下量多，色黄如脓，稠黏臭秽。舌红，苔黄腻，脉弦滑而数。方取白斑二号外洗，药用苦参、白鲜皮、白花蛇舌草、茵陈蒿、白蒺藜、金银花、百部、土槿皮、鹤虱子，以泻肝清热，除湿止痒。

丛慧芳认为本病发病机制主要与肝肾有密切的关系，足厥阴肝经环绕阴器，肝主筋，前阴乃宗筋之所聚，故肝经病变可引起外阴病的发生。肝主藏血，肝血虚易化燥、化风，风胜则动，外阴失于濡养而生痒痛。肾藏精而开窍于前后二阴，肾阴具有促进机体的滋润、宁静、形成和制约阳热的作用。精血相生，若肾精亏损，精亏血少，终致阴部失养。肝为水之子而肾为木之母，肾受五脏六腑之精而藏之，封藏于肾之精，亦赖于肝血的滋养而维持充足，故肾精肝血，一荣俱荣，一损俱损，休戚相关。总之，肝肾阴血亏虚，外阴失于濡养则发痒，阴不能制约阳气则会出现虚热之证。临床以肝肾阴虚型患者多见，治宜滋养肝肾、滋阴降火、缓急止痛。中药口服方中熟地黄、山药、山萸肉滋养肝肾；柴胡疏肝解郁；菟丝子、枸杞子补肝肾，益精髓；龟板、生地黄滋阴；知母苦寒泻火；甘草调和诸药，全方共奏补养肝肾、滋阴降火、止痒止痛之效。中药熏洗坐浴及外敷膏剂中组方机制同样以滋补肝肾、滋阴降火、缓急止痛为主导。其中丹参活血养血；熟地黄、生地滋阴；淫羊藿、蛇床子温补肾阳；何首乌补益精血，全方滋阴润燥、止痒止痛。针刺治疗，三阴交为足三阴之会，可调补肝肾；配合足三里加强除湿止痒的功效，再取关元穴补肾固本；局部针刺瘙痒难忍、角化严重及色素脱失明显的部位，目的是加强患处局部的血液循环，活血止痒，并改善外阴色素脱失的症状。针药结合切中病机，故疗效显著。

（李硕熙）

第二节　外阴硬化性苔藓

外阴硬化性苔藓（lichen sclerosus）是一种以外阴及肛周皮肤萎缩变薄为特征的疾病，可发生于任何年龄，但绝经后妇女和青春期少女最多见。

一、临床诊断要点与鉴别诊断

（一）诊断标准

1. 病史

重点询问有无性情抑郁，或有房劳多产，或久病多病，或居住潮湿，或带下量多史，或各种阴道炎症等病史。

2. 症状

主要为外阴瘙痒，瘙痒程度远较鳞状上皮增生为轻，甚至可无瘙痒。或有烧灼感，带下量少，严重者出现性交困难，或排尿困难。

3. 体征

典型体征为外阴萎缩。病变早期皮肤红肿，出现多角形扁平丘疹，丘疹融合成片后呈苔藓状；继而皮肤黏膜颜色变白、变薄、皲裂，阴蒂萎缩且与包皮粘连，小阴唇萎缩以致消失。病变进一步发展，外阴皮肤皱缩、菲薄似羊皮纸状，阴道口挛缩狭窄致性交困难。

4. 检查

病理活组织检查是唯一确诊手段。病变早期真皮乳头层水肿，血管扩大充血。特征为表皮层过度角化和毛囊角质栓塞、棘层变薄伴基底细胞液化变性、上皮脚变钝或消失及黑素细胞减少。晚期出现均质化，在均质带下有淋巴细胞和浆细胞浸润。

（二）鉴别诊断

本病应与老年外阴生理性萎缩相区别，后者仅见于老年妇女，其外阴萎缩与身体其他部位皮肤相同，表现为外阴皮肤各层及皮下脂肪层均萎缩，且无任何症状。另外，本病还应与白癜风、白化病相鉴别。

二、审析病因病机

（一）肝肾阴虚

素体阴虚，大病久病，或产多乳众，耗伤精血，以致肝肾阴虚。肝脉过阴器，肾司二阴，肝肾阴虚，精血不足，阴户失养，且血燥生风，风动则痒。

（二）血虚化燥

肝血不足，血虚风燥，亦可致前阴失于津液滋润；或精血匮乏，外阴失养，血虚风邪侵袭，在肌肤表现为痒。

（三）脾肾阳虚

脾胃素虚，或日久及肾；或肾阳不足，脾阳失煦致脾肾阳虚。

本病因肝肾不足，精血亏虚，阴部肌肤失养；或血虚生风化燥，风燥阻络；或脾肾阳虚，阴部肌肤失煦，均可致阴部干萎、变白、粗糙、皲裂等。

三、明确辨证要点

应根据阴部瘙痒的情况，带下的量、色、质、气味及全身症状进行辨证。

辨脏腑：如阴部干涩、灼热，或皮肤变白、增厚或萎缩，甚则皲裂，夜间痒甚者为肝肾阴虚。心脾两虚者平素脾虚气弱，或有久病史，或思虑过度。外阴瘙痒，皮肤、黏膜薄脆，变白，弹性减弱，萎缩与增厚粗糙相间出现；伴头晕目眩、面色萎黄、心悸乏力等。

四、确立治疗方略

本病多与肝、肾、脾功能失调密切相关，治疗多采用在内治基础上配合外治法，内治有分型论治。临床上常见类型：肝肾阴虚型，治以滋养肝肾，养荣润燥；脾肾阳虚型，治以补益脾肾，温阳益气；血虚化燥者，治以养血润燥，活血止痒等。外治以杀虫止痒为主，佐以祛风胜湿、清热解毒、活血化瘀等药局部外洗、外搽。

五、辨证论治

1. 肝肾不足证

（1）抓主症：外阴干燥瘙痒，夜间尤甚，外阴萎缩平坦，变白或粉红，病损处干燥，薄脆，阴道口缩小，性交困难。

（2）察次症：头昏目眩，双目干涩，腰膝酸楚，耳鸣乏力。

（3）审舌脉：舌红，少苔，脉沉细或细数。

（4）择治法：补益肝肾，养荣润燥。

（5）选方用药思路：本证为肝肾不足，精血两亏，血虚生风化燥，可选用左归丸（《景岳全书·新方八阵》）合二至丸（《医方集解·补养篇》）。方用熟地黄、墨旱莲、女贞子补肾；山药补脾，山茱萸补肝；配以枸杞子补精，川牛膝补血，菟丝子补肾中之气，鹿胶、龟胶补督任之元。全方有滋阴补肾，填精益髓之效。

（6）据兼症化裁：若为肝肾不足，症见外阴皮肤黏膜弹性减退，性交困难者，加淫羊藿、菟丝子、仙茅、肉苁蓉等；症见大便干结者，加玄参、麦冬、何首乌；症见阴户灼热疼痛者，加知母、黄柏等。

2. 血虚化燥证

（1）抓主症：外阴干燥瘙痒，变薄，变白，脱屑，皲裂。

（2）察次症：头晕眼花，心悸怔忡，气短乏力，面色萎黄。

（3）审舌脉：舌淡，苔薄，脉细。

（4）择治法：益气养血，润燥止痒。

（5）选方用药思路：本证为阴血不足，血虚生风，肌肤失养，选用荆防四物汤（《医宗金鉴》）加蝉蜕等。方中四物汤养血活血，行血脉之瘀，荆芥、防风除风祛邪，蝉蜕祛风止痒。全方有养血活血，祛风止痒之效。

（6）据兼症化裁：若偏于阴血不足，症见口干，手脚心热，加龟板、黄柏。

3. 脾肾阳虚证

（1）抓主症：外阴瘙痒，皮肤、黏膜薄脆，变白，弹性减弱，萎缩与增厚粗糙相间出现。

（2）察次症：腰背酸楚，尿频尿多，四肢欠温，形寒畏冷，面浮肢肿，纳差便溏。

（3）审舌脉：舌淡胖，苔薄白或薄润，脉沉细无力。

（4）择治法：温补脾肾，祛风止痒。

（5）选方用药思路：本证为脾肾阳虚，冲任、阴部失于温煦，局部脉络血运不畅，选用右归丸（《景岳全书·新方八阵》）合佛手散（《普济本事方》）。方中熟地黄、山药、山萸肉、枸杞子培补肾阴；肉桂、附子温养肾阳；炙甘草补中益气；杜仲强壮益精；当归、川芎补血活血。全方有温补脾肾，祛风止痒之效。

（6）据兼症化裁：若脾肾阳虚，症见外阴瘙痒重者，加秦艽、地肤子、土茯苓等。症见外阴萎缩明显者，加黄芪、补骨脂、淫羊藿等。

六、中成药选用

（1）大补阴丸：适用于肝肾不足之阴痒。症见外阴干燥瘙痒，夜间尤甚，外阴萎缩平坦，变白或粉红，头昏目眩，双目干涩，舌红，少苔，脉沉细或细数。每次1丸，每日2次。

（2）左归丸：适用于肝肾不足之阴痒。症见外阴干燥瘙痒，夜间尤甚，外阴萎缩平坦，变白或粉红，头昏目眩，双目干涩，舌红，少苔，脉沉细或细数。每次3g，每日2次。

（3）右归丸：适用于肾阳虚之阴痒。症见外阴瘙痒，皮肤、黏膜薄脆，变白，弹性减弱，腰背酸楚，尿频尿多，面浮肢肿，苔薄白，脉沉细无力。每次3g，每日2次。

（4）归肾丸：适用于肾阴虚之阴痒。症见外阴干燥瘙痒，夜间尤甚，头晕耳鸣，腰膝酸软，舌红，少苔，脉沉细。每次1丸，每日2～3次。

（5）人参养荣丸：适用于肾阳虚之阴痒。症见外阴干燥瘙痒，夜间尤甚，气短乏力，腰膝酸软，舌红，少苔，脉沉细。每次1丸，每日2次。

（6）知柏地黄丸：适用于肝肾阴虚之阴痒。症见外阴干燥瘙痒，夜间尤甚，头昏目眩，腰膝酸楚，耳鸣乏力；舌红，少苔，脉细数。每次1丸，每日2次。

七、单方验方

（1）归藤驱白一号方：当归、鸡血藤、熟地黄、女贞子、补骨脂、制首乌、川牛膝、黑芝麻、胡桃肉，适用于肝肾阴虚者。归藤驱白二号方：当归、鸡血藤、龙胆草、栀子、薏苡仁、黄柏、益母草、川牛膝。使用时前两煎口服，第三煎外洗，适用于肝经湿热者，同时外涂自拟紫归油膏（紫草、当归、莪术、鸡血藤、冰片、芝麻油）。

（2）白斑软膏：青黛、珍珠、生龙牡、硫黄、玳瑁研细末与凡士林调匀外用。

（3）复方阴白洗剂：蛇床子、苦参、黄柏、白鲜皮、山慈菇、淫羊藿、紫草、莪术、川花椒、白蒺藜、土茯苓、红花、金银花、冰片，外洗，每日1～2次。

（4）自拟祛斑止痒液：肉苁蓉、淫羊藿、蛇床子、雄黄、冰片、牡丹皮、赤芍、苦参、制香附、地肤子、木贼草、防风，局部湿敷，每日1～2次。

（5）消白熏洗剂：龙胆草、茵陈、苦楝皮、土槿皮、益母草、小蓟、丹参、苦豆子、当归、何首乌、麦冬、补骨脂、凌霄花、蛇蜕、白蒺藜、薄荷，煎汤熏洗，每日1～2次。

八、中医特色技术

（一）针灸治疗

（1）温针灸：取膀胱截石位，取穴会阴、曲骨、横骨、阴廉、阴阜；俯卧位取穴肝俞、肾俞、脾俞、血海、三阴交、足三里、太溪，得气后点燃艾条插在针柄上，直到艾条燃尽。

每日 1 次，15 日为 1 个疗程。

（2）耳针治疗：取穴外生殖器、内分泌、皮质下、肝、肾、肺、脾、神门，隔日 1 次，2 周为 1 个疗程。

（3）艾灸：艾条温灸会阴、足三里、三阴交穴，每穴灸 3～5 分钟，至皮肤潮红即可，10 天为 1 个疗程。

（4）火针：火针点刺病变区域皮肤，每周 1 次，4 次为 1 个疗程。

（5）针刺配合火针：有补肝益肾，调理冲任，疏通气血，清利湿热之效。针刺取穴中极、关元、三阴交、阴陵泉，行平补平泻手法，每日治疗 1 次，10 次为 1 个疗程。并配合火针治疗快速点刺局部皮肤变白处，每次点刺 7～8 针，5 日点刺 1 次，2 次为 1 个疗程。

（二）穴位埋线治疗

将羊肠线剪成 3cm 长，埋于穴位深部，取穴横骨、曲骨、血海及坐骨结节内上，同时还可从大阴唇两侧上端向下端方向刺入，埋线于此，每 20 日治疗 1 次，3 次为 1 个疗程。

九、预防调护

嘱患者穿着宽松舒适的棉质内裤，保持外阴清洁干燥。平素注意调节情绪，以清淡饮食为主，禁食辛温发散之物，以免诱发或加重阴部干裂、痒痛。

十、各家发挥

韩延华认为本病的主要病因病机在于肝肾阴虚，经脉失养；气血匮乏，外阴失养。对于本病多采用中药配合干扰素治疗。

口服育阴丸从内而治，全方共奏调补肝肾，滋阴养血之功效。药物组成：熟地黄、龟板、山茱萸、白芍、续断、桑寄生、山药、杜仲、牛膝、牡蛎、海螵蛸。方中无明确止痒之药，以入肝、肾二经的药物居多，各药皆在调补肝肾，止痒意在究其病源之处，全方用药平和，其功在不止痒而痒自止。韩延华认为，祛风止痒乃为治其标，而滋补肝肾，益血之源，通调血脉，使精血旺盛，脉络通畅，端本正源，止痒于正源之中，正源即可调理善后，令外阴得以濡养，立意独特，疗效显著。从而起到了"治本"的作用。且丸剂与汤剂相比，药效更为持久，便于携带及服用。而蜜丸性质柔润并有补益及矫味的作用，适宜慢性病的治疗及长期服用。

自拟中药外洗方熏洗坐浴，从外而治，外洗方药直接作用于患处，治其标以暂缓其痒痛难忍之症。本病以肝肾阴虚为本，阴虚久生风化燥，而导致阴部皮肤失养而瘙痒不宁；或肝经血少，津液枯竭，肾虚精血化生不足，致气血不能荣运，则壅郁生湿，湿生热，热生虫，虫毒侵蚀外阴肌肤，则痒痛不宁。故外洗方在组方原则上以清热燥湿，杀虫止痒为大法，以治标实。

（倪　玲）

第三节　外阴湿疹

外阴皮肤有局限性或弥漫性的滋水淋沥的皮疹，常伴瘙痒，称为外阴湿疹(vulva eczema)。

外阴湿疹病变主要累及大小阴唇及周围皮肤，临床上以皮疹多形性、弥漫性、对称性分布，急性者有渗出，慢性者有浸润肥厚，瘙痒剧烈，易复发为特征。本病临床较为常见，病程缓慢，缠绵难愈，且容易复发。

中医无外阴湿疹病名，其治疗可参考"湿疮""阴疮"等疾病范畴。

一、临床诊断要点与鉴别诊断

（一）诊断标准

1. 病史

应注意患者是否为过敏体质，有无饮食、药物过敏史，发病前气候环境有无变化，饮食物情况，是否接触化妆品、肥皂、人造纤维短裤等，有无慢性消化系统疾病、肠寄生虫病、糖尿病，是否有过度疲劳、精神紧张等。

2. 症状

表现为外阴皮疹，皮疹累及大小阴唇、会阴及其周围组织；有多形性、渗出倾向，常对称发生，易慢性化和反复发作。急性湿疹瘙痒剧烈，外阴皮肤潮红水肿，其中有丘疹、水疱疹，有感染时可出现脓疱。由于搔抓或摩擦，水疱破裂后糜烂渗出，可见抓痕、结痂。湿疹消退时出现鳞屑，痊愈后不留任何瘢痕。慢性湿疹由急性转化而来，外阴皮肤浸润肥厚，表面粗糙，呈苔藓样变，上覆鳞屑，可发生皲裂。

3. 检查

（1）妇科检查：急性湿疹可见外阴皮肤潮红水肿，或见丘疹，水疱疹、脓疱，破溃后可见抓痕、结痂；慢性可见皮肤浸润肥厚，表面粗糙，呈苔藓样变，上覆鳞屑，可发生皲裂。

（2）实验室检查：变应原检测可测出过敏物。

（二）鉴别诊断

1. 外阴瘙痒

外阴瘙痒好发于大小阴唇、阴蒂包皮、阴阜，临床病损特征为皮肤增厚、粗糙变硬、皮沟加深、呈灰白色苔藓样变，而无外阴湿疹的渗液史。

2. 湿性疥疮

湿性疥疮多发生在腹股沟、会阴部、股内侧，病损特征是小水疱、湿疹、糜烂、脓疱，夜间痒甚，皮损表皮镜检可找到疥螨。

3. 接触性皮炎

接触性皮炎有致敏物接触史，多见于暴露部位或接触部位，皮损边界清楚，局限于接触部位，局部炎症反应剧烈，可有红斑、水疱、大疱等损害，病程大多在1周左右，去除病因后易痊愈，且不再接触致敏物可不复发。

4. 牛皮癣

牛皮癣皮损好发于颈、肘、尾骶部，皮疹为扁平多角形丘疹、融合成片、有典型的苔藓样变，无多形性皮损，亦无渗出倾向。

5. 梅毒

梅毒患者有性乱史或感染史，初起为典型的硬下疳，梅毒血清试验阳性，活组织检查可以查到梅毒螺旋体。

二、审析病因病机

（一）热毒

经行产后，卫生护理不当，邪毒侵袭，或湿热蕴积，伏于肝脉，滞于冲任，侵蚀外阴肌肤。

（二）寒湿

久居阴寒湿冷之所，寒湿乘虚侵袭，凝滞于内，邪气不能外达，内陷于冲任肌肤；或阳气虚衰，气血失和，与痰湿凝结，肌肤失养。

（三）正虚

禀赋不耐则正气不足，腠理不密，卫外功能不固，不能耐受正常范围内的外界刺激，如花粉、动物皮毛等，也不能耐受鱼虾、牛羊肉及辛辣刺激性食品，且易感受风、湿、热等外来邪气。

湿疹虽形于外而实发于内，内因心血脾气，外因风湿热致病，其中以外因为主。故本病多因禀性不耐，脾胃失司，内有湿热，外受风湿热邪，蕴阻肌肤而成；或风湿热邪侵袭，营卫失和，气机受阻，湿热蕴结，浸淫肌肤所致；或饮食失节，伤及脾胃，脾失健运，湿热内生，留恋于内不得疏泄，外泛肌肤而成。

三、明确辨证要点

（一）辨虚实

发病急，皮损弥漫、潮红，多为实证；发病缓慢，皮损粗糙、肥厚、色暗，多属虚证。

（二）辨阴阳、寒热

初期为阳证，与热毒相关；日久属阴证，与体虚有关。

（三）辨症状

湿疹初起，皮损潮红、水疱，滋水淋沥，口苦溲黄，多为肝经湿热；湿疹日久不愈，皮损色暗红、增厚、潮湿，伴胃纳少，便溏乏力，多为脾虚生湿；湿疹迁延不愈，反复发作，瘙痒剧烈，皮肤粗糙，多为血虚风燥。

四、确立治疗方略

外阴湿疹以湿、热为主因，寒湿、正虚为辅，故治疗多以清热除湿立法，再配以祛风、凉血、解毒、温阳、扶正等法。此外，治疗应内外兼顾，在全身用药的同时，重视局部治疗。

五、辨证论治

1. 肝经湿热证

（1）抓主症：外阴皮损潮红，可见丘疹、水疱，进而糜烂，滋水淋沥，外阴瘙痒。发病突然，病程短，皮损面积大。

（2）察次症：口苦咽干，大便不爽，小便黄赤。

（3）审舌脉：舌质红，苔黄腻，脉滑数。

（4）择治法：清热利湿，杀毒止痒。

（5）选方用药思路：本证为湿热内侵，与阴部气血相搏结，静脉阻塞，蕴结成毒，应用龙胆泻肝汤（《医宗金鉴》）合萆薢渗湿汤（《疡科心得集》）。龙胆泻肝汤原方治肝经火盛、湿热下注所致热痒阴肿及筋痿阴湿等症。方用龙胆草泻肝经火热之邪为君；柴胡、黄芩、栀子苦寒，助龙胆草清热泻肝火为臣；泽泻、木通、车前子引湿热之邪从小便而解；当归养血补肝，缓诸药苦寒之弊而共为佐；甘草调和诸药而为使。萆薢渗湿汤重在清热利湿，引湿热从小便而解，适用于脾虚生湿，湿郁化热，湿热下注，热邪熏灼，阴部痒痛，小便黄赤者。方中萆薢利水，分清化浊，为主药；薏苡仁利水渗湿，泽泻渗湿泄热；猪苓分利湿热，滑石利水通淋，通草清热利水，共为辅佐药，使下焦湿热自小便排出；再配以清热凉血、活血化瘀的牡丹皮，清膀胱湿热、泄肾经相火、解毒疗疮的黄柏，以加强清利湿热的效力。上两方合用有清热利湿，解毒止痒之功。

（6）据兼症化裁：若热盛者，加大青叶清热解毒；大便干燥者，酌加大黄、枳实；外阴皮肤破溃加蒲公英、野菊花、金银花；皮疹鲜红灼热者，加玄参、赤芍；瘙痒剧烈者，加地肤子、白鲜皮等；带下色黄呈泡沫状加茵陈、椿根皮；带下呈凝乳状加土茯苓。

除内服外，本证可外用蛇床子散（《中医妇科学》1979年版）水煎，趁热先熏后坐浴。组成：蛇床子、川椒、明矾、苦参、百部等。

2. 热毒证

（1）抓主症：外阴生疮，红肿热痛，甚则溃烂流脓，黏稠臭秽。

（2）察次症：恶寒发热，头晕目眩，口苦咽干，心烦不宁，大便干结。

（3）审舌脉：舌红，苔黄，脉滑数。

（4）择治法：清热解毒，活血化瘀。

（5）选方用药思路：本证为热毒入侵，凝滞气血，蕴结生疮，应用仙方活命饮（《妇人大全良方》）。原方治痈疡肿毒初起，热毒壅聚，气滞血瘀。方中金银花清热解毒；防风、白芷疏散外邪，使热毒从外透解；归尾、赤芍、乳香、没药活血散瘀，以消肿止痛；贝母、天花粉清热散结；穿山甲、皂角刺通行经络，透脓溃坚；酒煎服可活血通络以助药效；陈皮理气，甘草化毒、和中。综上配伍，可使毒祛、瘀散、肿消、热退。

（6）据兼症化裁：若局部灼热痛甚者，加大黄、败酱草；小便黄赤者，加瞿麦、滑石；痒甚者，加白鲜皮、地肤子、徐长卿。

3. 脾虚湿蕴证

（1）抓主症：外阴皮损暗红、粗糙、肥厚，瘙痒。发病较缓，病程较长。

（2）察次症：周身乏力，纳呆，便溏。

（3）审舌脉：舌边有齿痕，苔白腻，脉细滑。

（4）择治法：健脾益气，除湿止痒。

（5）选方用药思路：本证为脾虚生湿，湿从内生，内泛水湿，湿性下趋，浸淫肌肤，应用除湿胃苓汤（《医宗金鉴》）或参苓白术散（《太平惠民和剂局方》）加减。除湿胃苓汤原方治缠腰火丹、湿疮等。方中苍术最善除湿运脾，厚朴行气化湿、消胀除满，两药炒用，则燥湿之力更强；陈皮理气化滞；泽泻、猪苓、赤茯苓利水渗湿，增强利水蠲饮之功；白术健脾燥湿；滑石清热利湿；防风祛风止痒，胜湿止痛。去栀子、木通、肉桂，加黄柏清热利湿止痒，枳壳行气以助水湿之运化。诸药合用共奏健脾除湿之效。参苓白术散原方治脾胃虚弱。方中人参大补元气，健脾养胃；白术健脾燥湿，茯苓甘淡渗湿健脾，苍术合用，健脾除湿之功更强；甘草与上三味合而成四君子汤，补脾胃之气；配以扁豆、薏苡仁、山药、莲子，既可健脾，又能渗湿而止泻；陈皮、砂仁辛温芳香醒脾，佐四君更能促中州运化；少量黄柏清热利湿不伤正，又防前述诸药辛温太过；加地肤子、白鲜皮祛湿止痒。全方配伍具有健脾益气祛湿之功。

（6）据兼症化裁：若头晕、面色少华、月经量少者，加当归、鸡血藤、生地黄；夜寐多梦加酸枣仁、煅龙骨、煅牡蛎；湿滞、食滞重者，加焦槟榔或伏龙肝。

4. 阴虚湿热证

（1）抓主症：外阴皮肤浸润，干燥脱屑，瘙痒剧烈，可见少量渗液。

（2）察次症：伴午后颧红，心烦盗汗，口干口苦，小便短赤。

（3）审舌脉：舌质红，少苔或无苔，脉细弦滑。

（4）择治法：滋阴养血，除湿止痒。

（5）选方用药思路：本证或因年高，或因体弱久病，加之渗液日久，伤阴耗血，更兼湿邪偏盛，蕴郁肌肤，应用滋阴除湿汤（《外科正宗》）加减。方中以生地黄、玄参、丹参、当归滋阴养血和营，补阴血之不足，防渗利诸药之伤阴；茯苓、泽泻利湿健脾，祛湿邪之有余，制滋补诸品之腻滞，使湿去而无伤阴之弊，阴复而无助湿之嫌；白鲜皮、蛇床子祛湿止痒，合而为剂，有滋阴养血、祛湿止痒功能。故慢性外阴湿疹，证属阴虚湿恋者，用之每收显效。

（6）据兼症化裁：腰膝酸软者，加枸杞子、山茱萸；痒甚加地肤子；痒甚睡眠差者，可加珍珠母、夜交藤、酸枣仁。

5. 寒湿证

（1）抓主症：外阴皮肤肿溃，触之坚硬，色晦暗不泽，日久不愈，脓水淋沥，疼痛绵绵。

（2）察次症：伴面色㿠白，精神不振，疲乏无力，畏寒肢冷，食少纳呆。

（3）审舌脉：舌淡，苔白腻，脉沉细缓。

（4）择治法：温经散寒，除湿消疮。

（5）选方用药思路：本证为寒湿相结，凝滞经脉，瘀阻于前阴，肌肤失于温养，可用阳和汤（《外科证治全生集》）或托里消毒散（《外科正宗》）加减。阳和汤原方治阴疽、乳岩、结核等阴凝证。方中重用熟地黄、鹿角胶滋阴补阳为君；辅以肉桂、炮姜、麻黄、白芥子温通血脉，助阳活血为臣；生甘草解毒调和诸药而为佐使；加黄芪补气，防己利水，两者合用，化气行水而除湿，且能托疮收肌。全方共奏温经通络、祛寒除湿、解毒消疮之功。托里消毒散适用于阴疮日久，正虚邪盛，气短神疲，中气不足，气血两虚。组成：人参、川芎、当归、白芍、白术、金银花、茯苓、白芷、皂角刺、甘草、桔梗、黄芪。

（6）据兼症化裁：腹胀、便溏者，加山药、薏苡仁；腰酸肢软者，加狗脊、淫羊藿、菟丝子。

6. 血虚风燥证

（1）抓主症：病程长久，外阴湿疹反复发作，迁延不愈。外阴皮损为暗红色斑或斑丘疹，色素沉着，粗糙肥厚，剧痒难忍，遇热或肥皂水洗后瘙痒加重。

（2）察次症：伴口干不欲饮，乏力，纳差，腹胀。

（3）审舌脉：舌质淡，舌苔白，脉弦细。

（4）择治法：养血润肤，祛风止痒。

（5）选方用药思路：本证为内在阴血凝滞，内蕴风热，皮肤疮疥，应用当归饮子（《济生方》）或四物汤（《太平惠民和剂局方》）加减。方由四物汤合荆芥、防风、黄芪、白蒺藜、何首乌组成。适合于心血凝滞，内蕴风热，皮肤疮疥，或肿或痒，或脓水浸淫，或发赤疹瘙瘤。查其组成，四物、首乌滋阴养血，宜于血虚风燥者，故凡各类皮肤疾患日久，伤及阴血，或肿或痒，均可考虑使用本方。

（6）据兼症化裁：腰膝酸软、口燥咽干者，加枸杞子、山茱萸；大便干燥者，加何首乌、决明子。

六、中成药选用

（1）乌梢蛇片：适用于血虚风燥证。每次 5 片，每日 2 次。
（2）三妙丸：适用于湿热下注证。每次 10g，每日 2 次。
（3）龙胆泻肝丸：适用于湿热下注证。每次 10g，每日 3 次。
（4）乌蛇止痒丸：适用于慢性湿疹湿热证。每次 5g，每日 3 次。

七、单方验方

（1）马齿苋汤：新鲜马齿苋 500g，洗净切碎，煎汤服食。功能清热利湿，解毒凉血。
（2）冬瓜苡仁汤：冬瓜皮 30g，薏苡仁 30g，车前子（包煎）15g，水煎，饮汤吃薏苡仁，连服 7～10 剂。功能健脾利湿。
（3）椒杏膏：川椒、杏仁各适量，共捣泥膏外搽。功能杀虫利水止痒。
（4）湿疹汤：苦参、何首乌、荆芥穗、蔓荆子、薄荷各 32g，白芷、天麻、川芎、防风、乌梢蛇各 16g，研为细末，每服 10g，米酒调下。功能养血祛风，除湿止痒，用于外阴湿疹慢性期。

八、中医特色技术

（一）针刺

（1）体针：取足三里、三阴交、血海、内庭穴，直刺 1～1.5 寸，捻转至有酸麻感，每日 1 次。
（2）耳针：常取神门、皮质下、内分泌等穴，埋针或磁粒敷贴并按压。
（3）穴位注射：可于长强、太冲穴注射 5%普鲁卡因，每次注药 0.5ml，隔日 1 次。

（二）外治法

（1）贴敷法：苦参末 30g，凡士林 240g，调匀成膏，外敷患处，每日换药 1～2 次；或五倍子、黄柏等份研末，用香油调敷患处，每日换药 1 次；或滋水多者，用 10%黄柏溶液湿敷。
（2）熏洗法：土茯苓 30g，苦参 30g，马齿苋 30g，紫草 20g，金银花 30g，明矾 15g，水煎，先熏后洗，每日 2 次。或用三黄洗剂（大黄、黄芩、黄柏、苦参各等份研细末，上药 10～15g 加入蒸馏水 100ml、医用苯酚 1ml）外搽洗。
（3）涂抹法：红斑、丘疹、水疱为主者，用三黄洗剂或炉甘石洗剂外涂，每日 5～6 次；糜烂结痂者，用青黛散和麻油调涂，每日 3 次；慢性湿疹用青黛膏、黄柏霜或湿疹膏外涂，每日 3 次。

（4）饮食疗法：薏苡仁粥。薏苡仁 30g，粳米 60g，洗净，共煮成稀粥，每日 2 次，用治湿热证。

九、预防调护

（一）预防

（1）应尽可能寻找发病或诱发加重的原因，详细了解病史、生活工作环境、精神因素等。

（2）做变应原检查，如皮内试验、斑贴过筛试验及特异性 IgE 抗体等，以发现可能的致敏原，并避免接触可诱发湿疮的各种因素，如染料、汽油、油漆、花粉等。

（3）保持外阴清洁卫生，洁具个人专用。

（4）内裤宜用棉织品，要宽松柔软；减少外阴搔抓、摩擦及肥皂洗、热水烫等刺激。

（5）饮食清淡，避免浓茶、咖啡、酒类、辣椒、鱼、虾、蟹等刺激和致敏食品，多吃水果和蔬菜。

（6）及时治疗外阴、阴道等各类炎症。

（7）起居要有规律，避免过度疲劳和精神紧张，忌郁怒忧思。

（二）调护

（1）寻找病因，隔绝变应原，避免再刺激。

（2）积极治疗全身慢性疾患，如糖尿病、精神神经异常等。

（3）局部可采用中药熏洗、外敷等方法，或用皮质激素软膏外涂。

十、各家发挥

（一）从肝论治

马宝璋擅从肝论治外阴湿疹，采用清肝、疏肝之法，佐以健脾祛湿，临证中颇有成效。马老以龙胆泻肝汤合参苓白术散化裁作为基本方：龙胆草泻肝经火热之邪；柴胡、黄芩、栀子苦寒，助龙胆草清热泻肝火；泽泻、木通、车前子引湿热之邪从小便而解；当归养血补肝；白术健脾燥湿，茯苓甘淡渗湿健脾，苓术合用，健脾除湿之功更强；配以扁豆、薏苡仁、山药、莲子，既可健脾，又能渗湿；地肤子、白鲜皮除湿止痒；甘草调和诸药。

（二）从热论治

王秀霞认为，急性湿疮的病因中热邪占有重要地位。热灼津液，正邪搏结于肌表，则腠理失于濡养，干燥而痒；热灼甚，则热燔肌肉，灼而为痛；热盛化火，郁于肌肉，肉腐而烂。《素问·至真要大论》曰："诸痛痒疮，皆属于心。"故该病病位在心。但病虽实发于内亦形于外，禀赋不足，不耐风湿热邪侵袭，又过食辛辣刺激、腥荤动风之物，致脾胃受损，湿热内生，内在湿热与湿热外邪相搏结，浸淫肌肤而致湿疮，故病位亦在脾。而湿蕴又能化热，则皮损灼热流津；又因湿性重浊黏滞，故病情迁延，反复发作。若能在急性期热甚之际清其肌肤热邪，就有望阻止病情发展。故当以清热祛湿、健脾宁心为治则，在湿疮急性期以龙胆泻肝汤合萆薢渗湿汤加减；若湿热相搏，热燔肌肉，灼而为痛，则宜清热祛湿、和营活血，方药选用黄连解毒汤合仙方活命饮加减。

（三）从脾湿论治

针对病因，从健脾除湿入手，标本兼治，韩百灵采用治疗湿疹经验方——加减除湿胃苓汤治疗女性外阴湿疹，方中苍术、白术健脾化湿，陈皮理气化湿，厚朴温中化湿；猪苓、茯苓、泽泻淡渗利湿；桂枝通阳化气祛湿，通过健脾达到运湿、渗湿、燥湿、化湿、行湿之目的。苍术燥湿健脾，偏于燥湿；白术健脾燥湿，偏于健脾，是一对对药，两者相互配合，达到脾健除湿的目的，主治脾虚湿阻证候，临床疗效显著。

（李硕熙）

第六章　女性生殖系统肿瘤

第一节　人乳头瘤病毒感染、宫颈上皮内瘤变

人乳头瘤病毒感染

人乳头瘤病毒（human papillomavirus，HPV）是一种乳多空病毒科的乳头瘤空泡病毒 A 属，是球形 DNA 病毒感染引起的一种性传播疾病。主要类型为 HPV1、HPV2、HPV6、HPV11、HPV16、HPV18、HPV31、HPV33 及 HPV35 型等，其中 HPV16 和 HPV18 型长期感染可能与女性宫颈癌有关。

一、HPV 感染途径

性传播是 HPV 感染的主要获得途径，通常可以在感染此病毒患者的性伴侣中查出相同的 HPV 型别，且需要两人同时治疗。另外在经阴道分娩过程中母亲可通过垂直传播将病毒传给婴儿。通过其他因素如细菌或非性传播等导致 HPV 病毒感染的可能性不大。

二、HPV 感染的诊断方法

HPV 感染检测方法目前主要为形态学方法和分子生物学技术。

宫颈上皮内瘤变

宫颈上皮内瘤变（cervical intraepithelial neoplasia，CIN）是一组癌前病变，与浸润性宫颈癌密不可分。

中医学古籍中并无本病病名的记载。目前"HPV 感染"所引起疾病可归于中医学"瘙疣"和"带下病"，亦散见于"崩漏""癥瘕"中。

一、临床诊断要点与鉴别诊断

（一）诊断标准

1. 病史

随着 HPV 感染与下生殖道关系研究的不断深入发现，HPV 感染与子宫颈癌前病变

的发生有着一定的关联。其中最为主要的原因为高危型 HPV 持续感染。此外，与女性吸烟、初次性生活年龄过早，同时伴有多个性伴侣及疱疹病毒（HSV）2 型感染等因素有关。

2. 症状

（1）CIN 一般无明显症状和体征，故单凭肉眼观察无法诊断 CIN。

（2）部分有阴道分泌物增多、血性分泌物、接触性出血。

（3）约半数原位癌患者无临床症状，少数有少量的阴道不规则出血。

3. 检查

（1）妇科检查：局部无明显病灶，宫颈光滑；或宫颈肥大、充血、糜烂、息肉等慢性宫颈炎的表现。

（2）实验室检查：随着现代科学技术的不断发展，宫颈癌作为可以预防的疾病，人们对早期诊断，早期筛查有了明确的认识。筛查方法也逐渐增多，从传统的巴氏涂片检查、醋酸染色筛查法、碘染色筛查法到现如今普遍临床使用的宫颈细胞学检查法、宫颈组织病理检查法、HPV-DNA 检测及阴道镜检查等。

1）涂抹醋酸肉眼观察（VIA）：根据醋白上皮的厚薄、边界轮廓和消失的快慢等作判断，此法简便易行，经济有效。

2）碘溶液试验：又称为 Schiller 试验。宫颈炎、宫颈癌前病变及宫颈癌的鳞状上皮缺乏糖原或不含糖原，涂碘后不染色，有助于定位异常上皮，识别危险的病变，以便确定该组织检查取材的部位。

3）阴道镜检查及阴道镜引导下的活检

A. 阴道镜下异常上皮的特征：包括细胞和细胞核密度的增加；鳞状上皮轮廓不规则，并伴有特殊的血管变化，表现为点状或镶嵌。白色上皮是 CIN 的第一特征，在上皮表面有一层厚的角化蛋白。

B. 阴道镜引导下宫颈活检：子宫颈活检是诊断 CIN 最可靠的方法，在阴道镜引导下对可疑部位行多点活检是明确 CIN 诊断的最好方法，取下的活检组织应有足够深度，包括鳞状上皮并有足量的间质组织，最好能取到其周围组织。

4）宫颈活检及颈管刮术：CIN 和宫颈癌的诊断必须依据宫颈活体组织的病理检查。颈管刮术（ECC）：刮取颈管内膜组织送病理检查，有助于明确颈管内有无病变和 CIN 或癌是否累及颈管，但是否作为常规检查目前尚无一致意见。颈管刮术的指征：①细胞学异常或临床可疑的绝经前后妇女，尤其怀疑腺癌时；②阴道镜下病变累及颈管；③细胞学多次阳性或可疑，阴道镜检查阴性或不满意或阴道镜下活检阴性者。

5）宫颈锥形切除：是宫颈癌传统可靠的诊断方法，由于阴道镜的广泛开展，诊断性锥切率明显下降。临床或阴道镜检查可疑浸润癌者为手术禁忌证。

诊断性锥切指征为：细胞学检查多次阳性，阴道镜检查正常或看不到全部转化区或阴道镜下活检和 ECC 阴性者；细胞学报告与阴道镜下定位活检或颈管刮术结果不符；VIA 或阴道镜下活检疑有早期浸润；级别较高的 CIN 病变延伸至颈管内；怀疑腺癌者。

6）宫颈环形电切术（LEEP）和大环状宫颈转化区切除：较广泛地应用于 CIN 的诊治，故具有诊断和治疗的双重作用。

（二）鉴别诊断

1. 低危型 HPV 感染

寻常疣（主要为 HPV1、HPV2、HPV4 型）称刺瘊，可发生于任何部位，以手部最常见。

跖疣（主要为 HPV2、HPV4 型）生长在胼胝下面，行走易引起疼痛。扁平疣（主要为 HPV3、HPV10 型）好发于面部，手、臂、膝为多发。

尖性湿疣（主要为 HPV6、HPV11 型），好发于温暖潮湿部位，以生殖器湿疣发病率最高，传染性强，在性传播疾病中占有重要地位，且有恶性变的报道。HPV6 和 HPV11 型经常感染外阴、肛门、阴道等部位，属于低危型，在湿疣或宫颈上皮内低度病变妇女中多常见，与宫颈浸润癌无明显关联。

宫颈尖锐湿疣：病损表现为宫颈赘生物，表面多凹凸不平，有时融合呈菜花状，取病灶组织做病理检查，可明确诊断。

2. 宫颈上皮内瘤变

经巴氏宫颈细胞学涂片染色可在显微镜下进行鉴别。在细胞学制片中观察单个细胞的改变进行 CIN 诊断和分级。

二、审析病因病机

（一）脾虚湿盛

饮食不加节制、劳累伤身，耗伤脾气，脾主运化，脾伤则运化失司，水湿之邪向下侵袭，损伤任脉而成带下病。

（二）湿热下注

七情内伤、房劳多产等致脏腑功能受损，脾虚生湿，湿邪久蕴生热，湿热下注；肝经湿热下注，损伤任带二脉，致任脉失调，带脉不固，而致带下病。

（三）湿毒蕴结

湿热日久，热毒熏蒸，损伤脉络，则见赤白相兼带下或交接出血，甚则血性带下；湿毒蕴结，瘀阻脉络，则血脉瘀而不畅；经久不治，而致血败肉腐，脓血相兼而下，而致带下病。

中医学认为子宫颈高危 HPV 感染为外源性感染，为外源湿邪，当机体正气不足，免疫力下降，机体容易感染高危 HPV 病毒，感染后机体不能驱邪外出，湿郁久成瘀成毒，继而发展为癌前病变甚至癌变。

三、明确辨证要点

（一）辨虚实

如带下量多色白或淡黄，质清稀，多属虚；量不甚多，色黄或赤白相兼，质稠或有臭气为实。

（二）辨寒热

带下量多色黄，质黏稠，有臭气，或如泡沫状，或如豆渣状，为热；带下量多，色黄绿如脓，或浑浊如米泔，质稠，恶臭难闻，属湿毒重证。如带下量多如水，质清稀，多属寒。

临证时尚需结合全身症状及病史等综合分析，方能做出正确的辨证。

四、确立治疗方略

中医对宫颈 HR-HPV 感染者及 CIN 患者多表现为白带增多，白带带血，严重者可有接触性出血、外阴瘙痒、腹痛腰酸等临床表现，根据分型来看，无论虚实，宫颈高危 HPV 感染主要病因均为湿邪侵及。由此可见，本病的治疗以清热利湿解毒为主。治疗多采用内治、外治、内外合治及综合治疗等治疗方法。

五、辨证论治

1. 脾虚湿盛证

（1）抓主症：带下量多，色白或淡黄，质稀薄，无臭气，绵绵不断。

（2）察次症：面色白，神疲倦怠，四肢不温，纳少便溏，两足浮肿。

（3）审舌脉：舌质淡，苔白或腻，脉缓弱。

（4）择治法：健脾益气，升阳除湿。

（5）选方用药思路：本证为脾阳虚弱，运化失职，水湿内停，湿浊下注，损伤任带二脉，约固无力，应用完带汤（《傅青主女科》），傅青主提出，"带是湿病"，乃由于"脾气之虚，肝肝之郁，湿气之侵"所致。故以健脾益气，升阳除湿立法。方中人参、山药、甘草健脾益气；苍术、白术健脾燥湿；柴胡、白芍、陈皮舒肝解郁，理气升阳；车前子入肾，泄降利水除湿；黑芥穗入血分，祛风胜湿。

（6）据兼症化裁：若脾虚及肾，兼腰痛者，酌加续断、杜仲、菟丝子温补肾阳，固任止带；若带下日久，滑脱不止者，酌加芡实、龙骨、牡蛎、乌贼骨、金樱子等固涩止带之品。

2. 湿热下注证

（1）抓主症：带下量多，色黄，质黏稠，有臭气，或伴阴部瘙痒。

（2）察次症：胸闷心烦，口苦咽干，纳差，小腹或少腹作痛，小便短赤。

（3）审舌脉：舌红，苔白或黄或腻，脉濡数。

（4）择治法：清热解毒，利湿止带。

（5）选方用药思路：本证为湿热外邪蕴积于下，损伤任带二脉，应用四妙丸（《成书便读》）加减。方中苍术、黄柏、薏苡仁、半边莲有祛湿健脾，清热燥湿的作用；白花蛇舌草有清热解毒，利湿通淋的效果；黄芪、当归有补益脾气的效果。全方共奏清热解毒，利湿止带之效。

（6）据兼症化裁：若肝经湿热下注者，症见带下量多，色黄或黄绿，质黏稠或呈泡沫状，有臭气，伴阴部痒痛，头晕目眩，口苦咽干，烦躁易怒，便结尿赤，舌红，苔黄腻，脉弦滑而数，酌加龙胆草、黄连、栀子、车前子等。若湿浊偏甚者，症见带下量多，色白，如豆渣状或凝乳状，阴部瘙痒，脘闷纳差，舌红，苔黄腻，脉滑数，宜草薢、泽泻、滑石、通草等清热利湿以化浊。

3. 湿毒蕴结证

（1）抓主症：带下量多，黄绿如脓或赤白相兼，或夹黑色血液，质黏稠，或如豆渣，或似泡沫，气秽或臭，或接触性出血，阴户灼热瘙痒。

（2）察次症：小腹疼痛，腰骶坠胀，口苦咽干，小便短赤。

（3）审舌脉：舌红，苔黄腻，脉滑数。

（4）择治法：清热解毒除湿。

（5）选方用药思路：本证为湿毒内侵，损伤任带二脉，秽浊下流，应用蜀羊泉散（《中医妇科理论与实践》）加莪术、怀牛膝、紫草、党参、黄芪。方中蜀羊泉清热利湿，解毒消肿为君药。土茯苓、白花蛇舌草、半枝莲、紫草祛湿解毒，凉血解毒，活血利水；红地榆止血涩带；莪术辛散苦泻，温通行滞，活血化瘀共为臣药。黄芪补气，利水，托毒；党参益气，生津，养血，两药同用以益气健脾，调理脏腑功能，共为臣药。怀牛膝益肝肾，强筋骨，能引诸药下行，为佐使药。通观本方，诸药合用，共奏祛湿清热，解毒化瘀，益气和血之功。

（6）据兼症化裁：若腰骶酸痛，带下恶臭难闻者，酌加穿心莲、鱼腥草、椿根皮清热解毒除秽。若小便淋痛，兼有白浊者，酌加牛膝、虎杖、甘草梢。

六、中成药选用

（1）复方莪术油栓：每次 1 粒，每日 1～2 次，阴道深部上药。

（2）保妇康栓：每次 2 粒，每日 1 次，阴道深部上药。

（3）苦参凝胶：每次 1 支，每日 1 次，阴道深部上药。

七、单方验方

（1）以清肝利湿汤（妇科名医刘奉五研制）为基础方进行加减化裁：蒲公英 30g，萹蓄 15g，川楝子 12g，柴胡 10g，瞿麦 20g，车前子 30g，牡丹皮 12g，延胡索 12g，白芍 12g，黄芪 60g，水煎服，每日 1 剂，适用湿热蕴积者。

（2）清带解毒汤：蒲公英 10g，白花蛇舌草 10g，黄柏 9g，牡丹皮 10g，苦参 10g，大青叶 10g，赤芍 10g，赤茯苓 10g，丹参 10g，生薏苡仁 15g，皂角刺 10g，贯众 10g，生甘草 6g，石见穿 10g，车前草 15g，水煎服，每日 1 剂，适用于湿热蕴积者。

八、中医特色技术

（1）外治疗法：宫颈炎 I 号方（药物组成：蛇床子、青黛、血竭），宫颈上药治疗。

（2）中药口服配合宫颈局部外用：柴枳败酱散（药物组成：柴胡 10g，苍术 10g，延胡索 15g，炒枳壳 6g，忍冬藤 20g，生黄芪 20g，薏苡仁 30g，丹参 15g，虎杖 15g，败酱草 20g，白毛藤 20g，红藤 20g，川牛膝 10g，马齿苋 20g，白花蛇舌草 15g）联合外用保妇康栓治疗。

（3）内治法：自拟健脾逐带汤，以健益脾气，除湿止带为治疗原则。方药：党参 15g，苍术 10g，白术 10g，薏苡仁 30g，芡实 20g，甘草 6g，车前子 10g，陈皮 8g，土茯苓 20g，败酱草 20g，鱼腥草 20g。每日 1 剂，水煎服。

九、预防调护

（一）预防

（1）保持外阴清洁：不要用洗液冲洗阴道，以免破坏阴道内的环境。

（2）定期进行妇科检查：宫颈糜烂和宫颈癌用肉眼早期很难区分，可通过宫颈刮片进行诊断，简单、易行。

（3）宫颈上皮内瘤变的预防还应做好节育避孕，免受刮宫、流产的痛苦。分娩引起的宫颈裂伤，应及时缝合。

（4）正常的调护：讲究卫生的性生活不会给女性带来任何危害，因为正常的精液具有一定的杀菌、消毒作用，而且女性的阴道也有自净自洁作用。如果性生活时不注意清洁卫生，病菌侵入阴道就有了可乘之机，会增加女性患生殖器官炎症的可能性。

（二）心理护理

保持健康的心理状态和乐观的情绪，有助于预防疾病发生，提高治疗疗效。

（三）调摄

食物应以增强患者抗病能力，提高免疫功能为主，应尽可能补给营养物质，蛋白质、糖、脂肪、维生素等均可合理食用。

十、各家发挥

（一）中药外治法

儿黄散是王秀霞依据中医药理论结合长期临床实践经验总结的有效方剂，治疗宫颈柱状上皮异位合并感染以辨病为主，该方由儿茶、黄连、白及、枯矾组成。儿茶味苦、涩，性微寒，归心、肺经，具有活血止血、收敛生肌、清热解毒、收湿化瘀之功。黄连味苦，性寒，归心、肝、胃、大肠经，具有清热燥湿、泻火解毒之效，被张元素称为"诸疮必用"，为疡科要药。白及味苦、甘、辛，性温，归肺、肝、胃经，具有补肺、止血、散风除湿、通窍止痛、消肿排脓、生肌敛疮的功效。枯矾味酸、湿，性寒，归肺、脾、肝、大肠经，具有内服祛除风痰、止血止泻，外用解毒杀虫、燥湿止痒之功。诸药合用，活血与止血共用，去腐与生肌同使，共奏清热燥湿、解毒消肿、活血止血、去腐生肌之功效。

刘丽认为 HPV 感染主因后天脾虚，正气不足，脾虚失运，内生湿热，又内湿与外湿合邪下注。本病虚实夹杂，绵延难愈。刘丽认为治疗本病应以清热燥湿止带为治疗大法，辅以解毒止痒之品，以达祛邪安正之效。自拟消疣汤加减冲洗宫颈患处，清热祛湿止带，消毒止痒，并增强重组人干扰素抗病毒的效果，从而治愈疾病。高危型 HPV 持续感染是宫颈癌的首要病因，干预治疗可有效清除宫颈 HR-HPV 感染，阻断病程，从而预防宫颈癌发生。

消疣汤方中重用土茯苓、苦参以清热除湿，解毒止痒；土茯苓味甘、淡，性平，归肝经，属渗利之品，功善解毒除湿。蛇床子味辛、苦，性温，归肾经，功善祛风燥湿止痒。紫草味甘、咸，性寒，归心、肝经，可凉血活血解毒。黄柏性味苦寒、沉降，归肾、膀胱、大肠经，功可清热燥湿，泻火解毒，长于清泻下焦湿热。苦参性味苦寒、沉降，归心、肝、胃、大肠、膀胱经，既清热燥湿，清下焦湿热，又能杀虫止痒而善治带下阴痒。山豆根苦寒，归肺、胃经，功善清热解毒消肿。鹤虱性味辛苦，辛行苦降，善解毒消积止痒。百部味苦，能除痰燥湿、杀虫止痒，善治湿热下注，阴部瘙痒。综观全方，诸药合用，药简力专，针对湿、热、毒、瘀的基本病机，共奏清热解毒、燥湿止痒之功，对于宫颈感染所致的宫颈上皮内瘤变临床疗效确切。

（二）中药内治与外用

韩凤娟认为本病虽以宫颈局部症状为主，但常由脏腑功能失常导致，从而表现出相应的舌脉的变化或全身其他症候群。因此，在治疗宫颈 HPV 感染的过程中应从中医整体观出发，治病求本，故口服中药与外治法联合治疗，意在取得最佳疗效。

韩凤娟针对不同亚型 HPV 感染，选用当归芍药散加减，以疏肝解郁，健脾除湿为原则，通过改善脏腑功能，调节整体的津液、气血代谢来调动机体正气，使正气足而通畅，从而改善患者带下症状及舌脉情况，加上宫颈局部儿黄散治疗，提高局部的抗病毒能力，降低 HPV 的载量，提高 HPV 转阴率。

第二节　宫　颈　癌

宫颈癌（cervical cancer）是最常见的妇科恶性肿瘤。对于宫颈癌，中医文献并没有直接的病名，但从临床表现而言，宫颈癌根据其症状表现，多属于"带下病""崩漏""交接出血""癥瘕"等范畴。

一、临床诊断要点与鉴别诊断

（一）诊断标准

1. 病史
多数患者有中度及重度宫颈糜烂病史，或性交出血、月经异常、HPV 感染等病史。

2. 症状
早期宫颈癌常无症状，也无明显体征，与慢性宫颈炎无明显区别，有时甚至见宫颈光滑，尤其老年妇女宫颈已萎缩者。有些宫颈管癌患者，病灶位于宫颈管内，宫颈阴道部外观正常，易被忽略而漏诊或误诊。患者一旦出现症状，主要表现如下。

（1）阴道流血：年轻患者常表现为接触性出血，发生为性生活后或妇科检查后出血。出血量可多可少，根据病灶大小、侵及间质内血管的情况而定。早期流血量少，晚期病灶较大表现为多量出血，一旦侵蚀较大血管可能引起致命性大出血。年轻患者也可表现为经期延长、周期缩短、经量增多等。老年患者常主诉绝经后不规则阴道流血。一般外生型癌出血较早，血量也多；内生型癌出血较晚。

（2）阴道排液：患者常诉阴道排液增多，呈白色或血性，稀薄如水样或米泔状，有腥臭。晚期因癌组织破溃，组织坏死，继发感染有大量脓性或米汤样恶臭白带。

（3）晚期癌的症状：根据病灶侵犯范围出现继发性症状。病灶波及盆腔结缔组织、骨盆壁，压迫输尿管或直肠、坐骨神经时，患者诉尿频、尿急、肛门坠胀、大便秘结、里急后重、下肢肿痛等；严重时导致输尿管梗阻、肾盂积水，最后引起尿毒症。到了疾病末期，患者出现恶病质。

3. 检查

（1）妇科检查：早期浸润癌及极早期宫颈浸润癌，局部无明显病灶，宫颈光滑或轻度糜烂如一般宫颈炎表现。随着宫颈浸润癌的生长发展，根据不同类型，局部体征亦不同。外生型见宫颈赘生物向外生长，呈息肉状或乳头状突起，继而向阴道突起形成菜花状赘生物，表面不规则，合并感染时表面覆有灰白色渗出物，触之易出血。内生型则见宫颈肥大、质硬，宫颈管膨大如桶状，宫颈表面光滑或有浅表溃疡。晚期由于癌组织坏死脱落，形成凹陷性溃疡，整个宫颈有时被空洞替代，并覆有灰褐色坏死组织，有恶臭。癌灶浸润阴道壁见阴道壁有赘生物，向两旁组织侵犯，妇科检查扪及两侧增厚，呈结节状，质地与癌组织相似，有时浸润达盆壁，形成冷冻骨盆。

（2）实验室检查：包括宫颈刮片细胞学检查；碘试验；氮激光肿瘤固有荧光诊断法；阴道镜检查；宫颈和宫颈管活组织检查；宫颈锥切术；肿瘤标志物检查。

确诊宫颈癌后，根据具体情况，进行胸部X线摄片、淋巴造影、膀胱镜、直肠镜检查等，以确定其临床分期。

（二）鉴别诊断

1. 宫颈糜烂

宫颈糜烂可有月经间期出血，或接触性出血，检查时宫颈外口周围有鲜红色小颗粒，拭擦后也可出血，故难以与早期宫颈癌鉴别。可做宫颈刮片，阴道镜或宫颈活体组织检查以明确诊断。

2. 子宫颈外翻

外翻的黏膜过度增生，表面也可呈现高低不平，较易出血。与早期宫颈癌不易鉴别。但外翻的宫颈弹性好，边缘较整齐。宫颈刮片及活组织检查可鉴别。

3. 宫颈息肉

临床上可有月经间期出血或接触性出血。应与早期息肉状宫颈癌相鉴别。宫颈息肉表面较为光滑，弹性好，病理检查可以鉴别。

4. 宫颈尖锐湿疣

病损表现为宫颈赘生物，表面多凹凸不平，有时融合呈菜花状，取病灶组织做病理检查，可明确诊断。

5. 子宫内膜癌

子宫内膜癌有不规则阴道出血及白带增多，检查时可发现子宫增大，颈腔变大，宫颈正常或轻度糜烂。可行分段刮宫病理检查加以鉴别。

6. 其他宫颈良性病变

宫颈黏膜下肌瘤、宫颈结核、阿米巴性宫颈炎、宫颈乳头状瘤等，可借助病理活检鉴别。

二、审析病因病机

（一）气滞血瘀

邪阻气机，气滞血瘀，瘀血内阻胞宫，遂成癥积。带下赤白，经期异常均为瘀血内阻，气机不畅之象。瘀阻日久，脉络破损，血溢脉外，下血淋漓。

（二）湿热瘀阻

病起后，迁延治疗，湿停日久，聚而生热，蕴结于下焦，带下臭秽。

（三）心脾两虚

气血脱失，失于濡养，邪阻气机，蕴结下焦而发本病。

（四）肝肾阴虚

久病失于调理，情志内伤均可耗损肝肾之阴，形成肝肾阴虚证。

总之，本病多因早婚乱交、房事不洁等因素，感受湿热淫毒和秽浊之邪；七情内伤，肝郁气滞，冲任损伤，湿热瘀毒蕴结于胞宫子门而成。初起多为实证，蕴毒日久，气血大伤，正气不支可导致心脾两虚；耗损肝肾之阴，致肝肾阴虚。

三、明确辨证要点

（一）辨虚实

胸胁胀满，小腹疼痛，心烦口干，带下赤白，量多质稠有味，月经期延长，或接触性出血，属实；带下量多，质稀薄、秽臭不重，或阴道出血量多，属虚。

（二）辨脏腑

带下量多，质稀薄、秽臭不重，或阴道出血量多，面色萎黄，食少呕恶，倦怠神疲，心慌气短，失眠多梦，健忘怔忡，属心脾两虚；头晕耳鸣，五心烦热，便秘尿赤，有时阴道流血，赤白带下，其味恶臭，属肝肾阴虚。

四、确立治疗方略

癥瘕为难治之证，久用攻伐祛邪，定必伤正，故外治法与内治法在治疗法则中具有同等重要的地位，目前，大多数宫颈癌患者是在使用手术及放化疗后才进行中医治疗的。此时，患者必定处于正气亏虚的状态，故其治疗法则也应转向以扶正培本、减毒增效增敏为治疗目的。此时患者因手术后的创伤，会使脏腑缺损，失血耗液，疼痛失眠，进食减少等气血双亏或气阴两虚，或脾胃失调等正气亏虚的状况。此时可采用气血双补、益气养阴、调理脾胃、理气导滞等治疗方法，使机体恢复健康。

五、辨证论治

1. 气滞血瘀证

（1）抓主症：带下赤白，量多质稠有味，月经期延长，或接触性出血，病久可有血淋、里急后重等。

（2）察次症：精神郁闷，胸胁胀满，小腹疼痛，心烦口干。

（3）审舌脉：舌质淡，苔白，脉沉弦。

（4）择治法：行气活血，化瘀消癥。

（5）选方用药思路：本证为气血瘀结，滞于胞宫冲任，积结日久，结为肿块，应用香棱丸（《济生方》）加桃仁、海藻、瞿麦。方中木香、丁香、茴香温经理气，疏通脉络气机；枳壳、青皮疏肝解郁，行气消胀；川楝子行气止痛，除下焦郁结，佐三棱破血中之滞，莪术逐气分之血瘀，加强行气导滞之功，加桃仁、海藻、瞿麦加强活血利水、软坚消癥的作用。全方有活血化瘀、理气散结、消癥止痛之功。

（6）据兼症化裁：若为气滞血瘀者，症见胸胁胀满、心烦易怒，加陈皮、香附；症见带下量多，加茯苓、白术；病情较重可加白花蛇舌草、黄精解毒祛瘀。

2. 湿热瘀阻证

（1）抓主症：经期紊乱，或阴道不规则流血，带下秽污，或苦米泔样，气味恶臭。

（2）察次症：小腹疼痛，腰骶酸痛。

（3）审舌脉：舌质红，苔黄厚而腻，脉弦数。

（4）择治法：清热利湿，解毒散结。

（5）选方用药思路：本证为湿热之邪日久，瘀阻胞宫冲任，积结日久，结为肿块，应用止带方（《世补斋医书·不谢方》）加白花蛇舌草、土茯苓。方中猪苓、茯苓、车前子、泽泻利水渗湿止带；赤芍、牡丹皮清热，凉血活血；黄柏、栀子、茵陈泻热解毒，燥湿止带；牛膝利水通淋，引诸药下行，使热清湿除带自止；白花蛇舌草抑制肿瘤作用；土茯苓解毒除湿。全方有清热利湿，解毒散结之效。

（6）据兼症化裁：若为湿热瘀阻者，症见带下量多，加蒲公英、紫花地丁。

3. 心脾两虚证

（1）抓主症：带下量多，质稀薄、秽臭不重，或阴道出血量多。

（2）察次症：面色萎黄，食少呕恶，倦怠神疲，心慌气短，失眠多梦，健忘怔忡。

（3）审舌脉：舌质淡，苔白少津，脉细乏力。

（4）择治法：补益心脾。

（5）选方用药思路：本证为病久气血不足，心失所养，应用归脾汤（《济生方》）。方中以党参、黄芪、白术、甘草补气健脾；当归、龙眼肉补血养心；酸枣仁、茯苓、远志宁心安神；更以木香理气醒脾，以防补益气血药腻滞碍胃，加姜枣调和脾胃，以资生化。全方有心脾兼顾，气血双补之效。

（6）据兼症化裁：若为心脾两虚者，症见头晕目眩、肢倦乏力，加熟地黄、白芍。

4. 肝肾阴虚证

（1）抓主症：有时阴道流血，赤白带下，其味恶臭。

（2）察次症：头晕耳鸣，五心烦热，便秘尿赤。

（3）审舌脉：舌质红，苔黄白，脉弦细或细弱。

（4）择治法：滋补肝肾，解毒清热。

（5）选方用药思路：本证为久病失于调理，耗损肝肾之阴，应用知柏地黄丸（《医宗金鉴》）合二至丸（《医方集解》）。方中熟地黄滋肾阴，益精髓；山茱萸滋肾益肝；山药滋肾补脾；泽泻泄肾浊降；牡丹皮泻肝火；茯苓渗脾湿；知母、黄柏清肾中伏火，清肝火；女贞子、墨旱莲补益肝肾，全方有滋阴肝肾、解毒清热之效。

（6）据兼症化裁：若为肝肾阴虚者，症见心烦急躁，则加炒山栀、郁金、柴胡；症见带下色黄臭秽，则加败酱草、生薏苡仁。

六、中成药选用

（1）小金丹：适用于气滞血瘀之癥瘕。症见带下赤白，量多质稠有味，月经期延长，或接触性出血，胸胁胀满，小腹疼痛，脉沉弦。每次 1 粒，每日 1～2 次。

（2）平消胶囊：适用于气滞血瘀、湿热瘀结之癥瘕。症见经期紊乱，或阴道不规则流血，带下秽污，或苦米泔样，气味恶臭，小腹疼痛，舌质红，苔黄厚而腻，脉弦数。每次 4～8 粒，每日 3 次。

（3）丹莪妇康煎膏：适用于瘀血阻滞之癥瘕。症见带下赤白，或接触性出血，胸胁胀满，小腹疼痛，舌质淡，苔白，脉沉弦。每次 10～15g，每日 2 次。

（4）止痛化癥颗粒：适用于气虚血瘀之癥瘕。症见带下赤白，月经期延长，或接触性出血，小腹疼痛，气短乏力，舌质淡，苔白，脉沉弦。每次 4～6 粒，每日 2～3 次。

（5）桂枝茯苓胶囊：适用于瘀血阻滞之癥瘕。症见带下赤白，或接触性出血，胸胁胀满，小腹疼痛，舌质淡，苔白，脉沉涩。每次 3 粒，每日 3 次，温开水送服。

（6）十全大补丸：适用于气血两虚之癥瘕。症见面色苍白，气短心悸，头晕自汗，体倦乏力，四肢不温，带下赤白，或接触性出血，舌质淡，苔薄，脉沉细无力。每次 1 丸，每日 2～3 次。

七、单方验方

（1）"三品一条枪"：明矾、白砒、雄黄、没药。明矾及白砒分别研成细粉，混合后研成白色块状物，研细加雄黄、没药粉，混合均匀，压制成型，紫外线消毒后备用，辅以双紫粉治疗早期宫颈癌。

（2）红升丹：红氧化汞粉剂外用。适于早期病情较轻者，也适于晚期无法手术之患者使用。

（3）化癥回生片：蜜丸，每丸 6g，每次 1 丸，每日 2 次，饭后温酒或温开水送服。适用于术后恢复期瘀血内阻证。

（4）中药"506"粉剂：白硇砂、三七、生贯众、红升丹、麝香、梅片，经醋制后与其他生药混合研磨成细粉，过筛拌匀后即可，治疗宫颈鳞状细胞癌。

（5）三妙丸（《医学正传》）：黄柏 12g，苍术 18g，川牛膝 6g，上为细末，面糊为丸，如梧桐子大，每服五七十丸（10～15g）。适用于湿热下注之癥瘕。

八、中医特色技术

（1）含砒腐蚀剂，作用于肿瘤局部使其凝固、坏死，脱落。含砒制剂是剧毒药品，亦有一定不良反应，因此必须到医院治疗。

1）如三品：白砒 4.5g，明矾 6g，雄黄 7.2g，没药 3.6g 等制成杆并插入宫颈或外敷宫颈。

2）制癌粉副号：蟾蜍 15g，雄黄 3g，白及 12g，制砒 12g，五倍子 15g，明矾 60g，硇砂 3g，三七 3g，磺胺粉 60g，加适量江米糊制成钉，上局部宫颈。

3）催脱钉：山慈菇 15g，制砒 9g，雄黄 12g，蛇床子 3g，麝香 0.9g，硼砂 3g，枯矾 18g，冰片 3g，加适量江米糊，制成 1cm 长针。对早期宫颈癌有效。

（2）非腐蚀性，如掌叶半夏鸦胆子油、莪术注射液等，亦有一定疗效，单纯中药内服外用。

九、预防调护

宫颈癌形成之前有一个相当长的癌前病变期，在癌瘤形成前的发展过程中又有一个相当长（平均约为 10 年）的原位癌阶段，因此利用宫颈细胞刮片和宫颈活检，完全有可能在癌前病变期和早期癌阶段发现。

（一）预防

（1）预防宫颈癌：首先需定期大面积开展已婚妇女的防癌普查普治工作。

（2）病因的防治：注意经期及性生活卫生教育，积极治疗宫颈糜烂、包茎等疾病，加强防癌知识的宣传教育，积极治疗癌前病变，必将有效地预防宫颈癌的发生。

（二）心理护理

消除患者的恐惧和不安心理，增强其治疗的信心，使患者配合治疗。

（三）调摄

（1）饮食习惯：养成良好的饮食习惯，多食用高蛋白、高维生素的食品和新鲜水果蔬菜，不吸烟酗酒，避免摄入辛辣刺激（如葱、蒜、椒、桂皮等）与生冷、油腻的食物。化疗时，宫颈癌患者的饮食调养以健脾补肾为主。放疗时，饮食调养以养血滋阴为主。手术后，宫颈癌患者的饮食调养以补气养血的食物为主。宫颈癌晚期，应选高蛋白、高热量的食品，如牛奶、鸡蛋、牛肉、甲鱼、赤小豆、绿豆、鲜藕、菠菜、冬瓜、苹果等。

（2）合理的休息：保证充分的休息。

（3）适当锻炼：宫颈癌康复期的患者，应根据机体的体质状况，适量参加一些体育活动，如散步、做保健操、打太极拳和练气功等。

（四）随访

随访时间：一般在出院后第 1 年内，出院后 1 个月行第 1 次随访，以后每隔 2～3 个月复查 1 次。出院后第 2 年每 3～6 个月复查 1 次。出院后第 3～5 年，每半年复查 1 次。第 6 年开始每年复查 1 次。随访内容除临床检查外，应定期进行胸透和血常规检查。

十、各家发挥

王秀霞指出本病多因早婚乱交、房事不洁等因素，感受湿热淫毒和秽浊之邪，加之七情内伤、房劳多产，以致肝脾肾功能失调，冲任气血不和，湿热瘀毒蕴结于胞宫子门而成。

儿黄散是王秀霞在长期临床实践中总结提炼出来的有效方剂。全方由儿茶、黄连等药物组成，共奏活血化瘀、清热解毒、止血消肿、祛腐生肌之功。现将方药分析如下：方中儿茶，味苦、涩，性凉，功效活血散瘀，收敛止血，生肌敛疮，又有清热解毒、收湿之功。外用治疮疡久不收口，皮肤湿疹等。将儿黄散研成细末混匀，平摊于纱布条上，将纱布折起，经高压消毒后用于临床观察。患者于月经干净后第 3 天开始治疗，暴露宫颈组织，用消毒棉球擦净宫颈分泌物及黏液，将带药纱布条贴敷于宫颈处，嘱患者 24 小时自行取出。隔日 1 次，连续 10 次为 1 个疗程，待下次月经干净 3 天开始下一疗程，连续治疗观察 3 个疗程后复查。观察结果：儿黄散具有减轻宫颈局部炎症反应、提高宫颈局部免疫功能的作用。

（倪　玲）

第三节　子宫肌瘤

子宫肌瘤（hysteromyoma）是女性生殖器官中最常见的一种良性肿瘤，也是人体中最常见的肿瘤之一。中医学中，无此病名，根据其临床特征及表现，可将子宫肌瘤归属于中医学"癥瘕"的范畴。

一、临床诊断要点与鉴别诊断

（一）诊断标准

1. 病史

有情志抑郁，经行、产后感受外邪，月经不调，带下异常等病史。亦有部分患者无明显病史。

2. 症状

妇人可有异常子宫出血，如月经量多或经期延长等；或有异常带下；或有小腹胀满，或疼痛，或经期小腹疼痛等。亦有部分患者无明显症状，仅于体检时发现。症状出现与肌瘤部位、生长速度及肌瘤变性关系密切，与肌瘤大小、数目多少关系不大。

（1）月经改变：为最常见症状。常表现为经量增多、经期延长、不规则阴道流血等，尤以黏膜下肌瘤最为常见。若肌瘤发生坏死、溃疡、感染时，可有持续或不规则阴道流血或脓血性排液等。浆膜下肌瘤及肌壁间小肌瘤常无明显月经改变。

（2）下腹包块：肌瘤较小时在腹部摸不到肿块，当肌瘤增大超过 2 个月妊娠大时，腹部胀大，下腹正中扪及块物。当清晨膀胱充盈将子宫推向上方时更易扪及，质地坚硬，形态不规则。

（3）白带增多：肌壁间肌瘤使宫腔面积增大，内膜腺体分泌增多，并伴有盆腔充血，致使白带增多；黏膜下肌瘤伴感染时，产生大量脓血性排液及腐肉样组织排出，有臭味。

（4）压迫症状：肌瘤压迫膀胱出现尿频、排尿障碍、尿潴留等，压迫输尿管可致肾盂积水，压迫直肠可致排便困难等。

（5）腹痛、腰酸、下腹坠胀：通常无腹痛，浆膜下肌瘤蒂扭转时出现急性腹痛。肌瘤红色变时，腹痛剧烈且伴发热。肌瘤压迫盆腔组织及神经，可引起下腹坠胀、腰酸背痛，且经期加重。

（6）不孕：可能是肌瘤压迫输卵管使之扭曲，或使宫腔变形，妨碍受精卵着床。

（7）继发性贫血：长期月经过多所致。

3. 检查

（1）妇科检查：盆腔内可触及异常包块，可有子宫体增大、质硬或形态的改变。

（2）辅助检查：通过盆腔超声检查可以了解子宫大小、形状、子宫内膜厚度及回声等，以明确有无宫腔内占位性病变及其他生殖道器质性病变。

（3）其他检查：宫腔镜检查可以帮助诊断突向宫腔内的肿块。

（二）鉴别诊断

1. 妊娠子宫

妊娠子宫有停经史、早孕反应，子宫随停经月份增大、质软等；子宫肌瘤无停经史，有月经改变，子宫增大、质硬、形态不规则，有结节状突起。借助尿或血 hCG 测定、B 型超声、多普勒超声检查可确诊。

2. 卵巢肿瘤

卵巢肿瘤一般无月经改变，多为偏于一侧的囊性肿块，能与子宫分开。鉴别有困难时可应用 B 型超声、腹腔镜检查等协助诊断。

3. 子宫腺肌病及腺肌瘤

子宫腺肌病及腺肌瘤可使子宫增大、经量增多，但子宫常均匀增大，多数有继发性痛经，且进行性加重；子宫很少超过 2～3 个月妊娠大小，且有经期子宫增大、经后缩小的特征。B 型超声检查有助于确诊。

4. 盆腔炎性包块

盆腔炎性包块常有盆腔感染史。块物边界不清，与子宫关系密切，有压痛，经抗炎治疗后症状、体征好转。B 型超声检查可协助鉴别。

5. 子宫畸形

双子宫或残角子宫易误诊为子宫肌瘤。无月经改变等。B 型超声检查、腹腔镜检查、子宫输卵管造影可协助诊断。

二、审析病因病机

（一）气滞血瘀

七情内伤，肝气郁结，阻滞经脉，血行不畅，气滞血瘀，积而成块，日久成癥。

（二）痰湿瘀结

素体脾虚，或饮食所伤，脾失健运，水湿不化，凝而为痰，痰湿与瘀血相搏，痰瘀互结，积聚成块，久而成癥瘕。

（三）寒凝血瘀

寒邪客于冲任、胞宫、胞脉，血脉凝涩不行，瘀血乃生，积而成块，日久则成癥瘕。

（四）气虚血瘀

素体脾虚，或积劳成疾，气虚行血无力，血行不畅，瘀血内停，积而成块，日久成癥瘕。

（五）肾虚血瘀

肾藏精，主生殖，为人体阴阳之根本。若先天肾气不足或后天伤肾，肾虚则脏腑之气失于资助，故血行无力，停滞为瘀，积而成块，日久为癥瘕。

（六）湿热瘀阻

经行产后，胞脉空虚，湿热之邪入侵，与气血相搏，或痰湿蕴结日久化热，结于冲任胞宫、胞脉，日久成癥瘕。

本病的发生主要是机体正气不足，风寒湿热之邪内侵或七情、房事、饮食所伤，脏腑功能失调，致体内气滞、瘀血、痰湿、湿热等病理产物聚结于冲任、胞宫、胞脉，久而聚以成癥瘕。

三、明确辨证要点

（一）辨善恶

辨善恶即辨癥瘕之良恶性。良性癥瘕一般生长缓慢，质地较软，边界清楚，活动良好，恶性癥瘕一般生长较快，质地坚硬，边界不清，并伴消瘦、腹水等。

（二）辨虚实

辨虚实即辨虚实的属性，实邪多属瘀、痰、寒、湿、热等。一般包块固定、质硬、痛有定处，舌质暗或有瘀点者属瘀；包块质地软，舌淡苔腻者属有痰；小腹冷痛，喜温者属有寒；带下色黄，舌苔黄腻者属湿热。其虚者以气虚、肾虚为多见，一般小腹空坠，气短懒言属气虚；腰膝酸软，夜尿频多属肾虚。

一般而言，癥瘕发病初期以实邪为主，中期以邪实正虚为主，后期则以正虚为主；在疾病发展中，邪可以伤正，虚可以致实。

四、确立治疗方略

本病治疗大法为活血化瘀、软坚散结，临床上宜根据患者寒热虚实属性之不同，结合体质及病程长短，而酌用攻补，以期达到阴阳平和之目的。

五、辨证论治

1. 气滞血瘀证

（1）抓主症：下腹包块质硬，下腹或胀或痛，经期延长，或经量多，经色暗，夹血块，经行小腹疼痛。

（2）察次症：精神抑郁，善太息，胸胁胀闷，乳房胀痛，面色晦暗，肌肤不润。

（3）审舌脉：舌质暗边见瘀点或瘀斑，苔薄白，脉弦涩。

（4）择治法：行气活血，化瘀消癥。

（5）选方用药思路：本证为气血瘀结，滞于冲任胞宫、胞脉，积结日久，结为癥块，应用香棱丸（《严氏济生方》），方中木香、丁香、小茴香温经理气；青皮疏肝解郁，消积行滞；川楝子、枳壳除下焦之郁结，行气止痛；三棱、莪术行气破血，消癥散结。

（6）据兼症化裁：若经行量多或经漏淋漓不止者，加炒蒲黄、五灵脂、田三七；月经后期量少，加丹参、香附；经行腹痛加乌药、延胡索。

2. 寒凝血瘀证

（1）抓主症：下腹包块质硬，小腹冷痛，喜温，月经后期，量少，经行腹痛，色暗淡，有血块。

（2）察次症：面色晦暗，形寒肢冷，手足不温。

（3）审舌脉：舌质淡暗，边见瘀点或瘀斑，苔白，脉弦紧。

（4）择治法：温经散寒，祛瘀消癥。

（5）选方用药思路：本证为寒凝血瘀，结于冲任、胞宫、胞脉，冲任气血运行不畅，日久聚以成癥，应用少腹逐瘀汤（《医林改错》），方中当归、川芎、赤芍活血散瘀，养血调经；小茴香、干姜、肉桂散寒通阳，温暖冲任；蒲黄、五灵脂、延胡索、没药活血祛瘀，散结消癥。

（6）据兼症化裁：若积块坚牢者加血竭、穿山甲；月经量多加血余炭、花蕊石；漏下不止者加田三七；月经过少、闭经者加泽兰、牛膝；经行腹部冷痛者加艾叶、吴茱萸。

3. 痰湿瘀结证

（1）抓主症：下腹包块按之不坚，小腹或胀或满，月经后期或闭经，经质黏稠，夹血块。

（2）察次症：体形肥胖，胸脘痞闷，肢体困倦，带下量多，色白质黏稠。

（3）审舌脉：舌暗淡，边见瘀点或瘀斑，苔白腻，脉弦滑或沉滑。

（4）择治法：化痰除湿，活血消癥。

（5）选方用药思路：本证为痰湿内结，阻于胞宫、胞脉、冲任，冲任气血运行不畅，积久成块，痰湿内聚故其包块不坚，应用苍附导痰丸（《叶天士女科诊治秘方》）合桂枝茯苓丸（《金匮要略》），方中法半夏、胆南星、茯苓、苍术化痰燥湿健脾；陈皮、香附、枳壳行气解郁化痰；桂枝、桃仁、芍药、牡丹皮活血消癥，芍药又可养血和营；茯苓益气养心，能利腰脐间血。两方相合，则化痰除湿，活血消癥。

（6）据兼症化裁：若积块不坚，病程已久，可加鸡内金、浙贝母、三棱、莪术；若带下量多，可加芡实、乌贼骨；若脾虚气弱，加党参、白术、黄芪。

4. 气虚血瘀证

（1）抓主症：下腹部结块，下腹空坠，月经量多，或经期延长，经色淡红，有血块，经行或经后下腹痛。

（2）察次症：面色无华，气短懒言，语声低微，倦怠嗜卧，纳少便溏。

（3）审舌脉：舌质暗淡，舌边有瘀点或瘀斑，苔薄白，脉细涩。

（4）择治法：补气活血，化瘀消癥。

（5）选方用药思路：本证为气虚运血无力，瘀血结于冲任、胞宫、胞脉，日久积块成癥，应用四君子汤（《太平惠民和剂局方》）合桂枝茯苓丸（《金匮要略》），方中人参甘温益气，健脾养胃；白术健脾燥湿，加强益气助运之力；茯苓健脾渗湿，苍术相配，则健脾祛湿之功益显，与桂枝茯苓丸合用，共奏补气健脾、活血化瘀、消癥散结之效。

（6）据兼症化裁：若经量多，经期酌加阿胶、炮姜；若经漏不止，经期酌加田三七、炒蒲黄；若积块较坚，可酌加鸡内金、荔枝核、浙贝母、橘核、川芎等。

5. 肾虚血瘀证

（1）抓主症：下腹部积块，下腹或胀或痛，月经后期，量或多或少，经色紫暗，有血块。

（2）察次症：面色晦暗，婚久不孕，腰膝酸软，小便清长，夜尿多。

（3）审舌脉：舌质淡暗，边见瘀点或瘀斑，苔白润，脉沉涩。

（4）择治法：补肾活血，消癥散结。

（5）选方用药思路：本证为肾虚血瘀，阻于冲任、胞宫、胞脉，日久成癥，应用金匮肾气丸（《金匮要略》）合桂枝茯苓丸（《金匮要略》），方中以附子、桂枝为主药，各取少量，取"少火生气"之意，补命门之火，引火归元；再辅以熟地黄等六味药物滋补肾阴。与桂枝茯苓丸合用，共奏补肾活血、消癥散结之效。

（6）据兼症化裁：若积块较坚，加三棱、莪术、血竭；若积块不坚，可加浙贝母、鸡内金；若经行腹痛明显，经期可加艾叶、吴茱萸、延胡索；若经量多，经期可加田三七、炒蒲黄、五灵脂。

6. 湿热瘀阻证

（1）抓主症：下腹积块，小腹或胀或痛，带下量多色黄，月经量多，经期延长，经色暗，有血块，质黏稠。

（2）察次症：经行小腹疼痛；身热口渴，心烦不宁，大便秘结，小便黄赤。

（3）审舌脉：舌暗红，边见瘀点或瘀斑，苔黄腻，脉弦滑数。

（4）择治法：清利湿热，化瘀消癥。

（5）选方用药思路：本证为湿热之邪与瘀血搏结，瘀阻冲任、胞宫、胞脉，日久成癥，应用大黄牡丹汤（《金匮要略》），方中大黄泻火逐瘀，牡丹皮凉血清热，活血散瘀，两者合用，共泻湿热、消癥结；芒硝软坚散结，协力大黄荡涤瘀热；桃仁性善破血；冬瓜仁清利湿热。

（6）据兼症化裁：临证时，可酌加黄柏、薏苡仁、赤芍、丹参、三棱、浙贝母，以加强清利湿热、化瘀消癥之力；可加桂枝通阳化气，以助湿热瘀血消散，防清利之品过于苦寒；若经血淋漓不尽，经期加田三七、炒蒲黄、地榆炭；若经行腹痛，可加延胡索、莪术、五灵脂、蒲黄。

六、中成药选用

（1）桂枝茯苓胶囊：适用于血瘀证兼有痰湿者。每次3粒，每日3次，温开水送服。

（2）宫瘤消胶囊：适用于血瘀证。每次3~4粒，每日3次，温开水送服。

（3）大黄䗪虫丸：适用于瘀血干结证。每次1粒，每日3次，温开水送服。

（4）丹鳖胶囊：适用于气滞血瘀证。每次5粒，每日3次，温开水送服。

（5）化瘤消癥丸：适用于痰瘀互结证。每次5g，每日3次，3个月为1个疗程，温开水送服。

七、单方验方

（1）百消异汤：三棱30g，莪术30g，蒲黄15g，五灵脂15g，丹参30g，赤芍30g，延胡索30g，香附15g，半夏15g，红藤30g，薤白10g，炙甘草6g。每日1剂，水煎分2次口服。月经期内停药。用于痰瘀互结型子宫肌瘤。

（2）仙方活命饮加减：白芷9g，赤芍12g，当归10g，炒皂角刺9g，炙穿山甲5g，天花粉9g，乳香9g，没药9g，三棱10g，莪术10g，茯苓12g，桃仁10g，陈皮15g，川芎10g，丹参15g，延胡索10g，香附10g，黄芪20g，大枣10g，金银花15g，甘草6g。水煎服，每日1剂，每月20剂，月经期停用。用于气滞血瘀型子宫肌瘤。

八、中医特色技术

（1）针刺：主穴取关元、曲骨；辅穴取天枢、水道、子宫、血海、太冲，均双侧取穴。对于气滞型患者加蠡沟、照海；对于血瘀型患者加三阴交、照海；对痰湿型患者，加阴陵泉、太白。将艾炷放于穴位的针柄上，且将艾炷点燃，进行温针灸。留针 30 分钟。每周治疗 5 次，以 10 日作为 1 个疗程，经期不进行针灸。

（2）中药穴位贴敷：取三棱、莪术、大黄等中药，将药物研成粉末，加上甘油、PVP（聚乙烯吡咯烷酮）等物质调配成膏状，将药膏置于纱布上制成膏贴，外敷关元、气海、中极等穴位。每日 1 次，每次 6～8 小时，3 个月为 1 个疗程。

（3）中药灌肠：自拟消瘤方，由桃仁、延胡索、夏枯草、三棱、莪术、赤芍、牡丹皮、败酱草等组成，浓煎，取汁灌肠，每晚 1 次，每月 15～20 次，经期停用。

九、预防调护

（1）生活方面：培养健康的生活习惯，子宫肌瘤是女性不良生活习惯的常见性疾病，抽烟、作息时间混乱都是导致子宫肌瘤发生的重要原因；注意营养搭配，据调查常食脂肪类食物的女性，患上子宫肌瘤的比例较高，同时不合理的饮食搭配，将会导致体内激素不正常分泌，从而诱发子宫肌瘤。

（2）自我调节方面：子宫肌瘤的发生与女性负面情绪有直接关联，保持积极乐观的心态，避免不良生活情绪；在营养方面要合理进食，均衡营养；加强锻炼增强身体素质，提高免疫功能与抗病能力。

（3）调摄方面：加强饮食管理，少食高脂肪、刺激性食物，多食五谷杂粮、水果、时鲜蔬菜，坚持低脂肪饮食，以减小子宫肌瘤的发生概率。瘀血体质人群在饮食上要多食香菇、茄子、山楂、桃仁、油菜、黑大豆等活血祛瘀之品。多吃富含纤维素和维生素的蔬菜，如萝卜、芹菜、白菜、藕、黄瓜、冬瓜、葫芦等。

十、各家发挥

（一）从肝论治

丛慧芳认为子宫肌瘤患者大多以肝郁为主要证型，以肝失疏泄治疗屡获佳效；认为本病由于肝功能失常，致使肝失疏泄，气机紊乱，气血失和，经脉不畅，瘀阻胞宫，而成癥瘕。气机的通畅出入，关系着机体的生长收藏，但是气机的通畅又依赖于肝的疏泄功能。

从肝论治本病，疏肝散结消癥，口服自拟汤药——疏散汤：由柴胡 15g，当归 20g，白芍 15g，白术 15g，茯苓 20g，海藻 15g，昆布 15g，丹参 15g，鳖甲 10g 共九味药组成，全方疏肝与消癥并举，旨在审因论治、标本兼顾。方中柴胡疏肝解郁；当归、白芍养血补肝；白术、茯苓等健脾化痰湿；丹参祛瘀止痛，活血通经；鳖甲滋阴软坚散结。

（二）从整体观念论治

王秀霞认为对于妇科良性肿瘤的辨证，首先观察患者体质的壮实羸瘦、病之新起久患，辨别证之虚实；其次需触查结块的软硬、固定移动，辨病之在气在血；再则审查与其他脏腑经络的联系，辨有无其他疾患的合并症，据此确定治疗原则及立法方药。癥瘕为血结气蓄为患，血结则非攻散不破；气蓄则非疏理不行。破血消坚，理气化滞，此为癥瘕的基本治法。由于妇人经带等生理有别于男子，故王秀霞教授又主张分期施治，特别于行经期避用攻逐之品，以防伤伐胞络。病程长，体质羸瘦，尤其是胎产多次，有出血史或其他慢性疾病患者，更不宜骤然采用攻法，标实本虚者，攻之则元气匮乏，非但不能应手，反致诸症丛生。再者，使用攻伐之剂，还应注意顾护后天脾胃。脾胃不健者，不能承受攻破快利之剂，此举易致脾胃功能更伤，生机受损。故对此类疾患，常以调理气血为治，促使气血和畅，在一定条件下，应以攻散为主，既要使坚破，又不使正伤，从而达到养正而不碍积、攻积又不损正的目的。如此攻攻、养养、疏疏、理理交叉运用，使大积大聚消于疏理之中。此外，在辨证论治的基础上，对瘀血聚结的包块型癥瘕和气虚郁滞的囊胞型癥瘕（均属实证患者），王秀霞教授应用琥珀散（《医宗金鉴》）软坚散结，临床疗效显著，并研制院内制剂消癥丸，具有活血化瘀、消癥散结之功，对于盆腔肿瘤有较好的疗效。

（李　娜）

第四节　子　宫　体　癌

子宫内膜癌

子宫内膜癌（carcinoma of endometrium）是指原发于子宫内膜的一组上皮性恶性肿瘤，为女性生殖系统常见的三大恶性肿瘤之一，占妇科肿瘤的 20%～30%。

中医学中并无子宫内膜癌的病名记载，根据其临床表现，主要散见于祖国医学"经断复来""崩漏""带下病""五色带""癥瘕"等范畴。

一、临床诊断要点与鉴别诊断

（一）诊断标准

1. 病史

经期、产后感受外邪；月经不调史；带下病史；肿瘤家族史。

2. 症状

发病早期临床症状不明显，常在做妇科检查或普查时偶然发现。常见的临床表现有阴道不规则流血、阴道异常排液、腹痛或腹部不适等症状。

对于绝经后阴道流血、绝经过渡期月经紊乱，均应排除子宫内膜癌后再按良性疾病处理。对有以下情况的异常阴道流血妇女要警惕子宫内膜癌：①有子宫内膜癌发病高危因素者，如肥胖、不育、绝经延迟者；②有长期应用雌激素、他莫昔芬或雌激素增高病史者；③有乳腺癌、子宫内膜癌家族史者。

3. 检查

（1）妇科检查：疾病早期盆腔检查多无明显异常表现，晚期可有子宫增大、表面不平、子宫明显触痛；晚期侵及宫旁及周围组织时可出现子宫固定并于宫旁触及不规则结节。

（2）实验室检查：癌抗原 125（CA125）是已被确定的上皮性卵巢癌的肿瘤标志物。对子宫内膜癌的诊断也有一定价值，其超过 35U/ml 时，往往提示子宫外转移。

（3）影像学检查：经阴道 B 型超声检查可了解子宫大小、宫腔形状、宫腔内有无赘生物、子宫内膜厚度、肌层有无浸润及深度，可对异常阴道流血的原因做出初步判断并进一步检查。盆腔 CT、MRI 检查有助于判断子宫内膜病变及肌层侵犯情况，有无子宫外转移。

（4）其他检查：分段诊断性刮宫、宫腔镜检查、腹腔镜检查、细胞学检查可以帮助进行临床分期和选择治疗方案。

（二）鉴别诊断

1. 子宫内膜不典型增生

子宫内膜不典型增生与子宫内膜癌多见于老年女性不同，子宫内膜不典型增生多见于生育年龄的女性，常表现为阴道不规则出血、月经稀少或闭经一段时间后出现长期的大量阴道出血，并常伴有不孕史。

2. 子宫内膜增生和息肉

子宫一般不大或稍大，不规则出血的症状和子宫内膜癌相似，但血性分泌物或排液现象比较少见，最后要依靠子宫内膜的病理学检查结果进行确诊。

3. 子宫肌瘤

子宫肌瘤一般也有子宫增大及出血等症状，需避免因子宫肌瘤而放松对癌症的警惕。单纯黏膜下肌瘤，子宫可正常大小或稍大而不硬，出血的同时也伴有阴道排液和血性分泌物，和子宫内膜癌十分相似。有不规则出血的子宫肌瘤患者，进行子宫切除前，一般需要做诊断性刮宫以排除同时合并子宫内膜癌的可能。

4. 子宫颈癌

子宫颈癌和子宫内膜癌一般是比较容易区别的。子宫颈癌的出血来源于宫颈或宫颈肿物表面，而子宫内膜癌的出血则来源于宫颈口内。但是，如果子宫内膜癌已经累及宫颈，与原发于宫颈管的癌就很难区别了。如果活检为鳞癌，通常原发于宫颈；如果为腺癌，仍然难以鉴定来源。因此一般认为，对累及子宫颈（尤其是宫颈上皮下面的间质）的子宫内膜癌，应按子宫颈癌进行处理。

5. 原发性输卵管癌

阴道排液及阴道涂片能找到恶性细胞，和子宫内膜癌相似，但输卵管癌患者进行子宫内膜检查多为阴性，盆腔检查和 B 型超声检查可发现子宫旁的包块，有时需要通过腹腔镜检查明确诊断，所以应避免片面地归结。

6. 功能失调性子宫出血

功能失调性子宫出血以月经紊乱（经量增多、经期延长及不规则阴道流血）为主要表现。妇科检查无异常发现，诊断性刮宫和活组织检查可以确诊。

7. 萎缩性阴道炎

萎缩性阴道炎主要表现为血性白带。检查时可见阴道黏膜变薄、充血或有出血点、分泌物增多等表现。B 型超声检查宫腔内无异常发现，治疗后可好转。必要时可先抗感染治疗，再做诊断性刮宫。

8. 子宫黏膜下肌瘤或内膜息肉

子宫黏膜下肌瘤或内膜息肉有月经过多或不规则阴道流血，可行 B 型超声检查、宫腔镜检查及诊断性刮宫以明确诊断。

9. 子宫肉瘤

子宫肉瘤可有子宫明显增大、质软。分段诊断性刮宫及影像学检查可协助鉴别。

二、审析病因病机

（一）肾阴虚

多因先天肾气不足，素体阴虚或更年期天癸将竭，或房劳多产损伤真阴，或久病大病穷必及肾，阴虚失守，冲任不固，不能制约经血，而致崩漏或经断复行。

（二）湿热下注

多因经行产后，胞脉空虚，摄生不洁，湿热内犯，或感受湿邪，湿热秽浊流注下焦，或七情内伤，肝郁化热，肝气乘脾，脾虚失运，郁久化热则湿热内生，或恣食膏粱厚味，蕴而化热，损伤任带二脉而致带下过多，迫血妄行，则致崩漏或经断复行。

（三）湿毒瘀结

多因素体虚弱，或经期、产后不洁，湿毒秽浊之邪乘虚侵及冲任，日久郁结，热甚化火成毒，伤及任带二脉发为带下过多，血不归经，则成崩漏或经断复来。

（四）肝郁血热

肝藏血，主疏泄，司血海，喜条达而恶抑郁，因抑郁或忧思等导致肝气郁结，日久化热，疏泄无度，冲任失调，故见阴道不规则出血。

（五）脾气虚弱

脾主统血，素体脾气亏虚，或饮食失调，或忧郁过度，或思虑劳倦损伤脾气，中气不足，则脾失所统，肝失所藏，冲任失固，故阴道异常出血。

本病病机多由于妇人年近七七或年逾七七，湿热下注、湿毒瘀结损伤冲任、带脉；或肾水阴虚或脾虚肝郁致冲任失固，带脉失约。

三、明确辨证要点

（一）辨虚实

本病有虚证、有实证，也有虚实夹杂之候，当以出血的量、色、质、气味及全身证候综合分析。

（二）辨良恶

同时参考各种检查结果，辨明证属良性或恶性。一般年龄越大，出血时间越长，反复发作，下腹部肿块增长速度快，伴腹水、恶病质者，恶性病变的可能性越大。治疗首分良性、恶性，良性者当以固摄冲任为大法，或补虚或攻邪，或扶正祛邪；恶性者应采用多种方法（包括手术、放疗、化疗）综合治疗，以提高疗效。

四、确立治疗方略

中医治疗子宫内膜癌可以弥补手术治疗、放疗、化疗的不足，运用中医中药术后长期治疗，可以防止复发和转移；减轻放疗、化疗的毒副作用，加强放疗、化疗的效果，对于晚期子宫内膜癌症患者或不能手术和放疗、化疗者可以采用中医中药治疗。

手术前，患者机体多为正虚邪实，临床属标实而本虚，治疗以扶正祛邪兼顾。实者以活血化瘀、清热解毒、祛痰软坚等祛邪为主，虚者以健脾益气、疏肝解郁、滋阴生血等扶正为主。手术后，益气养阴、健脾理气为主。对于放化疗期调理，治疗原则多为清热解毒、养阴生津、益气和血、滋肝补肾。

五、辨证论治

1. 肾阴亏虚证

（1）抓主症：绝经后复见阴道出血，出血量少，色鲜红。

（2）察次症：潮热盗汗，腰膝酸软，口舌干燥，头晕耳鸣。

（3）审舌脉：舌红，少苔，脉细数。

（4）择治法：滋阴清热，安冲止血。

（5）选方用药思路：本证为素体阴虚，或年老肾阴不足，或房劳伤肾，或久病伤阴，或早婚多产，肾阴不足，相火妄动，热扰冲任，迫血妄行，故见经断复来，阴虚则生内热，应用育阴汤（《百灵妇科》）。方中熟地黄、山药、续断、山茱萸、桑寄生补肾益精；龟板、海螵蛸、牡蛎育肾阴，固冲任，涩精止血；白芍敛肝阴；阿胶养血，滋阴止血；炒地榆凉血止血。全方共奏滋阴清热，安冲止血之效。

（6）据兼症化裁：若阴虚有热者，酌加生地黄、麦冬、地骨皮等。

2. 脾气虚弱证

（1）抓主症：绝经后阴道出血，量较少，色淡，质稀。

（2）察次症：神疲乏力，气短，懒言，纳差，腹胀。

（3）审舌脉：舌淡，苔薄白，脉虚无力。

（4）择治法：健脾益气，安冲止血。

（5）选方用药思路：本证因素体脾气亏虚，或饮食失调，或忧郁过度，或思虑劳倦过度，脾气亏虚，统摄无权，冲任不固，故见阴道出血，应用固冲汤（《医学衷中参西录》）。方中黄芪、白术健脾益气以摄血；煅龙骨、煅牡蛎、海螵蛸固摄冲任；山茱萸、白芍益肾养血，酸收止血；五倍子、棕榈炭涩血止血；茜草根活血止血，血止而不留。全方共奏健脾益气、固冲止血之效。

（6）据兼症化裁：若出血量多者，酌加人参、升麻；久漏不止者，酌加藕节、炒蒲黄；若为实证患者，酌加穿山甲、鳖甲、夏枯草、牡蛎、党参。

3. 肝郁血热证

（1）抓主症：阴道突然大出血或淋漓出血。

（2）察次症：平素心烦易怒，胸胁胀满，口干口苦。

（3）审舌脉：舌红苔薄黄，脉弦数。

（4）择治法：疏肝清热，凉血止血。

（5）选方用药思路：本证因抑郁或忧思等导致肝气郁结，日久化热，疏泄无度，冲任失调，故见阴道突然出血，应用丹栀逍遥散（《方剂学》）合保阴煎（《景岳全书》），酌加炒地榆、槐花。方中黄芩、黄柏、生地黄清热凉血；熟地黄、白芍养血敛阴；山药、续断补肾固冲；炒地榆、槐花凉血止血；甘草调和诸药；丹栀逍遥散清热解郁，凉血调经。全方共奏疏肝清热，凉血止血之效。

（6）据兼症化裁：若热甚伤津，口干而渴者，酌加天花粉、玄参、麦冬以生津止渴。

4. 湿热下注证

（1）抓主症：阴道出血，颜色紫红或红，出血量较多。

（2）察次症：平素带下色黄有异味，外阴痒，口苦咽干，纳食不香，神疲乏力，大便不爽，小便黄。

（3）审舌脉：舌红，苔黄腻，脉弦细数。

（4）择治法：清热利湿，凉血止血。

（5）选方用药思路：本证湿热下注，热邪伤络，损伤冲任，故见阴道出血，应用清热固经汤（《简明中医妇科学》）。方中黄芩、地骨皮、生地黄、阿胶清热凉血益阴；龟板、生牡蛎育阴潜阳，固摄冲任；焦栀子、炒地榆清热凉血止血；藕节、棕榈炭涩血止血；甘草调和诸药。全方共奏清热凉血、固冲止血之效。

（6）据兼症化裁：若经血黏稠有腐臭味，或平时黄带淋漓，下腹坠痛者，重用黄芩、黄柏，酌加马齿苋、败酱草、生薏苡仁以清热解毒除湿。

5. 湿毒瘀结证

（1）抓主症：绝经后阴道出血，量较少，淋漓不断，夹有杂色带下，有恶臭。

（2）察次症：小腹疼痛，神疲无力，低热起伏，形体消瘦。

（3）审舌脉：舌质紫暗，或有斑，舌苔白，脉细弱。

（4）择治法：利湿解毒，化瘀散结。

（5）选方用药思路：本证经期、产后摄生不慎，房事不洁，湿毒日久郁结，从而损伤冲任、胞宫、胞络，故见经断复行，瘀血阻滞，故见出血量少，淋漓不断，湿毒下注，应用清热调血汤（《古今医鉴》）加红藤、败酱草、生薏苡仁。方中黄连、生薏苡仁清热除湿；红藤、败酱草清热解毒；当归、川芎、桃仁、红花、牡丹皮活血祛瘀通经；莪术、香附、延胡索行气活血止痛；生地黄、白芍凉血清热，缓急止痛。全方共奏利湿解毒，化瘀散结之效。

（6）据兼症化裁：若月经过多或经期延长者，酌加槐花、地榆、马齿苋以清热止血。

六、中成药选用

（1）甲基斑蝥：适用于绝经后复见阴道出血，出血量少，色鲜红，潮热盗汗，腰膝酸软，口舌干燥，头晕耳鸣，形体消瘦，舌红，少苔，脉细弱。每次5～10片，每日3～4次，温开水送服。

（2）鳖甲煎丸（《金匮要略》）：适用于气滞血瘀证、寒凝血瘀证、湿热瘀结证、肾虚血瘀证。症见绝经后阴道出血，量较少，淋漓不断，夹有杂色带下，有恶臭，小腹疼痛，神疲无力，低热起伏，形体消瘦，舌质紫暗，或有斑，舌苔白，脉细弱。每次3g，每日2～3次，温开水送服。

（3）六味地黄丸（《小儿药证直诀》）：适用于子宫内膜癌肝肾阴虚型。症见绝经后复见阴道出血，出血量少，色鲜红，舌暗红，脉细。每次9g，每日1～2次，温开水送服。

（4）冬凌草片：适用于热毒壅盛证。症见阴道少量出血，淋漓不断，夹有杂色带下，有恶臭，舌红，苔黄，脉数。每次 3～5 片，每日 3 次，温开水送服。

（5）桂枝茯苓胶囊：适用于寒凝血瘀证、湿热瘀结证、肾虚血瘀证。症见腹部疼痛，得热痛减，绝经后阴道少量出血或夹有血块，腰膝酸软，舌暗，苔薄白，脉弦或涩。每次 3 粒，每日 3 次，温开水送服。

（6）艾附暖宫丸：适用于寒凝血瘀证、肾虚血瘀证。症见腹部疼痛，得热痛减，绝经后阴道少量出血或夹有血块，腰膝酸软，舌暗，苔薄白，脉弦或涩。每次 6g，每日 2～3 次，温开水送服。

（7）血府逐瘀胶囊：适用于气滞血瘀证、寒凝血瘀证。症见时崩时止，淋漓不净，或突然量多，夹有瘀块，少腹疼痛拒按。舌质紫黯，或边有瘀点，苔薄，脉沉涩或弦细。每次 6 粒，每日 2 次，温开水送服。

（8）小金丹：适用于气滞血瘀证、寒凝血瘀证。症见：时崩时止，淋漓不净，或突然量多，夹有瘀块，少腹疼痛拒按。舌质紫暗，或边有瘀点，苔薄，脉沉涩或弦细。每次 1 粒，每日 1～2 次，陈酒送服。

（9）灵芝胶囊：适用于放疗、化疗后患者。症见化疗后体质虚弱，面色苍白，肢倦神疲，气短懒言，舌质淡或舌边有齿印，苔薄润，脉缓弱无力。每次 2 片，每日 3 次，温开水送服。

七、单方验方

（1）内消瘰疬丸（《疡医大全》）：夏枯草、海藻、天花粉、连翘、生地黄、当归、玄参、浙贝母、海蛤粉、熟大黄、桔梗、硝石、大青盐、薄荷、白蔹、甘草、枳壳。功能软坚散结。每日 3 服，每服 1 丸，适用于血瘀型癥瘕。

（2）六神丸（《中国医学大辞典》）：麝香、牛黄、冰片、珍珠、蟾酥、雄黄。功能清热解毒，消肿止痛。有抗肿瘤、消炎和镇痛作用。每日 3 服，每服 1 丸，适用于子宫内膜癌湿热蕴毒证。

（3）当归龙荟丸（《医学六书》）：当归、龙胆草、栀子、黄连、黄柏、黄芩、大黄、芦荟、青黛、木香、麝香等。功能清热泻肝，攻下行滞。每日 3 服，每服 1 丸，温开水送服。

（4）大黄蟅虫丸（《金匮要略》）：大黄、黄芩、甘草、桃仁、杏仁、赤芍、干地黄、干漆、虻虫、水蛭、蛴螬、蟅虫。每日 3 次，每服 1 丸。

（5）桃红四物汤（《玉机微义》）：桃仁、红花、当归、川芎、白芍、熟地黄。每日 1 剂，水煎服，适用于血虚兼有血瘀型癥瘕。

（6）当归芍药散（《金匮要略》）：当归、白芍、白术、茯苓、川芎、泽泻。每日 1 剂，水煎服，适用于肝虚气郁，脾虚血少，肝脾不和之癥瘕。

（7）保和丸（《丹溪心法》）：山楂（焦）、六神曲（炒）、半夏（制）、茯苓、陈皮、连翘、莱菔子（炒）、麦芽（炒），适用于子宫内膜癌放、化疗后脾胃虚弱证。

八、中医特色技术

1. 针灸

子宫内膜癌久病体弱，食少纳呆，少腹疼痛者，针刺关元、天枢、大肠俞、足三里、公孙，留针 20～50 分钟，隔日 1 次。子宫内膜癌的辅助治疗，可针刺气海、子宫、蠡沟、三阴交，以平补平泻手法为主，以左手食指按穴，右手持针速刺进针，用等速匀力提插捻转有酸胀感后，留针 15～20 分钟，针刺 10～20 次为 1 个疗程。带下多者，加丰隆、地机；尿血者，加中极。腹坠胀疼痛，有脓血便者，可针刺合谷、上巨虚、足三里、天枢，平补平泻法，即在进针后施以中度的均匀提插、捻转，得气后留针 20 分钟左右，每日针 1 次。里急后重者，加气海；黏液便者，加阳陵泉、三阴交；血便者，加下巨虚。

2. 耳针

耳针适用于妇科癌症的辅助治疗。取穴子宫、外生殖器、肾、迷根等穴。可针刺或埋针或穴位贴压。

3. 推拿

子宫内膜癌术前，下腹部忌用推拿疗法，根治术后，可用下述手法：摩季肋下法、侧腹挤推法、斜摩下腹法、按气冲法、按阴陵泉法、腰部直摩法、揉命门法、按股内法。有活血化瘀，促进术后康复的功效。

4. 外治法

中药外敷于下腹部、腰骶部，穴位贴敷、脐疗，可随证加减。

（1）阿魏化痞膏（验方）：三棱、莪术、穿山甲、大黄、生川乌、生草乌、木鳖子、当归、蜣螂、白芷、厚朴、使君子、胡黄连、黄丹、阿魏、樟脑、雄黄、肉桂、乳香、没药、芦荟、血竭、大蒜、蓖麻子。功能消痞散癥。主治腹部肿块，胀满疼痛。用火将阿魏化痞膏烘烊，贴患处。注意事项：孕妇忌用。

（2）蟾酥膏：蟾酥、生川乌、七叶一枝花、红花、莪术、公丁香、薄荷脑、冰片、两面针、肉桂、细辛等。功能活血化瘀，消肿止痛。主治癌性疼痛。用药前清洁疼痛部位皮肤，然后再将膏药贴上，每日 1 次，每 24 小时调换，7 日为 1 个疗程。

（3）双柏水蜜散：侧柏叶、黄柏、大黄、薄荷、泽兰。功能凉血解毒，消肿止痛。主治躯体癌块肿胀疼痛。用药前清洁疼痛部位皮肤，然后再将水蜜散敷上，每日 1 次，每 24 小时调换，1 周为 1 个疗程。注意事项：癌块溃破流水，合并感染者忌用。

九、预防调护

（1）精神调摄：中医学认为，情志变化会导致人体生理发生变化而形成疾病。明代医学家李梴在《医学入门》中提出："郁结伤脾，肌肉消薄，与外邪相搏，而成肉瘤。"对此中医提出通过改变或调整自身情志及行为，以达到养心调神、心身健康的目的。

（2）饮食调摄：注意饮食清淡、富有营养、易于消化，多食豆类谷物。少吃或不吃辛辣、刺激、生冷、油炸，以及腌制的鸡、鸭、鱼、肉等食品。

（3）养生锻炼：注意休息及季节变化的防寒保暖，以免体虚复感外邪侵袭，可在户外进行适当的体能锻炼，以提高机体的抗病能力。还可活血行气，促进骨髓造血，升高白细胞，防止肿瘤细胞的转移和复发。

十、各家发挥

韩百灵认为子宫内膜癌的形成多因机体正气不足，风寒湿热之邪内侵，或七情内伤，或房事不节，或饮食内伤，从而导致气滞血瘀、痰湿阻滞，日积月累，渐成癥瘕。病位在胞宫，与冲任、肝脾肾三脏关系密切。韩老认为妇科疾病主要在于肝、脾、肾、气、血五字，其变化不外乎虚、实、热、痰、郁、积聚，而关键在于审因论治，四诊合参，切不可拘泥偏执。

妇人癥瘕，并属血病。韩氏根据气血同病的理论及肾虚是其致病之根本，而立益肾调经、清热止血之法，于补虚之中同用调经止血之药。方中用熟地黄、山药、山茱萸、枸杞子、阿胶等补肾精之品，使肾精气血充盛，以抵御外邪；又有龟板、海螵蛸、牡蛎滋阴清热；白芍养血敛阴；炒地榆凉血止血，使正复血止。

子 宫 肉 瘤

子宫肉瘤（uterine sarcoma）是一组起源于子宫平滑肌组织、子宫间质、子宫内组织或子宫外组织的恶性肿瘤。组织学起源多是子宫肌层，亦可是肌层内结缔组织或子宫内膜的结缔组织。

对于子宫肉瘤，中医学并没有直接的病名，但从临床表现而言，子宫肉瘤可被归为中医学"癥瘕"范畴。妇女下腹有结块，或胀，或满，或痛者，称为癥瘕。

一、临床诊断要点与鉴别诊断

（一）诊断标准

1. 病史

经期、产后感受外邪；长期情志不舒；月经不调史；带下病史；肿瘤家族史。

2. 症状

阴道异常出血，腹部包块，腹部胀痛或隐痛，阴道分泌物增多，压迫症状如尿频尿急、大便异常等。

3. 检查

（1）妇科检查：子宫明显增大，呈多个结节状，质软。如肉瘤从子宫腔脱出子宫颈口或阴道内，可见紫红色肿块，合并感染时表面有脓性分泌物；如为葡萄状肉瘤，子宫颈口或阴道内发现软、脆、易出血的肿瘤。

（2）实验室检查：准确的病理学检查对判定患者的预后及正确处理很重要；通过B型超声检查可以显示子宫肿瘤内部结构、边缘情况及低阻血流信号等；术前诊断性刮宫对子宫平滑肌肉瘤诊断率低，对子宫内膜间质肉瘤及子宫恶性中胚叶混合瘤有较高的诊断价值。

（二）鉴别诊断

1. 子宫肌瘤

子宫肌瘤患者无明显症状，仅在妇科检查，或手术时被偶然发现。子宫肌瘤的主要症状可有月经改变（月经量增多，周期缩短或经期延长等，亦可有不规则出血）、疼痛（一般无，但子宫肌瘤发生红色变性或带蒂肌瘤发生扭转及黏膜下肌瘤刺激子宫发生痉挛性收缩时，可引起急性腹痛）、压迫症状（肌瘤压迫膀胱，发生尿频、排尿障碍、尿潴留等；子宫肌瘤压迫输尿管时可导致肾盂积水；子宫后壁肌瘤可挤压直肠，引起大便困难）、阴道分泌物增多、不孕症、贫血（长期月经量多可导致继发性贫血）等。

2. 子宫畸形

双子宫或残角子宫易误诊为子宫肉瘤。子宫畸形可无月经改变等。B型超声检查、腹腔镜检查、子宫输卵管造影可协助诊断。

3. 癃闭

癃闭虽有小腹膨隆、胀、满、痛等症，但导尿后诸症便可消失。B型超声检查两者声像不同，可资鉴别。通过耻骨上部的视诊、叩诊亦可协助诊断。

4. 卵巢瘤样病变

卵巢瘤样病变一般无特殊病史，2 个月内可消失，多为滤泡囊肿或黄体囊肿。B 型超声检查两者声像不同，可资鉴别。

5. 输卵管卵巢炎性肿块

输卵管卵巢炎性肿块常有盆腔感染或不孕病史，或伴经期腹痛加重。借助血细胞分析、妇科检查、B 型超声检查可协助诊断。

6. 生殖道以外的肿瘤

腹膜后肿瘤固定不动，位置低者可使子宫、直肠或输尿管移位。直肠癌、乙状结肠癌多有消化道症状。借助 B 型超声检查、钡剂灌肠、乙状结肠镜检查可协助诊断。

二、审析病因病机

（一）寒凝

寒邪过盛则令气血津液周流欠畅，易成痰成瘀成结，最终成为癥瘕。

（二）气滞

忧郁恼怒、七情内伤、肝气失于疏泄，或外邪阻滞经脉，或肝木克犯脾土，令气行受阻，夹津液瘀血滞而成结时，发为癥瘕。

（三）血瘀

经水不行，产后恶露不尽，感受风寒之邪，或湿热郁结，或外伤跌仆，血流瘀阻，均可致瘀，发为癥瘕。

（四）痰湿

饮食不节、忧思伤脾、素体脾虚、寒温不调、脾失健运皆可致痰湿内生，痰湿下注损伤冲任，又或痰湿之邪阻滞气机，影响气血运行，严重者导致气滞血瘀，痰浊与气血瘀滞互结，胞脉壅塞，积结为癥。

（五）毒热

经期产后，血室胞脉正虚，余血未净之时，外阴不洁；或不禁房事，湿热邪毒乘虚侵入人体，化热入里，充积下焦，瘀阻冲任胞脉，聚为癥瘕。

本病病机多有寒邪过盛，气机郁滞，或湿热郁结，或痰瘀互结，或于经期产后，湿热邪毒乘虚侵入人体，瘀阻冲任胞脉，而发癥瘕。

三、明确辨证要点

（一）辨性质

一般包块坚实硬结者，多为血癥；聚散无常者，多为气瘕；包块呈囊性感者，多为湿（热）

癥；包块软而僵硬者，多为痰积。

（二）辨虚实

病之初期，肿块胀痛明显者，此乃邪实为主；中期包块增大，质地较硬、隐隐作痛，月事异常，面色欠润者，多为邪实正虚；后期胀痛甚剧，肿块坚硬如石，全身羸瘦气弱者，以正虚为主。

（三）辨证型

以少腹部包块坚硬固定、刺痛，或阴道流血晦暗为主症者，多为瘀证、实证；腹部肿块，胀痛，或阴道分泌物腥臭色黄，多为热证、实证、湿证；少腹肿物或伴头晕目眩，腰膝酸痛，或伴下肢浮肿，神疲乏力，自汗盗汗，纳少，多为虚证。

（四）辨舌脉

舌暗紫有瘀斑，脉细弦或弦细为气血瘀滞；舌质暗淡苔白腻，脉滑为痰湿凝聚；舌质暗，苔黄腻，脉弦滑或滑数为湿热郁毒；舌质淡红，脉沉细弱，虚大无根为气血亏虚；舌质红，边有瘀点或瘀斑，舌苔少或薄，脉细数为肝肾阴虚。

（五）辨标本

本病为以虚为本，以实为标，虚实夹杂，治疗宜标本兼治。

四、确立治疗方略

"坚者削之，客者除之……结者散之，留者攻之。"寓意癥瘕类的有形之邪需要使用削、散、攻等较为峻猛的治法去治疗，并且提到虽然要使用较峻猛的手法，但在治疗中亦不能恣意攻克，当病情已被大部分攻治后就该停止，否则攻克太过，会引起严重的后果。注意攻邪手法的使用时机，衰其大半而止，养正积自消；使用行气、消痰、活血之法，代替攻下猛峻之药，攻法宜缓，补法忌湿。

手术后可采用气血双补、益气养阴、调理脾胃、理气导滞等治疗方法，使机体恢复健康。癌症患者接受放疗后，在治疗上当秉持养阴生津、清热解毒、凉补气血、健脾和胃、滋补肝肾、活血化瘀六大治疗法则；经过化疗后，在治疗上遵循补气养血、健脾和胃和滋补肝肾等扶正培本的方向。此外，在使用扶正培本的治疗途中，患者如有炎症反应出现，可酌情给予清热解毒之剂。

五、辨证论治

1. 脾肾阳虚证

（1）抓主症：经血非时而下，量少淋漓不净，或绝经后经水复来，色淡质稀。

（2）察次症：肢冷浮肿，神疲乏力，气短懒言，面色㿠白。

（3）审舌脉：舌质淡胖，舌边有齿印或淡红，苔薄白，脉沉细。

（4）择治法：补益阳气，滋补脾肾。

（5）选方用药思路：本证为久病脾肾阳虚，气血瘀滞，日久生癥瘕，应用参茸卫生丸（《北京市中药成方选集》)。方中人参、党参、山药、白术、莲子、黄芪、茯苓健脾益气;制附子、鹿茸、巴戟天、锁阳、肉桂、肉苁蓉温肾补肾;牛膝、补骨脂、山茱萸、覆盆子、熟地黄、桑寄生、枸杞子、麦冬、当归、何首乌滋补肝肾之阴血;琥珀、远志、龙骨、牡蛎镇静安神;乳香、砂仁、香附芳香行气。全方共奏补气养血,滋补肝肾之效。

(6)据兼症化裁:若出血量多者,酌加人参、升麻;久漏不止者,酌加藕节、炒蒲黄;若为实证患者,酌加穿山甲、鳖甲、夏枯草、牡蛎、党参。

2. 气滞血瘀证

(1)抓主症:经血非时而下,或绝经后经水复来,量多少不一,时崩时止,血色紫暗有块。

(2)察次症:少腹疼痛拒按,胸胁胀闷,急躁易怒,肌肤甲错,面色晦暗。

(3)审舌脉:舌质紫暗有瘀点或瘀斑,脉沉涩或弦涩有力。

(4)择治法:行气活血,软坚消癥。

(5)选方用药思路:本证为气行不畅,血壅不流,气滞血瘀,蕴结于冲任,积久成癥瘕,应用莪术丸(《证治准绳·幼科》)。方中当归、桃仁、赤芍、莪术活血化瘀;鳖甲、昆布、琥珀消癥散结;枳壳、木香、槟榔行气导滞;鳖甲与莪术合用加强本方活血化瘀,消癥散结之功效。全方共奏行气活血,软坚消癥之效。

(6)据兼症化裁:若月经过多或经期延长者,酌加槐花、地榆、马齿苋以清热止血。

3. 肝肾阴虚证

(1)抓主症:经血非时而下,或绝经后经水复来,量少,血色鲜红,质稠。

(2)察次症:腰膝酸软,潮热盗汗,五心烦热,目燥咽干,头晕耳鸣,失眠多梦。

(3)审舌脉:舌红少苔,脉细数或弦数。

(4)择治法:滋养肝肾,化瘀软坚。

(5)选方用药思路:本证为肝肾阴虚,虚热内生,炼血成瘀,日久成癥瘕,应用六味地黄丸(《证治准绳·女科》)加减。方中生地黄、牡丹皮、当归、龟甲养阴清热;女贞子、旱莲草、山茱萸补肝肾之阴;鳖甲、牡蛎软坚散结;三棱、莪术破血行气;蚤休清热解毒;木香、青皮行气止痛。全方共奏滋养肝肾,化瘀软坚之效。

(6)据兼症化裁:若热甚伤津,口干而渴者,酌加天花粉、玄参、麦冬以生津止渴。

4. 痰湿蕴结证

(1)抓主症:经血非时而下,或绝经后经水复来,量或多或少,色暗质稠。

(2)察次症:胸脘满闷,眩晕,肢重,带下量多、色黄质稠,阴部瘙痒。

(3)审舌脉:舌红苔白腻或黄腻,脉弦濡数或滑数。

(4)择治法:健脾利湿,化痰软坚。

(5)选方用药思路:本证为脾虚不能运化水湿,痰湿内生,阻于任脉,日久生癥瘕,应用苍附导痰丸(《叶氏女科》)合小三棱煎汤(《三因极一病证方论》)。方中茯苓、苍术、生姜健脾渗湿;胆南星燥湿化痰;陈皮、生半夏、枳壳、香附行气健脾温中;三棱、莪术活血消癥;芫花泻水逐饮。本方诸药合用既取苍附导痰丸行气燥湿化痰之意,又兼小三棱煎汤化瘀散结之功。全方共奏健脾利湿,化痰软坚之效。

(6)据兼症化裁:若经血黏稠有腐臭味,或平时黄带淋漓,下腹坠痛者,重用黄芩、黄柏,酌加马齿苋、败酱草、生薏苡仁以清热解毒除湿。

六、中成药选用

(1)鳖甲煎丸:适用于气滞血瘀证、寒凝血瘀证、湿热瘀结证、肾虚血瘀证。症见经血非时而下，或绝经后经水复来，量多少不一，时崩时止，血色紫暗有血块，少腹疼痛拒按，胸胁胀闷，急躁易怒，肌肤甲错，面色晦暗，舌质紫暗有瘀点或瘀斑，脉沉涩或弦涩有力。每次 3g，每日 2～3 次，温开水送服。

（2）平消胶囊：适用于气滞血瘀证、湿热瘀结证。症见经血非时而下，或绝经后经水复来，量或多或少，色暗质稠，胸脘痞闷，眩晕，肢重嗜睡，带下量多，色黄质稠，阴部瘙痒，舌红苔白腻或黄腻，脉弦濡数或滑数等。每次 4～8 粒，每日 3 次，温开水送服。

（3）桂枝茯苓胶囊：适用于寒凝血瘀证、湿热瘀结证、肾虚血瘀证。症见经血非时而下，量少淋漓不净，或绝经后经水复来，色淡质稀，肢冷浮肿，神疲乏力，气短懒言，面色㿠白，舌质淡胖，舌边有齿印或淡红，苔薄白，脉沉细等。每次 3 粒，每日 3 次，温开水送服。

（4）丹莪妇康煎膏：适用于气滞血瘀证。症见经血非时而下，或绝经后经水复来，量或多或少，色暗质稠，胸脘满闷，眩晕，肢重嗜睡，带下量多，色黄质稠，阴部瘙痒，舌红苔白腻或黄腻，脉弦濡数或滑数等。每次 10～15g，每日 2 次，口服。

（5）血府逐瘀胶囊：适用于气滞血瘀证、寒凝血瘀证。症见经血非时而下，量少淋漓不净，或绝经后经水复来，色淡质稀，肢冷浮肿，神疲乏力，气短懒言，面色㿠白，舌质淡胖，舌边有齿印或淡红，苔薄白，脉沉细等。每次 6 粒，每日 2 次，温开水送服。

（6）小金丹：适用于气滞血瘀证、寒凝血瘀证。症见经血非时而下，或绝经后经水复来，量或多或少，色暗质稠，胸脘满闷，眩晕，肢重嗜睡，带下量多，色黄质稠，阴部瘙痒，舌红苔白腻或黄腻，脉弦濡数或滑数等。每次 1 粒，每日 1～2 次，陈酒送服。

七、单方验方

（1）调气活血汤加味（《中医临床家·韩百灵》）：当归 15g，白芍 15g，牡丹皮 15g，川楝子 15g，枳实 15g，甘草 10g，柴胡 10g，川牛膝 15g，生地黄 15g，青皮 15g，三棱 10g，莪术 10g，鳖甲 15g，每日 1 剂，水煎服。用于气滞血瘀之癥瘕。

（2）香棱丸加味（《济生方》）：木香 3g，丁香 6g，枳壳 9g，莪术 9g，青皮 9g，川楝子 9g，茴香 9g，槟榔 9g，香附 9g，赤芍 9g，每日 3 服，每服 1 丸，或每日 1 剂，水煎服。用于气滞之癥瘕。

（3）桂心丸（《证治准绳》）：肉桂心 6g，当归 9g，赤芍 9g，牡丹皮 9g，没药 9g，槟榔片 6g，干漆 6g，青皮 9g，厚朴 6g，三棱 6g，延胡索 9g，大黄 6g，桃仁 9g，鳖甲 15g，每日 3 服，每服 1 丸。用于血瘀之癥瘕。

（4）大黄䗪虫丸（《金匮要略》）：大黄 9g，黄芩 9g，甘草 6g，桃仁 9g，杏仁 9g，赤芍 9g，干地黄 9g，干漆 6g，虻虫 6g，水蛭 6g，蛴螬 6g，䗪虫 6g，每日 3 服，每服 1 丸。用于血瘀之癥瘕。

（5）香砂六君子汤加味（《名医方论》）：党参 9g，白术 9g，茯苓 9g，甘草 6g，陈皮 6g，砂仁 6g，木香 3g，清半夏 6g，赤芍 9g，当归 9g，每日 1 剂，水煎服。用于脾胃虚弱、痰瘀互结之癥瘕。

（6）桃红四物汤（《玉机微义》）：桃仁 9g，红花 9g，当归 9g，川芎 6g，白芍 9g，熟地黄 15g，每日 1 剂，水煎服。用于血虚兼有血瘀之癥瘕。

（7）当归芍药散（《金匮要略》）：当归 9g，白芍 18g，白术 12g，茯苓 12g，川芎 9g，泽泻 12g，每日 1 剂，水煎服。用于肝虚气郁、脾虚血少、肝脾不和之癥瘕。

（8）苓桂术甘汤（《金匮要略》）：茯苓 12g，桂枝 9g，白术 9g，甘草 6g，每日 1 剂，水煎服。用于中阳不足、痰湿内盛之癥瘕。

（9）三妙丸（《医学正传》）：黄柏12g，苍术18g，川牛膝6g，上为细末，面糊为丸，如梧桐子大，每服五七十丸（10～15g）。用于湿热下注之癥瘕。

（10）海藻玉壶汤加减（《医宗金鉴》）：生牡蛎（先煎）30g，海藻15g，海带12g，夏枯草12g，桃仁12g，焦楂曲9g，赤芍9g，莪术9g，三棱9g，陈皮9g，茯苓9g，苍术9g，制南星9g，石菖蒲9g，每日1剂，水煎服。用于中阳不足、痰湿内盛之癥瘕。

（11）阳和汤（《外科证治全生集》）：熟地黄、鹿角胶、麻黄、肉桂、炙甘草、姜炭、白芥子、牛膝、水蛭粉（装胶囊），隔日1剂，水煎服，水蛭粉连续服用。用于寒凝血瘀之癥瘕。

（12）桂枝茯苓丸（《金匮要略》）：川桂枝、云茯苓、粉丹皮、赤芍、白芍、桃仁、杜红花、炒当归、紫丹参、煨莪术、炮山甲、炙甘草、炒谷、麦芽各10g，朱灯芯2扎，每日1剂，水煎服。用于血瘀之癥瘕。

（13）徐美炎自拟方：苍术20g，忍冬藤30g，鱼腥草30g，猫爪草30g，皂角刺20g，威灵仙20g，五灵脂10g，蒲黄（包煎）10g，炙乳香10g，炙没药10g，桂枝5g，知母10g，黄柏10g，怀山药10g，制半夏6g，青皮6g，猪苓10g，茯苓10g，碧玉散（包煎）30g，每日1剂，水煎服。用于肾虚湿热瘀阻之癥瘕。

（14）吴瑕自拟方：三棱45g，莪术45g，水蛭40g，夏枯草30g，王不留行20g，生牡蛎40g，穿山甲25g，猪苓40g，茯苓40g，黄芪30g，桂枝50g，白芥子20g等。将上药研粉制成胶囊，每粒0.5g，每次6粒，白水送服。每日2次早晚服用，3个月为1个疗程。用于血瘀湿困之癥瘕。

（15）马大正经验方：丹参30g，菝葜30g，穿山甲15g，香附15g，赤芍15g，白芍15g，当归尾15g，三棱10g，莪术10g，水蛭10g，每日1剂，水煎服。用于气血瘀滞之癥瘕。

八、中医特色技术

（1）内治疗法特色：常用虫类或毒烈药物，能搜剔络中混浊之邪，使气血通畅无滞，而且虫类药为动物有情之品，能增强疗效。针对癥瘕血瘀、体虚、寒凝、痰湿、气滞的病因，采用活血化瘀、补虚、散寒、化痰消积、行气之法治疗，临床时多以活血化瘀为主，结合补虚、散寒、化痰、行气方法综合治疗。

（2）外治疗法：癥瘕的外治法包括热熨法、阴道纳药法、贴敷法等，使药物直达病所，加强疗效。

（3）针灸疗法：选用的穴位包括腹部局部取穴及背部、四肢的远程取穴，如取水道、膀胱俞、三焦俞、气海、关元、归来、三阴交、天枢、曲泉等。

（4）导引疗法：通过加强腹部锻炼，使脏腑得到适当的运动和按摩，使经络通调，气血宣通，令癥瘕散破。

九、预防调护

（1）预防方面：定期进行妇科检查，可早期发现、早期诊断、早期治疗，严格遵医嘱用药，调节情志。月经期或产后的妇女应特别注意摄养，严禁房事，保持外阴及阴道清洁，心情舒畅稳定，生活起居规律，注意劳逸结合，身体力行，寒温适宜，不接触污染环境，戒烟，少接触或不接触滑石粉、石棉等有害物质。气滞血瘀、肾虚血瘀、痰瘀互结及寒凝血瘀患者，应注意保暖，避免受寒、冒雨涉水，或冷水淋洗，游泳等，不可复感寒邪；湿热瘀结者衣被不宜过暖，并且所服药液可偏凉服下。饮食富于营养，宜清淡、易消化，忌食生冷刺激性食物、霉菌污染食物，少吃高脂肪食品，荤素搭配，保持机体正气充足，气血通畅，身心健康。

（2）安抚患者：消除其恐惧和不安心理，增强其治疗的信心，使患者配合治疗。保持健康的心理状态和乐观的情绪，有助于提高治疗疗效。

（3）调摄方面：加强饮食管理，给予清淡、易于消化而且营养的食物，可以多食用牛奶、新鲜蔬菜、鱼类、水果等食物，忌烟、酒；忌葱、蒜、椒、桂皮等刺激性食物；忌肥腻、油煎、霉变、腌制食物；忌羊肉、狗肉、韭菜、胡椒等温热动血食物；忌食母猪肉。湿热互结、湿热郁毒患者饮食应该以清淡为主，忌食辛辣刺激性食物及热性食物，如酒、葱、蒜、椒、桂皮、羊肉等；气滞血瘀、肾虚血瘀、痰瘀互结、痰湿凝聚及寒凝血瘀患者忌食生冷酸涩性食物；肾虚血瘀、气血亏虚患者可以多食用甲鱼、黄鳝等补精填髓之物。

十、各家发挥

王秀霞认为妇科恶性肿瘤当视其病情，选择适当的治疗方案，一般仍首推手术治疗，但对某些失去手术机会的恶性肿瘤或因年老体弱，或因合并症而不宜手术者，或配合手术后的放疗、化疗，采取抗癌与扶正相结合的原则使用中药治疗，可取得令人满意的疗效。对晚期妇科恶性肿瘤术后放疗、化疗者，采取调而补之的方法。

王秀霞以滋补肾阴、补养气血、调理脾胃等为治疗大法，在临床应用中，以内障丸（海马生髓丸）为主方进行本病的治疗，取得较好的效果。内障丸（海马生髓丸）方中选用海马补肾壮阳、调气活血，辅以人参大补元气、补脾益肺、安神益智；蛤蚧补肺益肾、纳气定喘、助阳益精；鹿茸补肾助阳、生精益血、强筋健骨、调理冲任。方中又以海狗肾暖肾壮阳、益精补髓；枸杞子补肾益精；熟地黄补血滋阴、益精填髓；山萸肉补益肝肾、固经止血；山药益气养阴、补脾肺肾；茯苓利水渗湿、健脾补中、宁心安神，再佐以牡丹皮清热凉血、活血散瘀。全方共奏滋阴补肾，补气养血之功效，并体现了扶正与祛邪相通为妙，治标治本同施之方义。

（李慕白）

第五节　卵　巢　肿　瘤

卵巢肿瘤（ovarian tumor）是指发生于卵巢上的肿瘤。卵巢肿瘤有良恶性之分。卵巢恶性肿瘤系指发生于卵巢表面体腔上皮和其下方卵巢间质（即卵巢组织）的恶性肿瘤。

对于卵巢肿瘤，中医学并没有直接的病名，但从临床表现而言，卵巢肿瘤可归属为中医学的"癥瘕"范畴。妇女下腹有结块，或胀，或满，或痛者，称为癥瘕。

一、临床诊断要点与鉴别诊断

（一）诊断标准

1. 病史

经期、产后感受外邪；长期情志不舒；月经不调史；带下病史；肿瘤家族史；年龄；孕产史；激素类药物的使用史；胃肠道恶性肿瘤、乳腺癌、子宫内膜癌等病史。

2. 症状

（1）卵巢良性肿瘤：临床多无明显症状，部分患者可出现小腹或少腹有包块，或胀，或满，或痛，或月经不调、带下异常，伴有不孕、贫血、压迫症状如尿频尿急、大便改变等。

（2）卵巢恶性肿瘤：早期常无症状，偶然被发现，待到就医时，往往已属晚期。本病的症状因肿瘤的大小、性质的不同而表现不一，晚期主要表现为腹胀、腹部肿块、腹水及其他消化道症状；部分患者可有消瘦、严重贫血、恶病质等表现；部分患者可出现腹水，或可摸到腹块。肿瘤向周围组织浸润或压迫，可引起腹痛、腰痛或下肢疼痛；压迫盆腔静脉时可出现下肢水肿；压迫膀胱、直肠可有排尿困难、大便改变等；横膈抬高可引起呼吸困难、不能平卧、心悸；功能性肿瘤可出现不规则阴道流血或绝经后出血。肿瘤转移可引起相应的症状。

3. 检查

（1）妇科检查：盆腔可触及包块，质地硬或囊性。有无盆腔炎性包块、子宫肿瘤及卵巢子宫内膜异位囊肿等病变可能。有无妊娠因素。卵巢良性肿瘤者，可在子宫一侧或双侧触及圆形或类圆形肿块，多为囊性、表面光滑、活动，与子宫无粘连；卵巢恶性肿瘤者，可在直肠子宫陷凹处触及质硬结节或肿块，肿块多为双侧、实性或囊实性，表面凹凸不平，活动差，与子宫分界不清，常伴有腹水。

（2）实验室检查：通过 CA125、人附睾蛋白（HE4）、癌抗原 199（CA199）、癌胚抗原（CEA）、甲胎蛋白、hCG、性激素等以鉴别卵巢良恶性病变，有助于诊断不同类型的卵巢肿瘤；通过 B 型超声检查可以了解肿块的部位、大小、形态及其与子宫的关系，鉴别卵巢肿瘤、腹水和结核性包裹性积液，提示肿瘤性质，B 型超声的临床诊断符合率＞90%；通过彩色多普勒超声扫描，能测定卵巢及其新生组织血流变化，有助于良恶性诊断；通过腹部 X 线平片检查以排除卵巢畸胎瘤病变；通过 CT、MRI、PET 检查可清晰显示卵巢肿块大小，质地是否均匀、规则，囊壁或边界是否光滑、清晰，是否向周围浸润或伴腹水，有无肝肺及腹膜后淋巴结转移，对确定手术方式有重要的参考价值。

（3）其他检查：腹腔镜检查、细胞学检查可以帮助进行临床分期和选择治疗方案。

（二）鉴别诊断

1. 妊娠子宫

妊娠时有停经史，早孕反应，子宫增大与停经月份相符，质软，与盆腔肿块不同。借助妇科检查、妊娠试验、B 型超声检查等可明确诊断。应注意子宫肌瘤囊性变与妊娠先兆流产的鉴别。

2. 子宫畸形

双子宫或残角子宫易误诊为子宫肌瘤。子宫畸形可无月经改变等。B 型超声检查、腹腔镜检查、子宫输卵管造影可协助诊断。

3. 癃闭

癃闭虽有小腹膨隆、胀、满、痛等症，但导尿后诸症便可消失。B 型超声检查两者声像不同，可资鉴别。通过耻骨上部的视诊、叩诊亦可协助诊断。

4. 卵巢瘤样病变

卵巢瘤样病变一般无特殊病史，2 个月内可消失，多为滤泡囊肿或黄体囊肿。B 型超声检查两者声像不同，可资鉴别。

5. 输卵管卵巢炎性肿块

输卵管卵巢炎性肿块常有盆腔感染或不孕病史，或伴经期腹痛加重。借助血细胞分析、妇科检查、B型超声检查可协助诊断。

6. 子宫肌瘤

子宫肌瘤多有月经过多，甚至贫血病史，借助妇科检查、B型超声检查可协助诊断。

7. 腹水

腹水多有肝脾病或心脏病病史，借助体格检查、B型超声检查可协助诊断。

8. 子宫内膜异位症

子宫内膜异位症可有粘连性肿块及直肠子宫陷凹结节，有时与卵巢肿瘤很难鉴别。子宫内膜异位症常有进行性痛经、经量过多、不规则阴道流血等症状。借助B型超声检查、腹腔镜检查等可明确诊断。

9. 结核性腹膜炎

结核性腹膜炎常有肺结核病史，合并腹水和盆腹腔内粘连性块物。多发生于年轻、不孕妇女，伴月经稀少或闭经，有消瘦、乏力、低热、盗汗、食欲缺乏等全身症状。肿块位置较高，形状不规则，界限不清，不活动，叩诊时鼓音和浊音分界不清。借助胸部X线摄片、B型超声检查多可协助诊断，必要时行剖腹探查或腹腔镜检查取活检明确诊断。

10. 非卵巢的生殖器恶性肿瘤

非卵巢的生殖器恶性肿瘤均有恶病质表现，如子宫内膜癌或子宫绒癌等，可借助月经史、妊娠史等协助诊断，如输卵管癌，需借助病例检查才能明确诊断。

11. 生殖道以外的肿瘤

腹膜后肿瘤固定不动，位置低者可使子宫、直肠或输尿管移位。直肠癌、乙状结肠癌多有消化道症状。借助B型超声检查、钡剂灌肠、乙状结肠镜检查可协助诊断。

12. 盆腔炎性包块

盆腔结缔组织的炎性浸润性肿块往往具有疼痛、发热、一侧下肢水肿、局部肿块境界不清等现象，有时与卵巢恶性肿瘤很难鉴别。借助病理组织学或细胞学检查可以鉴别。

二、审析病因病机

（一）癥瘕善证

（1）气滞血瘀：素性抑郁，或情志不遂，忧思成郁，气机不畅，气不行则血不畅，气滞血瘀，滞涩冲任、胞脉、胞络，日久形成癥瘕，瘀滞化热，日益成毒。

（2）寒凝血瘀：经期产后，胞脉空虚，余血未尽之际，正气虚弱，血室正开，若感受风寒，则与血搏结，终致血瘀，使瘀血留滞于冲任，冲任不畅，胞脉停瘀，瘀积日久，渐成癥瘕。

（3）湿热瘀结：经期、产后或流产术后，血室正开，胞脉空虚，若摄生不慎，或房事不节，湿热邪毒乘虚内侵，与血搏结，或脾肾两虚，痰湿蕴久，以致湿热瘀结于冲任、胞脉、胞络，日久成癥瘕。

（4）痰瘀互结：素体脾虚，或饮食不节，或劳倦过度，损伤脾胃，或肝郁克伐脾土，脾失健运，湿浊内停，聚湿成痰，痰湿与血搏结，渐成痰瘀，阻滞冲任、胞脉、胞络，积久成癥瘕。

（5）肾虚血瘀：先天肾气不足，或房劳产伤，或久病伤肾，肾阳亏虚或命门火衰，气化无权而致血瘀，壅滞冲任、胞脉、胞络，日久成癥瘕。

（二）癥瘕恶证

（1）气滞血瘀：情志不节、多怒多郁，气机不畅，或寒温失节，久病不瘥，脏腑之气虚弱，气行不畅。若气塞不通，血壅不流，日久必有血瘀，气滞血瘀，蕴结于冲任，积久成癥瘕。

（2）痰湿内阻：寒温失调、饮食不节、情志久郁，均可损伤脾胃功能，致水湿不运，聚而生痰，因痰阻任，任脉不畅，日久成癥瘕。

（3）湿热郁毒：由于情志抑郁、郁而化火，或感受外来毒热之邪，毒热夹湿，久之蕴结冲任而产生癥瘕。

（4）脏腑失调、气血亏虚：明代张景岳说："脾气不足，虚弱失调之人，多有积聚之病。"即久病或素体脏腑气血虚弱，气血瘀滞，为致发卵巢恶性肿瘤的原因之一。

（5）肝肾阴虚：年老肝肾阴虚，或久病肝肾阴虚，或先天禀赋不足，肝肾素虚，阴虚内热，炼血成瘀，日久致癥瘕。

本病善证病机多由脏腑不和，气机阻滞，冲任胞宫，瘀血内停而致，气聚为瘕，血结为癥。其恶证多由外邪内侵，或饮食所伤，或内伤七情，或禀赋不足，人体的阴阳失衡，脏腑功能失调，气滞血瘀，痰湿内生，湿瘀内结化毒而致。

三、明确辨证要点

（一）癥瘕辨证要点

（1）辨性质：一般包块坚实硬结者，多为血癥；聚散无常者，多为气瘕；包块呈囊性感者，多为湿（热）癥；包块软而僵硬者，多为痰积。

（2）辨虚实：病之初期，肿块胀痛明显者，此乃邪实为主；中期包块增大，质地较硬、隐隐作痛，月事异常，面色欠润者，多为邪实正虚；后期胀痛甚剧，肿块坚硬如石，全身羸瘦气弱者，以正虚为主。

（3）辨善恶：包块发展缓慢，按之柔软活动，精神如常，面色有光泽者，多为善证；包块日益增大，按之坚硬如石，疼痛甚剧，或伴有崩或漏，或五色带下，形瘦面暗者，多为恶证。

癥瘕辨证首先要根据病之新起久患、体质之壮实羸瘦及兼症和月经情况辨明包块之性质、正邪之虚实、预后之善恶变化。临证需仔细区分辨别。

（二）癥瘕恶证辨证要点

（1）辨证型：以少腹部包块坚硬固定、刺痛，或阴道流血晦暗为主症者，多为瘀证、实证；腹部肿块，胀痛，或阴道分泌物腥臭色黄，多为热证、实证、湿证；少腹肿物或伴头晕目眩，腰膝酸痛，或伴下肢浮肿，神疲乏力，自汗盗汗，纳少，多为虚证。

（2）辨舌脉：舌暗紫有瘀斑，脉细弦或弦细为气血瘀滞；舌质暗淡苔白腻，脉滑为痰湿凝聚；舌质暗，苔黄腻，脉弦滑或滑数为湿热郁毒；舌质淡红，脉沉细弱，虚大无根为气血亏虚；舌质红，边有瘀点或瘀斑，舌苔少或薄，脉细数为肝肾阴虚。

（3）辨标本：本病以虚为本，以实为标，虚实夹杂，治疗宜标本兼治。

四、确立治疗方略

癥瘕为血结气蓄为患，血结则非攻散不破，气蓄则非疏理不行。临床治疗大法以活血化瘀，软坚散结为主，佐以行气化痰，兼调寒热。但又必须根据患者体质强弱、病之久暂，酌用攻补，或先攻后补，或先补后攻，或攻补兼施等法，随证施治。

五、辨证论治

（一）卵巢良性肿瘤

1. 气滞血瘀证

（1）抓主症：腹中积块，固定不移，经前、经行下腹胀痛、拒按。

（2）察次症：前后阴坠胀欲便，经血紫暗有块，块去痛减，胸闷乳胀。

（3）审舌脉：舌紫暗有瘀点，脉弦涩。

（4）择治法：理气活血，化瘀止痛。

（5）选方用药思路：本证为气滞血行不畅，日久生瘀，瘀血凝滞，滞于冲任、胞脉，渐成癥瘕，应用琥珀散（《医宗金鉴·妇科心法要诀》）去牡丹皮，酌加琥珀、丹参。方中琥珀活血散瘀；三棱、莪术、刘寄奴破血逐瘀；当归、赤芍活血止痛；肉桂散寒止痛；延胡索、乌药行气止痛。全方共奏理气活血，化瘀止痛之效。

（6）据兼症化裁：实证患者，酌加穿山甲、鳖甲、夏枯草、牡蛎、党参。

2. 寒凝血瘀证

（1）抓主症：下腹结块，经前或经行小腹冷痛，喜温畏寒，疼痛拒按，得热痛减。

（2）察次症：经量少，色紫暗，或经血淋漓不净，形寒肢冷，面色苍白。

（3）审舌脉：舌紫暗苔薄白，脉沉紧。

（4）择治法：温经散寒，活血祛瘀。

（5）选方用药思路：本证为经期产后，胞脉空虚，风寒之邪乘虚而入，与血搏结，瘀血留滞于冲任，渐成癥瘕，应用少腹逐瘀汤（《金匮要略》），酌加三棱、莪术。方中小茴香、肉桂、干姜温中散寒止痛；莪术、三棱破血逐瘀而消癥瘕；赤芍、川芎、蒲黄、没药、五灵脂活血化瘀，行气止痛；延胡索能行血中气滞，气中血滞，故专治一身上下诸痛；当归养血活血。全方共奏温经散寒，活血祛瘀之效。

（6）据兼症化裁：若积块坚牢者，酌加鳖甲、穿山甲、牡蛎。

3. 湿热瘀结证

（1）抓主症：下腹结块，经期腹痛加重，得热痛增。

（2）察次症：月经量多，色红或深红，质黏。平素带下量多，色黄质黏。

（3）审舌脉：舌质紫暗，苔黄腻，脉濡数或滑数。

（4）择治法：清热利湿，活血祛瘀。

（5）选方用药思路：本证为经期产后，胞脉空虚，湿热邪毒乘虚内侵，或脾肾两虚，痰湿蕴久，以致湿热瘀结于冲任，渐成癥瘕，应用清热调血汤（《古今医鉴》），酌加黄柏、红藤、薏苡仁、三棱。方中黄连、黄柏清热燥湿；桃仁、红花、当归、红藤活血祛瘀；川芎、香附、延胡索行气止痛；生地黄、赤芍、牡丹皮清热凉血；三棱、莪术破血行气，消瘕止痛；薏苡仁利水渗湿，清热健脾。全方共奏清热利湿，活血祛瘀之效。

（6）据兼症化裁：若小腹包块疼痛兼带下量多，色黄稠如脓，或五色带杂下，臭秽难闻，酌加半枝莲、穿心莲、白花蛇舌草、七叶一枝花以清热解毒消瘕。

4. 痰瘀互结证

（1）抓主症：下腹结块，婚久不孕，经前经期小腹掣痛，疼痛拒按。

（2）察次症：平素形体肥胖，头晕沉重，胸闷纳呆，带下量多，色白质黏。

（3）审舌脉：舌暗，苔白滑或白腻，脉沉。

（4）择治法：化痰散结，活血祛瘀。

（5）选方用药思路：本证为脾失健运，内生痰湿，与血搏结，渐成痰瘀，阻滞冲任，渐成癥瘕，应用丹溪痰湿方（《丹溪心法》）合桃红四物汤，酌加海藻、昆布、贝母、三棱、莪术、水蛭、荔枝核、夏枯草。方中苍术、白术健脾燥湿；茯苓、滑石利水渗湿；香附、川芎、荔枝核行气止痛；白芍柔肝止痛；当归、熟地黄补血活血；桃仁、红花活血祛瘀；半夏、海藻、昆布、贝母、夏枯草软坚化痰散结；三棱、莪术、水蛭破血行气逐瘀。全方共奏化痰散结，活血祛瘀之效。

（6）据兼症化裁：若脾胃虚弱，纳差神疲者，酌加党参、黄芪、山药健脾益气。

5. 肾虚血瘀证

（1）抓主症：下腹结块，经期或经后腹痛，痛引腰骶，不孕或易流产。

（2）察次症：月经先后无定期，经行量少，色淡暗质稀或有血块，头晕耳鸣，腰膝酸软。

（3）审舌脉：舌暗滞或有瘀点，苔薄白，脉沉细而涩。

（4）择治法：益肾调经，活血化瘀。

（5）选方用药思路：本证为肾阳亏虚或命门火衰，气化无权，瘀血壅滞冲任渐成癥瘕，应用归肾丸（《景岳全书》），酌加桃仁、红花、川芎、赤芍、延胡索、三七。方中熟地黄、山药、山茱萸、枸杞子、杜仲、菟丝子补肾填精；当归、桃仁、红花、赤芍、三七活血祛瘀止痛；川芎、延胡索活血行气止痛；茯苓健脾利水渗湿。全方共奏益肾调经，活血化瘀之效。

（6）据兼症化裁：若疼痛剧烈者，酌加莪术、姜黄以行气活血止痛；血瘀甚者，兼肌肤甲错，酌加虻虫、水蛭、䗪虫。

（二）卵巢恶性肿瘤

1. 气滞血瘀证

（1）抓主症：少腹部包块，坚硬固定，腹胀腹痛。

（2）察次症：神疲乏力，面色无华，形体消瘦，肌肤甲错，二便不畅，尿黄。

（3）审舌脉：舌暗紫有瘀斑，脉细涩或弦细。

（4）择治法：行气活血，软坚消癥。

（5）选方用药思路：本证为气行不畅，血壅不流，气滞血瘀，蕴结于冲任，积久成癥瘕，应用蓬莪术丸（《妇人大全良方》）。方中当归、桃仁、赤芍、莪术活血化瘀；鳖甲、昆布、琥珀消癥散结；枳壳、木香、槟榔行气导滞；鳖甲与莪术合用加强本方活血化瘀、消癥散结之功效，全方共奏行气活血、软坚消癥之效。

（6）据兼症化裁：若腹痛腹胀重者，加川楝子、延胡索、水红花子等行气活血之品；血虚阴伤者，加三七、党参、何首乌、熟地黄；腹胀、腹大如鼓者，加大腹皮、川楝子、车前草等；肿块坚硬甚者，加䗪虫、穿山甲、水蛭等；阴道流血者，加三七粉、牡丹皮；纳少乏力者，加党参、黄芪；纳少腹胀者，加炒麦芽、炒莱菔子；尿少者，加车前子、猪苓、泽泻、木通。

2. 痰湿凝聚证

（1）抓主症：腹部肿块，皮下结节及压迫症状。

（2）察次症：腹胀胃满，时有恶心，面虚浮肿，身倦无力。

（3）审舌脉：舌质暗淡，舌苔白腻，脉滑。

（4）择治法：健脾利湿，化痰软坚。

（5）选方用药思路：本证为脾虚不能运化水湿，痰湿内生，阻于任脉，日久生癥瘕，应用苍附导痰丸（《叶天士女科诊治秘方》）合小三棱煎汤（《圣济总录》）。方中茯苓、苍术、生姜健脾渗湿；胆南星燥湿化痰；陈皮、生半夏、枳壳、香附行气健脾温中；三棱、莪术活血消癥；芫花泻水逐饮。本方诸药合用既取苍附导痰丸行气燥湿化痰之意，又兼小三棱煎汤化瘀散结之功，全方共奏健脾利湿、化痰软坚之效。

（6）据兼症化裁：若腹部肿块坚硬者，加鳖甲、穿山甲、乳香、没药、山慈菇、夏枯草以增强软坚散结之力；身倦乏力重者，加党参、白术、黄芪等健脾益气之品；四肢浮肿重者，重用黄芪，加淫羊藿、大腹皮、车前子、泽泻、益母草；下肢寒、小便少者，加艾叶、葫芦巴。

3. 湿热郁毒证

（1）抓主症：腹胀有块，胀痛。

（2）察次症：身重倦困，口干口苦不欲饮，大便干燥，尿黄灼热，阴道不规则出血，或有分泌物流出，腥臭色黄。

（3）审舌脉：舌质暗，苔黄腻，脉弦滑或滑数。

（4）择治法：清热利湿，解毒散结。

（5）选方用药思路：本证为毒热之邪内盛日久，蕴结于冲任，日久成癥瘕，应用除湿解毒汤（《赵炳南临床经验集》）。方中蒲公英、白花蛇舌草、半枝莲、败酱草清热解毒；龙葵、车前草、瞿麦、大腹皮除湿解毒；鳖甲软坚散结；川楝子行气止痛。本方以蒲公英为君药；败酱草、白花蛇舌草、半枝莲为佐药；龙葵、车前草、瞿麦、大腹皮为使，全方共奏清热利湿、解毒散结之效。

（6）据兼症化裁：若毒热过盛者，金银花、半边莲、白花蛇舌草、蒲公英各加至 30g；腹水者，加大腹皮、猪苓等利水消肿之品。

4. 气血虚亏证

（1）抓主症：少腹肿物隆起，时有拘急疼痛。

（2）察次症：消瘦困倦，面苍神淡，心悸气短，体力不支，动则汗出，纳呆，口干不多饮。

（3）审舌脉：舌质淡红，脉沉细弱，虚大无根。

（4）择治法：补气养血，滋补肝肾。

（5）选方用药思路：本证为久病脏腑气血虚弱，气血瘀滞，日久生癥瘕，应用参茸卫生丸（《丸散膏丹集成》）。方中人参、党参、山药、白术、莲子、黄芪、茯苓健脾益气；制附子、鹿茸、巴戟天、锁阳、肉桂、肉苁蓉温肾补肾；牛膝、补骨脂、山茱萸、覆盆子、熟地黄、桑寄生、枸杞子、麦冬、当归、何首乌滋补肝肾之阴血；琥珀、远志、龙骨、牡蛎镇静安神；乳香、砂仁、香附芳香行气，全方共奏补气养血、滋补肝肾之功效。

（6）据兼症化裁：若气虚甚者，升举无力，酌加升麻、柴胡；若血虚甚者，脏腑失荣，肌肤失养，加大熟地黄、当归用量，或酌加阿胶。

5. 肝肾阴虚

（1）抓主症：少腹肿物，按之固定不移，或有刺痛或灼痛。

（2）察次症：腹胀，头晕目眩，手足心发热，口干欲饮，饮不多，稍口苦，大便干，小便稍黄，腰膝酸痛或胀痛。

（3）审舌脉：舌质红，边有瘀点或瘀斑，舌苔少或薄，脉细数。

（4）择治法：滋养肝肾，化瘀软坚。

（5）选方用药思路：本证为肝肾阴虚，虚热内生，炼血成瘀，日久成癥瘕，应用六味地黄丸（《小儿药证直诀》）加减。方中生地黄、牡丹皮、当归、龟甲养阴清热；女贞子、旱莲草、山茱萸补肝肾之阴；鳖甲、牡蛎软坚散结；三棱、莪术破血行气；蚤休清热解毒；木香、青皮行气止痛，全方共奏滋养肝肾、化瘀软坚之功效。

（6）据兼症化裁：若肝肾阴虚，虚火上炎者，症见头晕目眩、耳鸣耳聋，酌加知母、黄柏。

六、中成药选用

（1）鳖甲煎丸：适用于气滞血瘀证、寒凝血瘀证、湿热瘀结证、肾虚血瘀证。每次 3g，每日 2～3 次，温开水送服。

（2）平消胶囊：适用于气滞血瘀证、湿热瘀结证。每次 4～8 粒，每日 3 次，温开水送服。

（3）桂枝茯苓胶囊：适用于寒凝血瘀证、湿热瘀结证、肾虚血瘀证。每次 3 粒，每日 3 次，温开水送服。

（4）艾附暖宫丸：适用于寒凝血瘀证、肾虚血瘀证。每次 6g，每日 2～3 次，温开水送服。

（5）散结镇痛胶囊：适用于气滞血瘀证、痰瘀互结证。每次 4 粒，每日 3 次，温开水送服。

（6）丹莪妇康煎膏：适用于气滞血瘀证。每次 10～15g，每日 2 次，口服。

（7）血府逐瘀胶囊：适用于气滞血瘀证、寒凝血瘀证。每次 6 粒，每日 2 次，温开水送服。

（8）止痛化癥颗粒：适用于气滞血瘀证。每次 4～6 粒，每日 2～3 次，温开水送服。

（9）夏枯草口服液：适用于湿热瘀结证。每次 10ml，每日 2 次，温开水送服。

（10）小金丹：适用于气滞血瘀证、寒凝血瘀证。每次 1 粒，每日 1～2 次，陈酒送服。

（11）灵芝胶囊：适用于卵巢恶性肿瘤患者放疗、化疗后。每次 2 片，每日 3 次，温开水送服。

（12）爱福宁：适用于卵巢恶性肿瘤患者放疗、化疗后。每次 20～40ml，每日 2 次，口服。

（13）榄香烯乳：适用于卵巢恶性肿瘤有腹水症状者。每次 400mg，每周 1～2 次，腹腔灌注用。

（14）猪苓多糖注射液：适用于卵巢恶性肿瘤化疗后。每次 40mg，每日 1 次，肌内注射，3 个月为 1 个疗程。

（15）高乌甲素注射液：适用于卵巢恶性肿瘤腹痛剧烈者。每次 4ml，每日 2 次，肌内注射。

（16）牛黄醒脑丸：适用于卵巢恶性肿瘤之湿热郁毒证。每次 3g，每日 1～2 次，温开水送服。

（17）西黄丸：适用于卵巢恶性肿瘤。每次 3g，每日 2 次，温开水送服。

（18）复方斑蝥胶囊：适用于卵巢恶性肿瘤术后及放疗、化疗时的辅助用药。每次 3 粒，每日 2 次，温开水送服。

七、单方验方

（1）调气活血汤加味（《中医临床家·韩百灵》）：当归 15g，白芍 15g，牡丹皮 15g，川楝子 15g，枳实 15g，甘草 10g，柴胡 10g，川牛膝 15g，生地黄 15g，青皮 15g，三棱 10g，莪术 10g，鳖甲 15g，每日 1 剂，水煎服。用于气滞血瘀之癥瘕。

（2）香棱丸加味（《济生方》）：木香 3g，丁香 6g，枳壳 9g，莪术 9g，青皮 9g，川楝子 9g，茴香 9g，槟榔 9g，香附 9g，赤芍 9g，每日 3 次，每服 1 丸，或每日 1 剂，水煎服。用于气滞之癥瘕。

（3）桂心丸（《证治准绳》）：肉桂心 6g，当归 9g，赤芍 9g，牡丹皮 9g，没药 9g，槟榔片 6g，干漆 6g，青皮 9g，厚朴 6g，三棱 6g，延胡索 9g，大黄 6g，桃仁 9g，鳖甲 15g，每日 3 次，每服 1 丸。用于血瘀之癥瘕。

（4）大黄䗪虫丸（《金匮要略》）：大黄 9g，黄芩 9g，甘草 6g，桃仁 9g，杏仁 9g，赤芍 9g，干地黄 9g，干漆 6g，虻虫 6g，水蛭 6g，蛴螬 6g，䗪虫 6g，每日 3 次，每服 1 丸。用于血瘀之癥瘕。

（5）香砂六君子汤加味（《名医方论》）：党参 9g，白术 9g，茯苓 9g，甘草 6g，陈皮 6g，砂仁 6g，木香 3g，清半夏 6g，赤芍 9g，当归 9g，每日 1 剂，水煎服。用于脾胃虚弱、痰瘀互结之癥瘕。

（6）桃红四物汤（《玉机微义》）：桃仁 9g，红花 9g，当归 9g，川芎 6g，白芍 9g，熟地黄 15g，每日 1 剂，水煎服。用于血虚兼有血瘀之癥瘕。

（7）当归芍药散（《金匮要略》）：当归 9g，白芍 18g，白术 12g，茯苓 12g，川芎 9g，泽泻 12g，每日 1 剂，水煎服。用于肝虚气郁、脾虚血少、肝脾不和之癥瘕。

（8）苓桂术甘汤（《金匮要略》）：茯苓 12g，桂枝 9g，白术 9g，甘草 6g，每日 1 剂，水煎服。用于中阳不足、痰湿内盛之癥瘕。

（9）三妙丸（《医学正传》）：黄柏 12g，苍术 18g，川牛膝 6g，上为细末、面糊为丸，如梧桐子大，每服五七十丸（10～15g）。用于湿热下注之癥瘕。

（10）海藻玉壶汤加减（《医宗金鉴》）：生牡蛎（先煎）30g，海藻 15g，海带 12g，夏枯草 12g，桃仁 12g，焦楂曲 9g，赤芍 9g，莪术 9g，三棱 9g，陈皮 9g，茯苓 9g，苍术 9g，制南星 9g，石菖蒲 9g，每日 1 剂，水煎服。用于中阳不足、痰湿内盛之癥瘕。

（11）阳和汤（《外科证治全生集》）：熟地黄、鹿角胶、麻黄、肉桂、炙甘草、姜炭、白芥子、牛膝、水蛭粉（装胶囊），隔日 1 剂，水煎服，水蛭粉连续服用。用于寒凝血瘀之癥瘕。

（12）桂枝茯苓丸（《金匮要略》）：川桂枝、云茯苓、牡丹皮、赤芍、白芍、桃仁、杜红花、炒当归、紫丹参、煨莪术、炮山甲、炙甘草、炒谷芽、炒麦芽各 10g，朱灯芯 2 扎，每日 1 剂，水煎服。用于血瘀之癥瘕。

八、中医特色技术

（一）针刺

（1）取关元、中极、三阴交（双侧）、血海（双侧）、子宫（双侧）、足三里（双侧）；气滞血瘀证加太冲、次髎；寒凝血瘀证加地机、行间、归来，配灸法；湿热瘀结证加阴陵泉、下髎、太冲、曲池；痰瘀互结证加丰隆、阴陵泉；肾虚血瘀证加肾俞、太溪、肝俞。采取平补平泻法，于月经来潮前 3～5 日开始治疗，每日治疗 1 次，疼痛严重时每日治疗 1～2 次，月经间期可隔日治疗。

（2）取大椎、足三里、血海、关元等穴，采取补泻结合手法，每日 1 次，每次 15～30 分钟。适用于卵巢恶性肿瘤术后化疗时，能提高血细胞及血小板数目，提高机体免疫力，维持化疗的顺利进行。

（3）取足三里、血海、膈俞、三阴交、中脘、胃俞、脾俞穴，毫针刺，采取泻法，得气后留针 20～30 分钟，每日 1 次，10 次为 1 个疗程，适用于卵巢恶性肿瘤化疗后。

（4）耳针：取肝、脾、胃、大肠、小肠、三焦、腹、十二指肠、缘中、屏间，或耳部压痛点、色素点等，每次选 3～4 穴，用毫针刺法、埋针法、压豆法等，每日 1 次，双耳交替选用。用于卵巢恶性肿瘤化疗后出现消化道反应时。

（5）针灸止痛治疗：腹部疼痛取内关、足三里、中脘、关元、中极、归来、三阴交等；腰部疼痛取肾俞、大肠俞、夹脊、命门、腰阳关、阿是穴等；臀部及下肢疼痛取压痛点、夹脊、环跳、大肠俞、秩边、承扶、殷门、委中、阳陵泉、承山等。

（二）艾灸

根据病情和证型，选择应用艾条灸、温针灸、雷火针灸等疗法。可应用多功能艾灸仪治疗；可在起针后，在小腹部穴位施以艾灸至皮肤红润，或在腹部穴位施以温针灸，非月经期也可用艾炷隔姜灸，每次 5～7 壮。

（三）穴位埋药法

经局部麻醉后以手术刀切开足三里（双侧）、三阴交、关元至皮下，稍作分离，埋入麝香 0.1～0.3g，严密包扎，隔 15～90 日交替埋药一次。适用于卵巢恶性肿瘤术后。

（四）直肠给药（中药灌肠或直肠滴注）

（1）妇炎灵 3 号：三棱、莪术、丹参、刘寄奴、乌药、延胡索、当归、生地黄、琥珀、肉桂、赤芍、甲珠。随症加减。上方水煎取液，适宜温度，每日 1 次保留灌肠。

（2）消瘀桂苓汤：桂枝、皂角刺、穿山甲、赤芍、三棱、桃仁、莪术、当归、茯苓、生黄芪、红花、白芷、制乳香、制没药、制大黄、柴胡。上方水煎取液，适宜温度，每日 1 次保留灌肠。急性且症状较重者可 1 日灌肠 2 次。可选用结肠透析机或电脑大肠灌注仪灌肠。

（五）中药外敷（下腹部或腰骶部）

可选用活血化瘀止痛中药研末，随症加减，进行穴位贴敷、脐疗等。

（1）薏苡附子败酱散：生薏苡仁 30～60g，熟附子 5～10g，败酱草 15～30g，加水煎 2 次，分 3 次将药物温服，药渣加青葱、食盐各 30g，加酒炒热，趁热布包，外敷患处，上加热水袋，使药气透入腹内。每次熨 1 小时，每日 2 次。

（2）独角莲敷剂：鲜独角莲（去皮），捣成糊状，敷于肿瘤部位，上盖玻璃纸，包扎固定。24 小时更换一次。

（3）阿魏膏：适量外敷包块局部。

（4）水红花膏：适量外敷包块局部。

（5）大黄、莪术各 30g，木香、鳖甲各 15g，共研末，调如饼，贴脐眼，24 小时后见效。

（6）黄丹 1500g，净血余 100g，麻油 2000g，连翘、甘松、麻黄、独活、高良姜、续断、藁本、海风藤、白芷、荆芥、香附、天南星、威灵仙、赤芍、羌活、官桂、川芎、牙皂、刘寄奴、防风、柴胡、何首乌、川军、草乌、三棱、乌药、陈皮、川乌、当归、山柰、桃仁、五加皮、苍术、生地黄、枳壳各 15g。熬成膏，取膏 750g，加以下细料药：阿魏 50g，乳香、没药各 30g，肉桂、公丁香各 25g，木香 20g，麝香 5g，搅匀即成。微火熔开贴脐上。

（六）物理治疗

根据病情和证型，选择应用微波治疗仪、光子治疗仪等。

九、预防调护

（1）预防方面：定期进行妇科检查，可早期发现、早期诊断、早期治疗，严格遵医嘱用药，调节情志，以免造成卵巢良性肿瘤突然增大或发生恶变。月经期或产后妇女应特别注意摄养，严禁房事，保持外阴及阴道清洁，心情舒畅稳定，切忌忧思烦怒，自我调节。气滞血瘀、肾虚血瘀、痰瘀互结及寒凝血瘀患者，应注意保暖，避免受寒、冒雨涉水或冷水淋洗、游泳等，不可复感寒邪；湿热瘀结患者衣被不宜过暖，并且所服药液可偏凉服下。饮食富于营养，宜清淡、易消化，忌食生冷刺激性食物、霉菌污染食物，少吃高脂肪食品，荤素搭配，保持机体正气充足，气血通畅，身心健康。

（2）安抚患者，消除其恐惧和不安心理，增强其治疗的信心，使患者配合治疗。保持健康的心理状态和乐观的情绪。

（3）在调摄方面，加强饮食管理，给予清淡、易于消化而且营养的食物，可以多食用牛奶、新鲜蔬菜、鱼类、水果等食物。卵巢恶性肿瘤患者术后放疗、化疗后，在饮食调治上，要注意适当补充营养、热量，给高蛋白、高维生素食物，调理脾胃功能。食物选择方面除了牛奶、鸡蛋，多食用新鲜蔬菜、水果，补充蛋白质和多种维生素。卵巢肿瘤患者术后应注意多服活血调经、滋补肝肾之品，亦可行药膳调理。

十、各家发挥

（一）韩百灵

韩百灵认为卵巢囊肿的发病多与女子平素抑郁密切相关，肝气的疏泄直接影响着冲任的功能，冲任失调，肝经阻滞，则气滞血瘀；肝郁乘脾，脾气虚弱，水湿不运，湿聚成痰，影响气血津液输布，邪停少腹，积久而成。本病以肝血不足、肝郁脾虚为本，气滞血瘀、痰瘀互结为标，为本虚标实之证，临床常见的有气滞证、血瘀证、痰湿证。

韩百灵认为首先要在错综复杂的现象中，寻求疾病的本质，从病机演化的过程中，根据证候特点，病证结合，予以辨证施治。韩老遵循"木郁达之"的古训，提出"疏肝散结"之大法。"散结"源于消法，其法是给邪以出路，欲使积聚于体内的有形之邪得除，必先治其气，气行则津（血）亦行，通过行气而达到泄浊之效。具体提出疏肝养肝、健脾利湿、活血化瘀、祛痰消癥的治疗原则。若久病体虚者，当先补后攻，或攻补兼实，攻法之中兼以益气养血，而不伤正；温法之中，勿过于辛燥，以免损伤阴血；清法之中，勿过于苦寒，以免损伤脾胃。用药时在养血、柔肝、健脾的基础上，并用活血化瘀利湿之品。自拟调气活血汤，其药物组成：柴胡、当归、白芍、青皮、川楝子、枳实、牡丹皮、生地黄、川牛膝、三棱、莪术、甘草。适用于气滞血瘀引起的胸胁或少腹胀痛或刺痛，性情急躁多怒，善太息，妇女可见经闭或痛经，经色紫暗，夹有血块等，甚则形成癥瘕积聚，舌紫暗或见紫斑，脉涩或弦涩。全方共奏疏肝理气、活血散结之功效。

韩延华在继承韩百灵的学术思想精华的基础上，发挥"肝肾学说"理论，对于卵巢囊肿提出了"理气散结佐以清热解毒"之法，自创"韩氏妇炎汤"，该方由三棱、莪术、川楝子、延胡索、香附、丹参、连翘、土茯苓、鱼腥草、桂枝、白芍、怀牛膝、甘草组成。在临床中反复验证，效果显著。全方组方严谨，活血化瘀不伤正，散结消癥不破气，清热解毒不败胃，共奏活血化瘀、散结消癥、清热解毒之功效。

（二）王秀霞

王秀霞提出卵巢癌的病机为"肾阳虚衰、血瘀于胞"，创立"温煦肾阳，搜剔胞络瘀滞"的治疗法则，以温补肾阳强其身，搜剔胞络祛其瘀，攻补并用，使瘤消病除。并结合卵巢癌分期，早期正气未伤，应以祛邪为主，晚期及手术放化疗后以调补为主；结合辨证论治，后期常出现肾阴亏虚、脾胃虚弱等现象，因此注重益气养血、滋补肾阴、调理脾胃。除了重视外在条件的致癌因素外，更应该着眼于人体内在因素的调动，以达到"养正则积自除"的目的。王秀霞依法组方"理冲生髓饮"，加入益气温阳补肾药如人参、鹿角霜、黄芪、淫羊藿；消癥的药物如水蛭、莪术、三棱、浙贝母，全方共奏温阳散结之效。大量临床观察发现，理冲生髓饮可使卵巢癌患者生命延长，改善放化疗后的毒副作用，减轻患者痛苦，提高患者的生存质量。

同时王秀霞深入了研究免疫功能低下所致的疾病，在中医辨证论治基础上，提出免疫功能低下与机体肺、脾、肾三脏关系密切，尤以肾虚为最。正如张介宾所说："五脏之伤，穷必及肾。"关于肿瘤的形成，张景岳认为，脾肾不足及虚弱失调的人，多有积聚之病。中医学认为六气失常，七情失和，饮食失调，气血凝滞，毒邪内侵，情志郁结，正气亏损，而致机体抗邪能力减退，脏腑功能低下，正不胜邪，不能及时消灭突变细胞，任其分裂繁殖以至形成肿瘤。从中医辨证看，肿瘤患者多出现正气不足、脾胃虚弱、肾阴亏损等现象，故建立补气养血、调理脾胃、补肾生髓等"扶正固本"的治则，有助于人体抗御肿瘤的生长，以增强并调动人体自身抵抗肿瘤的能力。依法组方海马生髓丸，方中选用海马补肾壮阳、调气活血，辅以人参大补元气、补脾益肺、安神益智；又以蛤蚧补肺益肾、纳气定喘、助阳益精；鹿茸补肾助阳、生精益血、强筋健骨、调理冲任；海狗肾暖肾壮阳、益精补髓；枸杞子补肾益精；

熟地黄补血滋阴、益精填髓；山萸肉补益肝肾、固经止血；山药益气养阴、补脾肺肾；茯苓利水渗湿、健脾补中、宁心安神。此外方中佐以牡丹皮清热凉血，活血散瘀。方中采用了血肉有情之品，大补元阴、元阳以填精髓，略偏于补阳，取其"少火生气"之说，元阳壮则脾阳振奋。全方共奏补肾生髓、补气养血之效，并体现了扶正与祛邪相通之妙，治标治本同施之方义。

（韩凤娟）

第七章　妊娠滋养细胞疾病

妊娠滋养细胞疾病（gestational trophoblastic disease，GTD）是一组源于胎盘滋养细胞的疾病，根据组织学将其分为葡萄胎、侵蚀性葡萄胎（invasive mole）、绒毛膜癌（简称绒癌，choriocarcinoma）及胎盘部位滋养细胞肿瘤。侵蚀性葡萄胎、绒癌和胎盘部位滋养细胞肿瘤又统称为妊娠滋养细胞肿瘤（gestational trophoblastic neoplasia，GTN）。

第一节　葡　萄　胎

葡萄胎（acephalocystis racemosa）是指妊娠后胎盘绒毛滋养细胞增生，间质高度水肿，形成大小不一的水泡，水泡间相连成串，形如葡萄，亦称水泡状胎块（HM）。葡萄胎分为两类：完全性葡萄胎，即胎盘绒毛全部受累，整个宫腔充满水泡，弥漫性滋养细胞增生，无胎儿及胚胎组织可见；部分性葡萄胎，即部分胎盘绒毛肿胀变性，局部滋养细胞增生，胚胎及胎儿组织可见，但胎儿多死亡，有时可见较孕龄小的活胎或畸胎，极少有足月婴诞生。

本病属中医"鬼胎"范畴，亦称"伪胎"。

一、临床诊断要点与鉴别诊断

（一）诊断标准

1. 病史

有停经史，停经时间长短不一，为 2～3 个月，或更长时间不等。询问以往是否有葡萄胎病史。

2. 症状

（1）停经后阴道流血：多数患者停经 2～4 个月后发生不规则阴道流血，开始量少，易被误诊为先兆流产。以后逐渐增多，且常反复大量流血，有时可自然排出水泡样组织，可导致休克甚至死亡。

（2）腹痛：当葡萄胎增长迅速、子宫急速膨大时可引起下腹胀痛。葡萄胎将排出时，因子宫收缩而有下腹阵发性疼痛。

1）子宫异常增大、变软：由于绒毛水肿及宫腔积血，大部分葡萄胎患者的子宫大于相应月份的正常妊娠子宫，且质地较软。1/3 患者的子宫大小与停经月份相符。小于停经月份的只占少数，可能是水泡退行性变、停止发展的缘故。

2）妊娠呕吐及妊娠高血压综合征征象：由于增生的滋养细胞产生大量 hCG，因此呕吐往往比正常妊娠为重。又因葡萄胎患者子宫增大速度快，子宫内张力大，因此妊娠中、早期即可出现妊娠高血压综合征，甚至发生急性心力衰竭或子痫。

3）卵巢黄素囊肿：葡萄胎患者由于大量 hCG 的刺激，双侧或一侧卵巢往往呈多发性囊肿改变。一般不产生症状，偶有急性扭转致急腹痛。葡萄胎清除后黄素囊肿可自行消退。黄素囊肿可储藏大量 hCG，故葡萄胎排出后合并有巨大黄素囊肿的患者，血和尿 hCG 消失比一般患者慢。

4）甲状腺功能亢进（简称甲亢）现象：少数葡萄胎患者出现轻度甲亢，血浆甲状腺素浓度上升，但出现明显的甲亢体征仅约2%，葡萄胎清除后症状迅速消失。

3. 检查

（1）妇科检查：多数患者子宫大于相应妊娠月份的子宫，可触及一侧或双侧卵巢呈囊性增大，阴道出血中偶可查见水泡状组织。

（2）实验室检查：血清 β-hCG 水平异常升高，葡萄胎因滋养细胞增生，产生大量 hCG，血清中 hCG 浓度大大高于正常妊娠时相应月份值，因此利用这种差别可作为葡萄胎的辅助诊断。由于正常妊娠时 hCG 分泌峰值在第 60～70 天，可能与葡萄胎发病时间同期，而造成诊断困难，若能连续测定 hCG 或同时进行 B 型超声检查，即可做出鉴别。反复出血或大量出血，血红蛋白与红细胞降低；继发感染者白细胞升高。正常妊娠在孕 4～5 周时，可显示妊娠囊，孕 6～7 周可见心管搏动，最早在孕 6 周时即可探测到胎心，孕 12 周后均可听到胎心。葡萄胎时宫腔内呈粗点状或落雪状图像，无妊娠囊可见，亦无胎儿结构及胎心搏动征，只能听到子宫血流杂音，听不到胎心。

（3）其他检查：基因染色体检查。完全性葡萄胎的染色体核型为二倍体，部分性葡萄胎为三倍体。

（二）鉴别诊断

1. 流产

流产有停经后阴道流血症状，不少病例被误诊为先兆流产，但葡萄胎子宫多大于同期妊娠子宫，孕期超过 12 周时 hCG 水平仍高。B 型超声检查可鉴别两者。

2. 双胎妊娠

双胎妊娠子宫较同孕期单胎妊娠大，hCG 水平亦稍高，易与葡萄胎混淆，但双胎妊娠无阴道流血，B 型超声显像可确诊。

3. 羊水过多

羊水过多可使子宫迅速增大，虽多发生于妊娠后期，但发生在中期妊娠者需与葡萄胎鉴别。羊水过多时无阴道流血，hCG 水平较低，B 型超声显像可确诊。

4. 子宫肌瘤合并妊娠

子宫肌瘤合并妊娠子宫亦大于停经期，仔细的盆腔检查可发现肌瘤突起或子宫不对称性增大，hCG 滴度不高，B 型超声检查除可见胎心胎动外，有时尚可见实质性部分。

二、审析病因病机

（一）气血虚弱

素体虚弱，气血不足，孕后邪思蓄注，血随气结而不散，冲任滞逆，胞中壅瘀，腹部胀大，瘀伤胞脉则流血，胎失所养则胎坏，发为鬼胎。

（二）气滞血瘀

素性抑郁，孕后情志不遂，肝郁气滞，血与气结，冲任不畅，瘀血结聚胞中，腹大异常，瘀伤胞脉则流血，瘀血伤胎则胎坏，发为鬼胎。

（三）寒湿郁结

孕妇久居湿地，或因感寒饮冷，寒湿郁结，客于冲任，气血凝滞胞宫，则腹大异常，瘀伤胞脉则流血，寒湿生浊伤胎，发为鬼胎。

（四）痰浊凝滞

孕妇素体肥胖，或恣食厚味，或脾虚不运，湿聚成痰，痰浊内停，冲任不畅，痰浊郁结胞中，腹大异常，瘀伤胞脉则流血，痰浊凝滞伤胎，发为鬼胎。

本病主要机制是素体虚弱，七情郁结，湿浊凝滞不散，精血虽凝而终不成形，遂为鬼胎。常由气血虚弱、气滞血瘀、寒湿郁结和痰浊凝滞所致。

三、明确辨证要点

辨虚实：孕期阴道不规则流血，量多，色淡质稀，腹大异常，腹部隐痛，无胎动、胎心音，神疲乏力，头晕眼花，心悸失眠，面色苍白，舌淡嫩，脉细弱，为气血虚弱之虚证；孕期阴道不规则流血，量少不畅，或量多，血色紫暗有块，腹大异常，时有腹部胀痛，拒按，无胎动、胎心，胸胁胀满，烦躁易怒，舌紫暗或有瘀点，脉涩或沉弦，或形体肥胖，胸胁满闷，呕恶痰，多为实证。临床中仍可见实证久病出现气血虚弱的虚实夹杂之证。

四、确立治疗方略

本病中医治疗应以下胎祛瘀益母为主，佐以调补气血。葡萄胎一经确诊，应及时清宫，术后可予中药益气养血祛瘀以善其后。若为恶性或有恶性倾向，可采用化疗等治疗手段。

五、辨证论治

1. 气血虚弱证

（1）抓主症：孕期阴道不规则流血，量多，色淡质稀，腹大异常，腹部隐痛，无胎动、胎心音。

（2）察次症：神疲乏力，头晕眼花，心悸失眠，面色苍白。

（3）审舌脉：舌淡嫩，脉细弱。

（4）择治法：益气养血，活血下胎。

（5）选方用药思路：素体气血虚弱，冲任滞逆，血虚不荣，气虚不布。方用救母丹（《辨证录》）加枳壳、牛膝。方中人参、川芎、当归以补产妇之气血，益母草下死胎，赤石脂化瘀血。补攻并用，死胎自然一涌而出。

（6）据兼症化裁：若气虚日久，酌加黄芪、党参。

2. 气滞血瘀证

（1）抓主症：孕期阴道不规则流血，量少不畅，或量多，血色紫暗有块，腹大异常，时有腹部胀痛，拒按，无胎动、胎心音。

（2）察次症：胸胁胀满，烦躁易怒。

（3）审舌脉：舌紫暗或有瘀点，脉涩或沉弦。

（4）择治法：理气活血，祛瘀下胎。

（5）选方用药思路：素多抑郁，郁则气滞，血随气结，情志抑郁，气滞不宣，为气血瘀滞之证。方用荡鬼汤（《傅青主女科》）。方中人参、当归补气养血，攻积不伤正；枳壳、厚朴理气行滞；桃仁、红花、牡丹皮、川牛膝活血化瘀下胎；大黄、雷丸行瘀血荡积滞以下胎。共奏行气活血、祛瘀下胎之效。

（6）据兼症化裁：若瘀证日久，虚实夹杂，酌加黄芪、白术、茯苓以扶正。

3. 寒湿郁结证

（1）抓主症：孕期阴道不规则流血，量少，色紫暗有块，腹大异常，小腹冷痛，无胎动、胎心音。

（2）察次症：形寒肢冷。

（3）审舌脉：苔白腻，脉沉紧。

（4）择治法：散寒除湿，逐水下胎。

（5）选方用药思路：本证因寒湿内侵，客于冲任，凝聚胞中，寒湿凝滞，阳不外达，为寒湿凝滞之证。方用芫花散（《妇科玉尺》），方中芫花泻水逐饮下胎为君；柴胡、吴茱萸疏肝下气为臣；川乌、巴戟天、秦艽、白僵蚕温暖下元，祛寒湿散风止痛。全方共收散寒除湿、逐水下胎之效。

（6）据兼症化裁：若寒湿较重，酌加附子、肉桂。

4. 痰浊凝滞证

（1）抓主症：孕期阴道不规则流血，量少色暗，腹大异常，无胎动、胎心音。

（2）察次症：形体肥胖，胸胁满闷，呕恶痰多。

（3）审舌脉：舌淡，苔腻，脉滑。

（4）择治法：化痰除湿，行气下胎。

（5）选方用药思路：痰浊内停，与血结聚胞中，痰湿不化，气机不畅，形体肥胖，舌淡苔腻，为痰湿之证。方用平胃散（《简要济众方》）加芒硝、枳壳。全方共奏化痰除湿，行气下胎之功。

（6）据兼症化裁：若兼见血瘀证，舌紫暗者，酌加桃仁、红花。

六、单方验方

韩延华经验方：天花粉 20g，紫草 20，穿心莲 25g，水蛭 10g，白花蛇舌草 25g，土茯苓 20g，鱼腥草 20g，怀牛膝 20g，当归 20g，枳壳 15g，白芍 20g，三棱 15g，莪术 15g，龟板 15g。10 剂，水煎服，每日 1 剂，早晚分服。

七、中医特色技术

（1）针刺治疗：取关元、中极、气海、天枢、三阴交等穴位治疗。每日 1～2 次，每次留针 20～30 分钟，10 次为 1 个疗程。

（2）灸法：选神阙穴，其具温通经脉及调补阴阳气血的作用。每穴灸 5～7 壮，7 次为 1 个疗程。

八、预防调护

（1）预防方面，积极治疗，严格遵医嘱用药，以免引起出血量增多，甚至重度贫血引起失血性休克等。生活起居要规律，注意劳逸结合，身体力行，寒温适宜。

（2）安抚患者，消除其恐惧和不安心理，增强其治疗的信心，使患者配合治疗。

（3）在调摄方面，加强饮食管理，给予易于消化而且营养丰富的食物，可以多食用牛奶、新鲜蔬菜、鱼类、肉类、禽蛋类等食物。血瘀患者忌食生冷酸涩性食物；寒湿者慎食生冷寒凉之品。

（4）随诊极为重要，随诊可早期发现恶变，及时采用化疗。葡萄胎于清宫后应每周查血尿 hCG 1 次，待降至正常后，每半个月 1 次，至 3 个月后，每个月 1 次，持续至 1 年，以后每半年 1 次，持续 2 年。随诊应特别注意血尿 hCG 变化，同时还应行妇科检查以了解子宫复旧情况，注意患者有无阴道异常流血、咯血及其他转移灶症状；并行盆腔 B 型超声、胸部 X 线片或 CT 检查。葡萄胎恶变大多发生于 1 年之内，但也有长达 10 余年者，故随诊年限应坚持 10～15 年以上。

九、各家发挥

马宝璋认为本病主要机制是素体虚弱，七情郁结，痰浊凝滞不散，精血虽凝而终不成形，遂为葡萄胎。常由气血虚弱、气滞血瘀、寒湿瘀滞和痰浊凝滞所致。临床施治时应注意中西医结合治疗。

第二节　妊娠滋养细胞肿瘤

妊娠滋养细胞肿瘤 60% 继发于葡萄胎妊娠，30% 继发于流产，10% 继发于足月妊娠或异位妊娠，其中侵蚀性葡萄糖全部继发于葡萄胎妊娠，绒癌可继发于葡萄胎妊娠，也可继发于非葡萄胎妊娠。

中医学中妊娠滋养细胞肿瘤属于“鬼胎”“虚劳”等范畴，葡萄胎的讲解参见第一节内容，本节不过多赘述。

一、临床诊断要点与鉴别诊断

（一）诊断标准

1. 病史

详询妊产史。末次妊娠若为葡萄胎者，在良性葡萄胎排出后 1 年以内发生病变者，恶性葡萄胎的可能性大；超出 1 年者或末次妊娠为足月产或流产而此次发生滋养细胞疾病者，多为绒癌。

2. 症状

良性葡萄胎的症状常和妊娠相似，有闭经和妊娠反应。但妊娠反应常比正常妊娠早而明显，闭经 6～8 周即开始出现不规则阴道流血，最初出血量少，呈暗红色，时出时止，逐渐增多，连绵不断，因而患者常出现不同程度的贫血。当葡萄胎要自行排出时（常在妊娠 4 个月左右），可发生大出血，处理不及时，可导致患者休克，甚至死亡。在排出的血液中，有时可见杂有透明的葡萄样物，如有发现则对诊断帮助很大。

在约 10%患者中，除妊娠剧吐外，还可出现蛋白尿、水肿、高血压等妊娠期高血压疾病，甚至可出现子痫症状，发生抽搐和昏迷，也有发生心力衰竭者。因正常妊娠很少在妊娠 20 周前出现妊娠期高血压疾病，如有发生应怀疑为葡萄胎。有时患者也可有心慌气短。在葡萄胎中腹痛并不常见，即使有也属急性腹痛，主要发生于初孕妇子宫异常增大者，但葡萄胎将排出时，可因子宫收缩而有阵发性腹痛，此时常伴有出血增多现象。葡萄胎未排出时有急性腹痛，应考虑并发症发生。葡萄胎患者肺无明显转移，但有咯血，葡萄胎排出后咯血立即消失。

3. 检查

（1）尿和血中的 hCG 逐步升高。

（2）如有转移，肺部 X 线摄片可见棉团样阴影。

（3）诊断性刮宫：如刮出水泡，不能鉴别良恶性，需观察血 hCG 的变化。如刮出组织为绒毛组织则有诊断意义，镜下找不到完整的绒毛，可见增生的滋养叶细胞侵犯子宫肌层及血管，伴有大片坏死及出血，结合病史可诊断为绒癌。

（4）有神经系统症状者，如一过性脑缺血症状（跌倒、失明、失语），或头痛、呕吐、偏瘫、抽搐等症状，应行眼底、脑电图及 CT 扫描检查。

（5）疑有肝、肾转移者，如有肝区痛、肝脾肿大、黄疸等，以及肾肿大、血尿等应行肝、肾 B 型超声及 CT 检查。

（二）鉴别诊断

1. 绒癌

绒癌是一种高度恶性的肿瘤，继发于葡萄胎、流产或足月分娩以后。少数可发生于异位妊娠后，多为生育年龄妇女。偶尔发生于未婚妇女的卵巢称为原发性绒癌。应用化学药物治疗，使绒癌的预后有了显著的改观。凡葡萄胎，产后或流产后不规则阴道流血，子宫不能如期复旧，较大而软，应想到绒癌的可能。血或尿内 hCG 测定滴定度升高或者血、尿内 hCG 阴性后又出现阳性。X 线检查可见肺部有球样阴影，分布于两侧肺野，有时仅为单个转移病灶，或几个结节融合成棉球，团块状病变。病理诊断子宫肌层内或其他切除的脏器中，可见大片坏死组织和凝血块，在其周围可见大量活跃的滋养细胞，不存在绒毛结构。

2. 侵蚀性葡萄胎

侵蚀性葡萄胎是指葡萄胎组织侵入子宫肌层或转移至子宫以外，为恶性滋养细胞肿瘤。侵蚀性葡萄胎均来自良性葡萄胎，多数发生在葡萄胎清除后半年内。患者可表现为不规则阴道出血，亦可合并子宫外转移病灶。病理侵蚀性葡萄胎的绒毛可局部蔓延侵入子宫肌层或血管，水泡样组织可侵入子宫肌层深部，有时完全穿透子宫壁，并扩展进入阔韧带或腹腔。

二、审析病因病机

可将本病归纳为气、血、阴、阳亏虚四类，但临床常有错杂互见的情况。一般来说，病程短者，多伤及气血，可见气虚、血虚及气血两虚之证；病程长者，多伤及阴阳，可见阴虚、阳虚及阴阳两虚之证。多种病因作用于人体，引起脏腑气血阴阳的亏虚，日久不复而成为虚劳。结合临床所见，引起虚劳的病因病机主要有以下五个方面。

（一）禀赋薄弱

因虚致病，多种虚劳证候的形成，都与禀赋薄弱，体质不强密切相关。先天不足、禀赋薄弱之体，罹患本病后，久病不复，使脏腑气血阴阳亏虚日甚，而成为虚劳。

（二）烦劳过度

罹患本病后，烦劳过度，因劳致虚，日久而成虚劳。对患本病消极忧郁思虑，积思不解，所欲未遂等劳神过度，易使心失所养，脾失健运，心脾损伤，气血亏虚，久则形成虚劳。或肾气不足，久病则形成虚劳。

（三）饮食不节

患病后饮食不节或病患晚期转移至消化系统、饥饱不调、嗜食偏食、营养不良等原因，导致脾胃损伤，不能化生水谷精微，气血来源不充，脏腑经络失于濡养，形成虚劳。

（四）大病久病

本病日久，邪气过盛，脏气损伤，正气短时难以恢复，日久而成虚劳。

（五）误治失治

损耗精气，由于辨证诊断有误，或患者放弃治疗，以致精气损伤，延误疾病的治疗，使阴精或阳气受损难复，从而导致虚劳。在现今的临床实践中，化疗药物或放疗治疗后，使阴精及气血受损，而形成虚劳。

以上各种病因，或是因虚致病，因病成劳，或因病致虚，久虚不复成劳，而其病性，主要为气、血、阴、阳的虚损。病损部位主要在五脏，尤以脾肾两脏更为重要。引起虚损的病因，往往首先导致某一脏气、血、阴、阳的亏损，而由于五脏相关，气血同源，阴阳互根，所以在虚劳的病变过程中常互相影响，一脏受病，累及他脏，气虚不能生血，血虚无以生气；气虚者，日久阳也渐衰；血虚者，日久阴也不足；阳损日久，累及于阴；阴虚日久，累及于阳，以致病势日渐发展，而病情趋于复杂。

三、明确辨证要点

（一）辨五脏气血阴阳亏虚不同

虚劳的证候虽多，但总不离乎五脏，而五脏之辨，又不外乎气血阴阳。故对虚劳的辨证应以气、血、阴、阳为纲，五脏虚候为目。一般来说，病情单纯者，病变比较局限，容易辨清其气、血、阴、阳亏虚的属性和病及脏腑的所在。但由于气血同源、阴阳互根、五脏相关，所以各种原因所致的虚损往往互相影响，由一虚渐致两虚，由一脏而累及他脏，使病情趋于复杂和严重，辨证时应加注意。

（二）辨兼夹病证有无

虚劳一般均有较长的病程，辨证施治时还应注意有无兼夹病证，尤其应注意下述三种情况：

（1）因病致虚、久虚不复者，应辨明原有疾病是否还继续恶化。如因瘀结致虚者，原发疾病是否已经控制。

（2）有无因虚致实的表现：如因气虚运血无力，形成瘀血；脾气虚不能运化水湿，以致水湿内停等。

（3）是否兼夹外邪：虚劳之人由于卫外不固，易感外邪为患，且感邪之后不易恢复；治疗用药也与常人感邪有所不同。

四、确立治疗方略

在应用补益这个基本原则治疗虚劳的时候，应注意以下三点：①重视补益脾肾在治疗虚劳中的作用。以脾胃为后天之本、气血生化之源，脾胃健运，五脏六腑、四肢百骸方能得以滋养。肾为先天之本，育元阴元阳，为生命的本元。重视补益脾肾，先后天之本不败，则能促进各脏虚损的恢复。②对于虚中夹实及兼感外邪者，当补中有泻，扶正祛邪。从辨证的关系看，祛邪亦可起到固护正气的作用，防止因邪恋而进一步损伤正气。③虚劳的病程较长，影响的因素较多，要将药物治疗与饮食调养及生活调摄密切结合起来，方能收到更好的治疗效果。

五、辨证论治

（一）气虚证

1. 肺气虚证

（1）抓主症：腹部包块或肺部包块转移，短气自汗，声音低怯，时寒时热。

（2）察次症：平素易感冒，面白。

（3）审舌脉：舌质淡，脉弱。

（4）择治法：补益肺气。

（5）选方用药思路：素禀体虚，患本病日久转移，损伤肺气而发本证。应用补肺汤（《永类钤方》）。本方具有补益肺肾、敛肺肃肺的功效。方中以人参、黄芪益气补肺；熟地黄、五味子益肾敛肺；紫菀、桑白皮肃肺止咳。

（6）据兼症化裁：若无咳嗽者，可去桑白皮、紫菀。自汗较多者，加牡蛎、麻黄根固表敛汗。若气阴两虚而兼见潮热、盗汗者，加鳖甲、地骨皮、秦艽等养阴清热。

2. 心气虚证

（1）抓主症：罹患本病日久，心悸，气短，劳则尤甚，神疲体倦。

（2）察次症：自汗。

（3）审舌脉：舌质淡，脉弱。

（4）择治法：益气养心。

（5）选方用药思路：本证久病气血亏虚、心失所养而出现心悸、气短、自汗、神疲、不寐等症。选用七福饮（《景岳全书》）。本方具有益气补血、养心宁神的功效。本方系由五福饮加酸枣仁、远志而成。方中以人参、白术、炙甘草益气养心；熟地黄、当归滋补阴血；酸枣仁、远志宁心安神。

（6）据兼症化裁：若自汗多者，可加黄芪、五味子益气固摄；饮食少思，加砂仁、茯苓开胃健脾。

3. 脾气虚证

（1）抓主症：久病后，饮食减少，食后胃脘不舒，倦怠乏力，大便溏薄。

（2）察次症：面色萎黄。

（3）审舌脉：舌淡苔薄，脉弱。

（4）择治法：健脾益气。

（5）选方用药思路：本证久病伤及脾胃，或病情恶化，肿物转移至脾胃等消化系统。应用加味四君子汤（《仁斋直指方论》）。本方具有益气健脾除湿的功效。以人参、黄芪、白术、甘草益气健脾；茯苓、扁豆健脾除湿。

（6）据兼症化裁：若胃失和降而兼见胃脘胀满，嗳气呕吐者，加陈皮、半夏和胃理气降逆。食积停滞而见脘闷腹胀，嗳气酸腐，苔腻者，加神曲、麦芽、山楂、鸡内金消食健胃。气虚及阳，脾阳渐虚而兼见腹痛即泻、手足欠温者，加肉桂、炮姜温中散寒。

4. 肾气虚证

（1）抓主症：久病神疲乏力，腰膝酸软，小便频数而清。

（2）察次症：白带清稀。

（3）审舌脉：舌质淡，脉弱。

（4）择治法：益气补肾。

（5）选方用药思路：肾为先天之本，患者久病伤及肾脏而出现本证。应用大补元煎（《景岳全书》）。本方具有益气补肾、生精养血的功效。方中以人参、山药、炙甘草益气固肾；杜仲、山茱萸温补肾气；熟地黄、枸杞子、当归补养精血。

（6）据兼症化裁：若神疲乏力甚者，加黄芪益气。尿频较甚及小便失禁者，加菟丝子、五味子、益智仁补肾固摄。脾失健运而兼见大便溏薄者，去熟地黄、当归，加肉豆蔻、补骨脂温补固涩。

（二）血虚证

1. 心血虚证

（1）抓主症：久病心悸怔忡，健忘，失眠，多梦。

（2）察次症：面色不华。

（3）审舌脉：舌质淡，脉细或结代。

（4）择治法：养血宁心。

（5）选方用药思路：本病日久，情绪低落，耗伤心血。应用养心汤（《仁斋直指方论》）。本方具有益气生血、养血宁心的功效。方中以人参、黄芪、茯苓、五味子、甘草益气生血；当归、川芎、柏子仁、酸枣仁、远志养血宁心；肉桂、半夏曲温中健脾，以助气血之生化。

（6）据兼症化裁：若失眠、多梦较甚，可加合欢花、夜交藤养心安神。

2. 脾血虚证

（1）抓主症：久病体倦乏力，纳差食少，心悸气短，健忘，失眠。

（2）察次症：面色萎黄。

（3）审舌脉：舌质淡，苔薄白，脉细缓。

（4）择治法：补脾养血。

（5）选方用药思路：脾为后天之本，本病迁延日久，患者忧思多虑，或原发病恶化转移至脾胃系统，后天水谷精微摄入不足，脾虚不统血，心血不足而致本证。应用归脾汤（《正体类要》）。方中以参、芪、术、草、姜、枣甘温补脾益气；当归补血；茯神、酸枣仁、龙眼肉、远志养心安神；木香理气醒脾。本方为补脾与养心并进，益气与养血相融之剂，为治脾血虚及心血虚的常用方剂。

（6）据兼症化裁：若便溏者，可加肉豆蔻、赤石脂。

3. 肝血虚证

（1）抓主症：久病头晕，目眩，胁痛，肢体麻木，筋脉拘急，或筋惕肉眲。

（2）察次症：面色不华。

（3）审舌脉：舌质淡，脉弦细或细涩。

（4）择治法：补血养肝。

（5）选方用药思路：肝藏血，久病耗伤气血，肝藏之血虚衰。应用四物汤（《太平惠民和剂局方》）。本方具有养血调血，补而不滞的功效。方中以熟地黄、当归补血养肝；芍药、川芎和营调血。

（6）据兼症化裁：若血虚甚者，加制首乌、枸杞子、鸡血藤增强补血养肝的作用。胁痛，加丝瓜络、郁金、香附理气通络。目失所养，视物模糊，加楮实子、枸杞子、决明子养肝明目。

（三）阴虚证

1. 肺阴虚证

（1）抓主症：久病迁延或病情加重转移至肺脏，干咳，咽燥，甚或失声，咯血，潮热，盗汗。

（2）察次症：面色潮红。

（3）审舌脉：舌红少津，脉细数。

（4）择治法：养阴润肺。

（5）选方用药思路：久病耗伤阴津，阴虚内热，虚热熏蒸肺脏而发本证。应用沙参麦冬汤（《温病条辨》）。本方有滋养肺阴、清热润燥的功效。方中以沙参、麦冬、玉竹滋养肺阴；天花粉、桑叶、甘草清热润燥。

（6）据兼症化裁：若咳嗽甚者，加百部、款冬花肃肺止咳。咯血者，加白及、仙鹤草、小蓟凉血止血。潮热者，加地骨皮、银柴胡、秦艽、鳖甲养阴清热。盗汗者，加牡蛎、浮小麦固表敛汗。

2. 心阴虚证

（1）抓主症：久病心悸，失眠，烦躁，潮热，盗汗。

（2）察次症：口舌生疮，面色潮红。

（3）审舌脉：舌红少津，脉细数。

（4）择治法：滋阴养心。

（5）选方用药思路：患病日久，忧思劳心，耗伤心血，阴津亏虚。应用天王补心丹（《校注妇人良方》)。本方为滋阴养心的常用方剂。方中以生地黄、玄参、麦冬、天冬养阴清热；人参、茯苓、五味子、当归益气养血；丹参、柏子仁、酸枣仁、远志、朱砂养心安神。

（6）据兼症化裁：若火热偏盛而见烦躁不安，口舌生疮者，去当归、远志之辛温，加黄连、木通、淡竹叶清心泄火，导热下行。潮热者，加地骨皮、银柴胡、秦艽清退虚热。盗汗者，加牡蛎、浮小麦固表敛汗。

3. 脾胃阴虚证

（1）抓主症：久病口干唇燥，不思饮食，大便燥结，甚则干呕，呃逆。

（2）察次症：面色潮红。

（3）审舌脉：舌干，苔少或无苔，脉细数。

（4）择治法：养阴和胃。

（5）选方用药思路：脾为先天之本，久病脾胃虚弱，不思饮食，日久耗伤脾胃阴津而发本证。应用益胃汤（《温病条辨》）。本方具有滋阴益胃的功效，方中以沙参、麦冬、生地黄、玉竹滋阴养液；冰糖养胃和中。

（6）据兼症化裁：若口干唇燥甚者，为津亏较甚，加石斛、天花粉滋养胃阴。不思饮食甚者，加麦芽、扁豆、山药益胃健脾。呃逆者，加刀豆、柿蒂、竹茹滋养胃气，降逆止呃。大便干结者，将原方之冰糖改用蜂蜜，以收润肠通便之效。

4. 肝阴虚证

（1）抓主症：久病头痛，眩晕，耳鸣，目干畏光，视物不明，急躁易怒。

（2）察次症：肢体麻木，筋惕肉瞤，面潮红。

（3）审舌脉：舌干红，脉弦细数。

（4）择治法：滋养肝阴。

（5）选方用药思路：本病日久，耗伤阴津，而致肝阴虚，或情志不遂，阴虚火旺，应用补肝汤（《医学六要》）。本方具有养血柔肝，滋养肝阴的功效，方中以地黄、当归、芍药、川芎养血柔肝；木瓜、甘草酸甘化阴；麦冬、酸枣仁滋养肝阴。

（6）据兼症化裁：若头痛、眩晕、耳鸣较甚，或筋惕肉瞤，为风阳内盛，加石决明、菊花、钩藤、刺蒺藜平肝熄风潜阳。目干涩畏光，或视物不明者，加枸杞子、女贞子、草决明养肝明目。急躁易怒，尿赤便秘，舌红脉数者，为肝火亢盛，加龙胆草、黄芩、栀子清肝泻火。

5. 肾阴虚证

（1）抓主症：久病腰酸，遗精，两足痿弱，眩晕，耳鸣，甚则耳聋。

（2）察次症：口干，咽痛，颧红。

（3）审舌脉：舌红，少津，脉沉细。

（4）择治法：滋补肾阴。

（5）选方用药思路：本证为久病耗伤阴津，累及肾脏，而致肾阴虚损。应用左归丸（《景岳全书》）。本方具有较强的滋补肾阴作用。方中以熟地黄、龟板胶、枸杞子、山药、菟丝子、牛膝滋补肾阴；山茱萸、鹿角胶温补肾气，助阳生阴。

（6）据兼症化裁：若遗精者，加牡蛎、金樱子、芡实、莲须固肾涩精。潮热、口干、咽痛、脉数为阴虚而火旺，去鹿角胶、山茱萸，加知母、黄柏、地骨皮滋阴泻火。

（四）阳虚证

1. 心阳虚证

（1）抓主症：久病心悸，自汗，神倦嗜卧，心胸憋闷疼痛。

（2）察次症：形寒肢冷，面色苍白。

（3）审舌脉：舌质淡或紫暗，脉细弱或沉迟。

（4）择治法：益气温阳。

（5）选方用药思路：久病阳气耗伤，心阳虚衰，而发本证。应用保元汤（《博爱心鉴》）。方中以人参、黄芪益气扶正；肉桂、甘草、生姜温通阳气，共奏益气温阳之效。

（6）据兼症化裁：若心胸疼痛者，酌加郁金、川芎、丹参、三七活血定痛。形寒肢冷，为阳虚较甚，酌加附子、巴戟天、仙茅、淫羊藿、鹿茸温补阳气。

2. 脾阳虚证

（1）抓主症：久病面色萎黄，食少，形寒，神倦乏力，少气懒言。

（2）察次症：大便溏薄，肠鸣腹痛，每因受寒或饮食不慎而加剧。

（3）审舌脉：舌质淡，苔白，脉弱。

（4）择治法：温中健脾。

（5）选方用药思路：脾为后天之本，久病耗伤阳气，虚寒困脾，而发本证。应用附子理中汤（《三因极一病证方论》）。本方具有益气健脾，温中祛寒之功效。方中以党参、白术、甘草益气健脾；附子、干姜温中祛寒。

（6）据兼症化裁：若腹中冷痛较甚，为寒凝气滞，可加高良姜、香附或丁香、吴茱萸温中散寒，理气止痛。食后腹胀及呕逆者，为胃寒气逆，加砂仁、半夏、陈皮温中和胃降逆。腹泻较甚者，为阳虚甚，加肉豆蔻、补骨脂、薏苡仁温补脾肾，涩肠除湿止泻。

3. 肾阳虚证

（1）抓主症：久病腰背酸痛，多尿或不禁，面色苍白，畏寒肢冷。

（2）察次症：下利清谷或五更腹泻。

（3）审舌脉：舌质淡胖，有齿痕，苔白，脉沉迟。

（4）择治法：温补肾阳。

（5）选方用药思路：肾为先天之本，久病伤阳，伤及肾脏，而为本证。应用右归丸（《景岳全书》）。本方具有温补肾阳，兼养精血的作用，为治肾阳虚衰的常用方剂。方中以附子、肉桂温补肾阳；杜仲、山茱萸、菟丝子、鹿角胶温补肾气；熟地黄、山药、枸杞子、当归补益精血，滋阴以助阳。

（6）据兼症化裁：若遗精，加金樱子、桑螵蛸、莲须，或金锁固精丸以收涩固精。脾虚以致下利清谷者，减去熟地黄、当归等滋腻滑润之品，加党参、白术、薏苡仁益气健脾，渗湿止泻。命门火衰以致五更泄泻者，合四神丸温脾暖肾，固肠止泻。阳虚水泛以致浮肿、尿少者，加茯苓、泽泻、车前子，或合五苓散利水消肿。肾不纳气而见喘促、短气，动则更甚者，加补骨脂、五味子、蛤蚧补肾纳气。

六、中成药选用

（1）补中益气丸：适用于气虚证。水蜜丸，每次8～10粒，每日3次。

（2）当归补血丸：适用于血虚证。大蜜丸，每次1丸，每日2次。

（3）十全大补丸：适用于气血两虚证。水蜜丸，每次30粒（6g）；大蜜丸每次1丸，每日2次。

（4）六味地黄丸：适用于肾阴虚证。大蜜丸，每次1丸，每日2次。

（5）济生肾气丸：适用于肾阳虚证。大蜜丸，每次1丸，每日2～3次。

七、单方验方

（1）左归丸（张介宾《景岳全书》）加减：熟地黄20g，枸杞子、麦冬、山药各15g，龟板胶20g，山茱萸、菟丝子、鹿角胶各12g，水煎服。适用于肾阴虚证。

（2）右归丸（张介宾《景岳全书》）加减：熟附子12g，肉桂6g，杜仲、山茱萸、菟丝子、熟地黄、山药、枸杞子、当归、巴戟天、黄芪各15g，鹿角胶12g，水煎服。适用于肾阳虚证。

（3）补中益气汤（李杲《脾胃论》）加减：黄芪30g，党参30g，白术20g，当归20g，陈皮10g，升麻10g，柴胡10g，茯苓15g，炙甘草6g，水煎服。适用于气虚证。

八、中医特色技术

针灸：选用大椎、关元、气海、足三里、三阴交等穴位，用补法针刺或艾灸（阴虚慎灸），能起到扶助正气，促进气血阴阳恢复的作用。同时，还可根据五脏虚证的不同，加选五脏的背俞穴（肺俞、心俞、肝俞、脾俞、肾俞）治疗。每日1～2次，每次留针20～30分钟。

九、预防调护

虚劳的病程一般都比较长，做好护理对促进虚劳的好转、治愈意义十分重大。首先要注意饮食的补益作用，进食富于营养而又易于消化的食物，以保证气血的化生。阳虚患者忌食寒凉，宜温补类食物，阴虚患者忌食燥热，宜淡薄滋润类食物。要安慰和鼓励患者，使其保持乐观情绪，增强治愈疾病的信心。注意生活起居，除病重需卧床者外，可做力所胜任的散步或其他适当活动，以促进食欲及体力的恢复。要注意冷暖，预防感冒。

十、各家发挥

韩延华认为恶性葡萄胎虽具有恶性肿瘤的特点，但治疗效果及预后均较绒癌为好，在中医学中多属于"鬼胎""癥瘕"等范畴。西医治疗本病，为了更好地控制症状及预防疾病复发，多采用连续性周期化疗的办法。一般应用大量的激素，多数患者症状能够得到较好的控制，但是大剂量长疗程的激素及免疫抑制剂的应用，势必会产生多种不良反应，主要表现为胃肠道反应、骨髓抑制、性腺抑制、出血性膀胱炎或肿瘤等。韩延华采用中药控制患者 hCG 的变化，经过将近 3 个月的治疗，化验指标达到正常水平，且至今仍未复发，说明应用中医药治疗化疗术后患者化验指标的异常是较好的选择。在临床上，韩延华将癥瘕分为气滞、血瘀、痰湿及毒热四个证型，其中以前三者居多。对于出现小腹有包块，积块不坚，推之可移，时聚时散，或上或下，痛无定处等气滞症状为主者，多加用木香、枳壳、川楝子等疏肝理气散结之品；对于包块坚硬，固定不移，疼痛拒按者，则酌情加入赤芍、桃仁等活血散结消癥之品；而对偏于出现包块时而疼痛，带下量多，胸脘痞闷者，则偏于合用半夏、橘皮、茯苓等除湿化痰、散结消癥之药物，临床疗效甚佳。若出现恶性肿瘤后期偏于气虚者，酌加人参、黄芪；偏于肾虚者，酌加补肾药。

（赵　颜）

第八章 子宫内膜异位症及子宫腺肌病

第一节 子宫内膜异位症

当具有生长功能的子宫内膜组织出现在子宫腔被覆黏膜以外的身体其他部位时称子宫内膜异位症（endometriosis）。异位内膜可侵犯全身任何部位，但绝大多数位于盆腔脏器和腹膜，以卵巢、宫骶韧带最常见，其次为子宫及其他脏腹膜、阴道直肠膈等部位，故有"盆腔子宫内膜异位症"之称。

根据其主要表现，可从"石瘕""血瘕""逆经痛"等文献记载中找到一些相关内容。

一、临床诊断要点与鉴别诊断

（一）诊断标准

1. 病史

重点询问痛经和疼痛时间、部位、程度、持续时间、缓解情况，询问月经史、孕产史、家族史、手术史。注意与月经和剖宫产、人工流产术、输卵管通液术等手术的关系。

2. 症状

本病症状因人而异，且可因病变部位不同而出现不同症状。约20%的患者无明显不适。

（1）痛经和持续下腹痛：继发性痛经是子宫内膜异位症的典型症状，且多随局部病变加重而逐年加剧。疼痛多位于下腹部及腰骶部，可放射至阴道、会阴、肛门或大腿，常于月经来潮前1～2日开始，经期第一日最剧，以后逐渐减轻，至月经干净时消失。疼痛的程度与病灶大小并不一定成正比。病变严重者如较大的卵巢子宫内膜异位囊肿可能疼痛较轻，而散在的盆腔腹膜小结节病灶反可导致剧烈痛经。偶有周期性腹痛出现稍晚而与月经不同步者。少数晚期患者自诉长期下腹痛，至经期更剧。

（2）月经失调：15%～30%的患者有经量增多、经期延长或经前点滴出血。月经失调可能与卵巢无排卵、黄体功能不足或同时合并有子宫腺肌病或子宫肌瘤有关。

（3）不孕：正常妇女不孕率约为15%，内膜异位症患者可高达40%。

（4）性交痛：因直肠子宫陷凹有异位病灶或因局部粘连使子宫后倾固定，性交时引起疼痛，一般表现为深部性交痛，月经来潮前性交痛最明显。发生率约为30%。

（5）其他特殊症状：盆腔外任何部位有异位内膜种植生长时均可在局部出现周期性疼痛、出血或经期肿块明显增大，月经过后又缩小。肠道子宫内膜异位症可出现腹痛、腹泻、便秘或周期性便血，严重者可因肿块压迫肠腔而出现肠梗阻症状；膀胱子宫内膜异位症患者可在经期出现尿频和尿痛，但多被痛经症状掩盖而被忽视；异位病灶侵犯和（或）压迫输尿管时，引起输尿管狭窄、阻塞，出现腰痛和血尿，甚至形成肾盂积水和继发性肾萎缩；手术瘢痕子宫内膜异位症结节经期包块增大，疼痛加剧。

3. 体征

除巨大的卵巢子宫内膜异位囊肿可在腹部扪及囊块，以及囊肿破裂时可出现腹膜刺激征外，一般腹部检查均无明显异常。典型的盆腔子宫内膜异位症在盆腔检查时，可发现子宫多后倾固定，直肠子宫陷凹、宫骶韧带或子宫后壁下段等部位扪及触痛性结节。在子宫的一侧或双侧附件处扪及与子宫相连的囊性偏实不活动包块，往往有轻压痛。若病变累及直肠阴道隔，可在阴道后穹隆部扪及甚至可看到隆起的紫蓝色斑点、小结节或包块。

4. 检查

（1）妇科检查：双合诊检查时可发现子宫后倾，活动受限或固定，直肠子宫陷凹、宫骶韧带或子宫后壁下方可触及触痛性结节。卵巢子宫内膜异位症患者，一侧或双侧附件触及与子宫或周围组织粘连的囊实性包块，活动度差，轻压痛。

（2）腹腔镜检查：是目前国际上公认的最佳诊断方法，除了阴道或其他部位的直视可见的病灶外，腹腔镜检查是确诊盆腔子宫内膜异位症的标准方法。在腹腔镜下，看到大体病理所述的典型病灶或对可疑病变进行组织病理检查即可诊断。术中所见是临床分期的重要依据。对可疑子宫内膜异位症造成的不孕和慢性盆腔疼痛，妇科检查有触痛结节，而 B 型超声等影像学检查又无阳性发现的病例，有症状特别是 CA125 浓度升高者，有条件的应将腹腔镜作为首选的确诊方法。

（3）影像学检查：MRI、B 型超声检查是诊断卵巢异位囊肿和膀胱、直肠子宫内膜异位症的重要方法，可确定卵巢子宫内膜异位囊肿的位置、大小和形状，偶能发现盆腔检查时未能扪及的包块。可显示卵巢子宫内膜异位囊肿呈圆形或椭圆形，壁较厚且粗糙不平，与周围脏器特别是与子宫粘连较紧，囊内有细小的絮状光点。

（4）血清 CA125 值测定：血清 CA125 浓度可能升高，重症高于 I 、II 期患者，但一般轻度升高，多低于 100IU/L。在诊断早期子宫内膜异位症时，腹腔液 CA125 值较血清 CA125 更有意义。血清 CA125 水平用于监测子宫内膜异位症治疗效果和复发较诊断更有临床价值，治疗有效时 CA125 值降低，复发时又增高。CA125 因与多种疾病存在交叉阳性反应，不能单独用于诊断和鉴别诊断。

（5）抗子宫内膜抗体：是子宫内膜异位症的标志抗体，其靶抗原是内膜腺体细胞中一种孕激素依赖性糖蛋白，特异性为 90%～100%。患者血液中检测出该抗体，表明体内有异位内膜刺激及免疫内环境改变，但敏感性不高。

（二）鉴别诊断

1. 卵巢恶性囊肿

卵巢恶性囊肿早期无症状，有症状时多呈持续性腹痛、腹胀，病情发展快，一般情况差。除查有盆腔包块外，多伴有腹水。B 型超声图像显示包块为混合性或实性，彩色多普勒超声多提示肿瘤内部血运丰富，血流阻力指数＜0.45，血清 CA125 值多显著升高，多＞100IU/ml。

腹腔镜检查或剖腹探查可鉴别。

2. 盆腔炎性包块

盆腔炎性包块多有急性或反复发作的盆腔感染史，疼痛无周期性，平时亦有下腹部隐痛，可伴发热和白细胞增高等，抗感染治疗有效。

3. 原发性痛经

原发性痛经在青春期多见，常在初潮后 1～2 年内发病；疼痛多自月经来潮后开始，最早出现在经行前 12 小时，以行经第一日疼痛最剧烈，持续 2～3 日后缓解，疼痛常呈痉挛性，通常位于下腹部耻骨上，可放射至腰骶部和大腿内侧，但妇科检查无异常发现。

二、审析病因病机

（一）气滞所致

育龄期妇女，容易情志内伤，肝气郁结，气机阻滞，气滞则血瘀，瘀血停留胞宫、胞脉，经行之际，血不下行，"不通则痛"，故可致子宫内膜异位症的发生。

（二）气虚所致

妇女先天不足，或脾胃素弱，生化乏源，或多产堕胎，耗伤气血，气虚则无力运血，冲任气血运行迟滞则致血瘀发生，瘀血内停，气血不畅而冲任、胞脉失于滋养，子宫内膜异位症中常可见月经失调，经来量少，经行不畅，经净后小腹持续坠痛。

（三）寒湿所致

妇女若在经期淋雨、感寒，或过食生冷等，感受寒湿之邪，则寒湿邪气直入冲任、胞脉，寒主收引，湿阻气机，则致血瘀。瘀血停留冲任、胞脉及胞宫，离经之血流通受阻，不通则痛而出现痛经。

（四）湿热所致

若患者素有湿热内蕴，或经期、产后感受湿热之邪，稽留于冲任，蕴结于胞中，湿热与经血相搏结，阻滞于经脉则形成湿热瘀结，出现类似盆腔炎的症状：少腹经常疼痛，带下量多色黄，性生活时腹痛加剧，肛门坠胀不舒，妇科检查盆腔中有包块或痛性结节。

（五）痰瘀所致

外感湿邪，水湿停聚冲任胞脉、胞宫，或肝旺克脾，痰浊内生，与离经之血相搏，痰瘀互结，故而瘕积聚久不消散，腹痛加剧，月经失调且不孕。

（六）肾虚所致

肾主月经和生殖，由于异位的子宫内膜受卵巢激素周期性变化的影响，表现的病变以月经病、不孕为主，因此肾虚是常见病因；再加之异位病灶多在胞脉、子宫、下焦，病程日久，更伤及肾，出现肾虚血瘀之腰膝酸软、痛经、月经不调、癥瘕、不孕等本虚标实之证。

（七）手术所致

包括堕胎、小产、人工流产、上（取）节育环、剖宫产等手术，均可直接损伤子宫胞脉，余血内流，离经之血蓄于胞中而留瘀，瘀血不去，新血难安，血不归经，或瘀伤脉络，络伤血溢，导致月经先期、月经过多、经期延长，甚至崩漏等症。瘀血留结于下腹，阻滞冲任胞脉，形成癥瘕则产卵困难，排卵、运卵不畅，阻碍两精相合而致不孕。

本病病机主要为瘀血阻滞，寒凝、热郁、气滞、湿聚、痰阻、气虚、肾亏、手术等，均可导致瘀血阻滞，子宫内膜异位症病位多在下焦，涉及脏腑多见肾、肝、脾，病变本质则多本虚标实。

三、明确辨证要点

（一）辨虚实

胀甚于痛者多为气滞疼痛，多为实证，隐痛多为虚痛。疼痛拒按者，多为实证；痛经时喜揉喜按者多为虚证，临证需仔细区分辨别。

（二）辨寒热

平素为阳虚体质，或久病伤及阳气，导致阴寒生于内，或经期、生产时受寒、淋雨、涉水、游泳，或贪食生冷，或居处潮湿，寒邪、湿邪入侵，损伤机体的阳气，寒气在体内流窜，凝滞胞脉，导致胞脉气血凝滞阻塞，不通则痛，从而引起痛经，多属寒；血瘀且病程较长，易瘀久化热，或长时间气郁，五志化火，或热邪入侵，热灼血脉，瘀热蕴藏于体内，热瘀相互纠结，蕴结于下焦，多属寒。

一般痛在经前多属实，痛在经后多属虚。本病以实证居多，虚证较少，也有虚实夹杂者，临证需仔细区分辨别。

四、确立治疗方略

依据"瘀血"是产生子宫内膜异位症症状和体征的关键，以"化瘀行气，止痛通络，消癥散结"为根本治则，再根据患者的不同年龄、病情、病程等，在中医传统理论，辨证论治原则指导下，配以兼治。

五、辨证论治

1. 气滞血瘀证

（1）抓主症：精神佳，面色有华，经前下腹胀痛，经行痛剧，痛引腰骶，痛甚晕厥。

（2）察次症：腹痛拒按，月经量中或偏多，质稠，色暗红，经行不畅，夹有血块，块下痛减，肛门坠胀。经前乳房胀痛，胸闷不舒，性交疼痛。平素性情急躁或心烦易怒或忧郁悲观。

（3）审舌脉：舌紫暗、边尖有瘀斑，苔薄白，脉弦。

（4）择治法：活血化瘀，疏肝理气。

（5）选方用药思路：本证为气滞血瘀，不通则痛，应用金铃子散（《太平圣惠方》）和四逆散（《伤寒论》）合方加减。方中白芍柔肝敛阴，养血止痛；川楝子、延胡索活血止痛；柴胡升发阳气；枳实、赤芍活血行气。全方有活血化瘀，疏肝理气之效。

（6）据兼症化裁：若口苦、苔黄甚者，加黄芩、牡丹皮、栀子等；盆腔包块较大者，加血竭等。

2. 寒凝血瘀证

（1）抓主症：经前下腹冷痛，经行疼痛加剧。

（2）察次症：得温痛减，月经推迟、量少、色暗或夹血块，形寒肢冷，带下量多、色白，大便稀。

（3）审舌脉：舌暗红或边尖有瘀斑点，苔薄白或腻，脉弦或沉紧。

（4）择治法：温经散寒，活血止痛。

（5）选方用药思路：本证为寒邪凝滞于胞宫、冲任，气血运行受阻，应用少腹逐瘀汤（《医林改错》）加减。方中小茴香、肉桂、干姜味辛而性温热，入肝肾而归脾，理气活血，温通血脉；当归、赤芍入肝，行瘀活血；蒲黄、五灵脂、川芎、延胡索、没药入肝，活血理气，使气行则血活，气血活畅故能止痛。全方有温经散寒，活血止痛之效。

（6）据兼症化裁：若阳虚甚者，加炮附子、艾叶；手足厥逆者，加细辛；寒湿甚者，加苍术、茯苓；恶心呕吐者，加法半夏、吴茱萸、白芷。

3. 湿热血瘀证

（1）抓主症：经行腹痛加剧，月经先期，色暗红，质黏，或淋漓不断。伴腰骶酸痛，肛门坠胀感，月经量中，色深红，质黏稠，夹血块。

（2）察次症：低热，心烦易怒，口干不渴，大便不畅或干，带下量多，色黄。

（3）审舌脉：舌红，边尖可有瘀点，苔薄黄，脉滑。

（4）择治法：凉血活血，化瘀止痛，利湿通络。

（5）选方用药思路：本证为湿热之邪，盘踞冲任、胞宫，气血失畅，湿热与血热交结，应用清热调血汤（《古今医鉴》）加减。方中当归、川芎养血活血；白芍、生地黄养血敛阴；黄连清利湿热；桃仁、红花活血调经；延胡索、牡丹皮活血止痛等。全方有凉血活血、化瘀止痛、利湿通络之效。

（6）据兼症化裁：若经行质稠，量多夹块者，加贯众、生蒲黄清热化瘀止血；下腹疼痛，有灼热感，带下黄稠者，加黄柏、土茯苓清热除湿。

4. 肾虚血瘀证

（1）抓主症：精神疲倦，面色少华，经行下腹坠胀痛或隐痛，喜温喜按，痛引腰骶，痛甚晕厥。

（2）察次症：腰骶酸痛，肛门坠胀感，月经量中或多，质中或质稀，色暗红，夹血块，经行不畅，淋漓不断，或有经期延长，带下清稀，夜尿多。平素工作劳累，时有腰骶酸痛，不孕或孕后流产。

（3）审舌脉：舌淡暗，边有瘀点或瘀斑，舌底脉络迂曲，苔薄白，脉沉细。

（4）择治法：活血化瘀，补肾助孕。

（5）选方用药思路：本证为先天禀赋不足，肾虚失养，血瘀内滞，应用少腹逐瘀汤（《医林改错》）和二仙汤（《中医方剂临床手册》）合方加减。方中小茴香、肉桂、干姜味辛而性温热，入肝肾而归脾，理气活血，温通血脉；当归、赤芍入肝，行瘀活血；蒲黄、五灵脂、川芎、延胡索、没药入肝，活血理气，使气行则血活，气血活畅故能止痛；仙茅、淫羊藿、巴戟天温肾阳，补肾精；黄柏、知母泻肾火，滋肾阴；当归温润养血，调理冲任。全方有活血化瘀、补肾助孕之效。

（6）据兼症化裁：若经行痛甚者，可酌加白芍，行气活血化瘀，缓急止痛。

5. 气虚血瘀证

（1）抓主症：精神疲倦，面色暗淡，经行下腹坠胀痛或隐痛，喜温喜按。

（2）察次症：伴腰骶酸痛，肛门坠胀感，经行头晕头痛，月经量中或多，色暗红，夹血块，带下量多，色白，质清稀。平素容易感冒，工作劳累，或有多思多虑。

（3）审舌脉：舌淡暗，边有齿印，瘀点或瘀斑，舌底脉络迂曲，苔薄白，脉沉细。

（4）择治法：益气升阳，活血化瘀。

（5）选方用药思路：本证为气虚冲任不固，经血失于制约，应用血府逐瘀汤（《医林改错》）和补中益气汤（《脾胃论》）合方加减。方中桃仁破血行滞而润燥，红花活血祛瘀以止痛，共为君药。赤芍、川芎助君药活血祛瘀；牛膝活血通经，祛瘀止痛，引血下行，共为臣药。生地黄、当归养血益阴，清热活血；桔梗、枳壳，一升一降，调节中焦气机；柴胡疏肝解郁，升达清阳，与桔梗、枳壳同用，尤善理气行滞，使气行则血行，全方有益气升阳，活血化瘀之效。

（6）据兼症化裁：若偏血瘀者，加炒蒲黄、三棱；气血虚弱明显者，加鹿茸、紫河车。

6. 痰瘀互结证

（1）抓主症：下腹结块，婚久不孕，经前经期小腹掣痛，疼痛拒按。

（2）察次症：形体肥胖，头晕沉重，胸闷纳呆，呕恶痰多。

（3）审舌脉：舌暗，或舌边尖有瘀斑、瘀点，苔白滑或白腻，脉细。

（4）择治法：活血祛瘀，豁痰，软坚散结。

（5）选方用药思路：本证为痰瘀结于下腹，气血运行不畅，冲任阻滞，应用桂枝茯苓丸（《金匮要略》）和橘核丸（《济生方》）合方加减。方中桂枝温经散寒，活血通络；茯苓益气养心，能利腰脐间血；牡丹皮、桃仁、芍药活血化瘀，芍药并能养血和营。全方有活血祛瘀，豁痰，软坚散结之效。

（6）据兼症化裁：若少腹胀者，加麦芽、神曲、鸡内金；体胖痰多者，加大腹皮、车前子、胆南星。

六、中成药选用

（1）田七痛经胶囊：适用于寒凝气滞血瘀型。经期或经前5日服用，每次3～5粒，每日3次；经后可继续服用，每次3～5粒，每日2～3次。

（2）金佛止痛丸：适用于气滞血瘀型。每次5～10g，每日2～3次。

（3）妇科养神丸：适用于血虚气滞血瘀型。口服，每次3～5丸，每日2次。

（4）桂枝茯苓胶囊：适用于妇人素有癥块，血瘀型子宫内膜异位症。每次4g，每日1～2次。

（5）麒麟丸：适用于肾虚精亏，血气不足型。每次6g，每日2～3次。

七、单方验方

（1）中药内异方：生大黄、桃仁、桂枝、三棱、莪术、夏枯草、鳖甲（子宫内膜异位症）。

（2）少腹逐瘀汤：小茴香、干姜、延胡索、没药、当归、川芎、官桂、赤芍、蒲黄、五灵脂（子宫内膜异位症寒湿凝滞证）。

（3）异位祛瘀方：三棱、莪术、水蛭、穿山甲、苏木、地鳖虫、路路通、夏枯草（子宫内膜异位症）。

（4）朱氏经验方：丹参、牡丹皮、赤芍、蒲黄、五灵脂、延胡索、桃仁、水蛭、夏枯草、红藤（子宫内膜异位症热郁血瘀证）。

（5）血竭散：血竭粉、蒲黄、莪术、三棱、川楝子、青皮、柴胡、生山楂、延胡索（子宫内膜异位症）。

（6）妇痛灵：血竭、三棱、莪术、穿山甲、鳖虫、皂角刺、海藻、昆布、薏苡仁、贝母（子宫内膜异位症痰湿血瘀证）。

（7）补肾益气活血化瘀方：巴戟天、淫羊藿、续断、菟丝子、党参、黄芪、牡丹皮、红花、生蒲黄、茜草、赤芍、香附（子宫内膜异位症肾虚血瘀证）。

（8）补肾祛瘀方：淫羊藿、仙茅、熟地黄、山药、香附、三棱、莪术、鸡血藤、丹参（子宫内膜异位症肾虚血瘀证）。

（9）桃核承气汤：桃仁、大黄、桂枝、甘草、芒硝（子宫内膜异位症热郁血瘀证）。

（10）秦小苏经验方：柴胡、川楝子、乌药、香附、炒当归、丹参、赤芍、川牛膝、桂枝、海藻、炙甲片、皂角刺、干漆、血竭、莪术（子宫内膜异位症气滞血瘀证）。

（11）戴氏经验方：柴胡、赤芍、牡丹皮、丹参、延胡索、川楝子、制香附、广木香、蒲黄、五灵脂、红藤、败酱、夏枯草、煅牡蛎（子宫内膜异位症热郁血瘀证）。

八、中医特色技术

（一）针灸治疗

（1）毫针：子宫内膜异位症属气滞血瘀证，主穴取气海、地机、太冲、合谷；若刺痛拒按者加用三阴交、血海；口苦咽干者加用行间，去太冲；伴胸胁胀满、情绪不畅者加用肝俞、期门。在手法上气海、三阴交、肝俞予平补平泻，其余穴位予泻法。属寒凝血瘀证者，主穴取关元、大赫、肾俞、次髎、三阴交；若症见经少色暗、痛经甚者，加用归来、公孙；在手法上关元、大赫、肾俞行补法，其余行泻法。每日1次，每次留针20~30分钟，10~15次为1个疗程。

（2）温针灸：取关元、中极、双侧天枢、足三里、三阴交、太冲，得气后点燃艾条插在针柄上，直到艾条燃尽。每日1次，15日为1个周期，停针2日，4个周期为1个疗程。

（3）耳针治疗："耳者，肾之官也"，女子以肾为本，耳与冲任二脉及肾脏关系密切，通过耳针治疗可调节脏腑经络、冲任二脉及胞宫的功能，改善全身血液循环，达到活血化瘀的治疗目的。一般主穴取盆腔过敏点、神门、脑点，气滞血瘀证者配肝、交感；寒凝血瘀证者配肾、肾上腺。在操作上予耳穴埋点，隔日1次，两耳交替使用，痛经甚者取毫针刺法，中等刺激，每日1次。

（4）药饼灸：在治疗子宫内膜异位症上一般作为辅助疗法起到增效作用。

（二）灌肠法

中药保留灌肠可采用活血化瘀、清热解毒中药复方，药用丹参、牡丹皮、败酱草、红藤、三棱、莪术、紫草根、白花蛇舌草、黄柏等，水提液，每次取 100ml，每日 1 次，经期停用。

（三）拔罐疗法

可取肾俞、命门、腰骶部及次髎穴，在操作上肾俞、命门留罐 10 分钟，腰骶部闪罐后，次髎穴留罐 10 分钟。

（四）阴道纳药

对于子宫内膜异位症患者有后穹隆结节或子宫直肠凹陷包块者，可采用阴道纳药治疗。将钟乳石、乳香、没药、血竭、三棱、莪术各等份压面过筛成粉末，消毒备用，每次取粉末 5～10g，纳入阴道后穹隆处再用有尾部的棉球填塞，24 小时后再取出，每 3 日 1 次，于经净后开始，1 个月经周期为 1 个疗程，一般连用 2～4 个疗程。

九、预防调护

（1）预防方面，积极治疗，严格遵医嘱用药，以免引起出血量增多，甚至重度贫血引起失血性休克等。痛经较重患者，生活起居要规律，注意劳逸结合，身体力行，寒温适宜。

（2）安抚患者，消除其恐惧和不安心理，增强其治疗的信心，使患者配合治疗。

（3）在调摄方面，加强饮食管理，给予易于消化而且营养丰富的食物，可以多食用牛奶、新鲜蔬菜、鱼类、肉类、禽蛋类等食物。忌食辛辣刺激之品；血瘀患者忌食生冷酸涩性食物。

十、各家发挥

王秀霞认为子宫内膜异位症多由产育过多，房事不节，经行产后余血未尽，即行房事，胞宫冲任受损，败精瘀血日久，或经期受寒，寒邪侵入胞中，或情志所伤，肝气郁滞，均可导致瘀血内阻。异位内膜脱落所出之血为离经之血，瘀血内阻胞中、胞脉、胞络而致血行不畅，不通则痛，故发为痛经。瘀血停滞，新血不能归经，冲任瘀阻，可致月经过多、不孕等。瘀积日久则结为癥瘕，因此瘀血是本病的主要病因，而血瘀的成因有寒凝、气滞、气虚，治法以活血化瘀为基础，故以琥珀散为主方。琥珀散出自《普济本事方》，具有活血化瘀、温经止痛之功效。临床上主要治疗血瘀引起的妇人腹痛、痛经、癥瘕。方中当归、熟地黄，养血活血调经；三棱、莪术、延胡索、牡丹皮、刘寄奴、乌药，行气活血，止痛散瘀，诸药共奏活血化瘀、理气止痛之功。本方之妙在于加入肉桂少许，入肾、脾、心、肝经，温通经脉以活血。总之，温经理气、活血祛瘀、止痛是本方之特点。

马宝璋认为子宫内膜异位症属中医"血瘀"的范畴，认为子宫内膜异位症的异位内膜实质为"离经之血"，瘀积日久而成癥积，基本病理以"血瘀"为主。其发病虽较复杂，但以正气虚弱、血气失调、痰瘀互结为关键，主要病机特点为"瘀、虚、痰"。本病的发生在于多次孕堕或宫腔操作，损伤了正气，使冲任、胞宫气血不调，导致气虚不摄、气虚血瘀，此为发病之本；胞宫功能受损，经血不循常道，变成离经之血，离经之血，或逆流于胞宫之外，血室正开，摄生不慎，外邪入侵胞宫，邪与血结，瘀于冲任胞宫，而发本病，积成血瘀，此为发病之因。瘀血内积日久，阻碍气机升降出入，影响津液运行输布，水液停聚而为痰，从而使痰瘀交着互结。且本病往往兼夹瘀毒，因内膜异位症常与盆腔及内生殖器各种炎症掺杂互见，炎症可加重内膜异位症及其临床表现，而内膜异位症能使周围组织发生局部脓肿、粘连，以致症状加重。

　　韩延华认为造成瘀血的成因有多种但以气滞为要，故气滞血瘀是本病的基本病因病机。韩延华认为气机失常是瘀血内停的中心环节，气机郁滞，瘀血内蓄，血运不畅则发为痛证；血瘀于内，新血不得归经，离经妄行则会引发出血，甚至冲任不调，不能摄精成孕；气郁血滞，津液不能布化，则凝聚成湿成痰。且重点强调子宫内膜异位症的疼痛，主要因气滞碍血，血行不畅，瘀血内结不通则痛或气滞血凝，气机不利，血运受阻，而成痛证。在此基础上确立了理气活血、化瘀止痛、软坚散结的治疗大法，并创立了治疗子宫内膜异位症的有效方剂——"内异止痛汤"。

　　侯丽辉认为本病是由于瘀血凝结胞宫，且瘀滞于经脉、脏腑所致。外受寒邪或者情志不畅造成气滞血瘀等均可造成瘀血，且瘀久化热。因本病的病理产物是血瘀，且缠绵难愈，使用一般活血药难以使之消散，故在治疗本病无论寒热均以抵当汤为主方。若因素体有痰湿，或气滞湿阻，湿热蕴结，则可兼见下焦湿热之象，治疗上以活血化瘀、清利湿热为主，方用抵当汤合八正散加减。若偏于下焦寒凝，则以活血化瘀、温经散寒为法，方用少腹逐瘀汤加减。

　　侯丽辉强调离经之血造成瘀血阻滞的原因是多方面的。瘀血形成后，又可成为致病因素，反作用于机体，由此致病情变化多端，故在临床上多表现虚实夹杂，或寒热并存，或气血俱伐，甚或多脏腑受累，纯粹单用活血化瘀药疗效往往不显著，且久服易伐机体之正气；同时还应注意到病久出血过多则耗气伤阴，气耗则摄血无权，阴伤内热则迫血妄行，三者互为因果，导致病情缠绵难愈甚则加重。所以侯丽辉虽以活血化瘀贯穿治疗的始终，但其强调应该辨清造成瘀血的病因，审证求因，血热、气虚、寒凝等均可导致瘀血的形成，适当加入辅佐的药物，分别采用如清热祛瘀、益气祛瘀、温通祛瘀法等法。对于病程较久，积块胶结难消者，侯丽辉加用虫类药物，取其搜剔入络之功，且中病即止，不可多用。

第二节　子宫腺肌病

　　子宫腺肌病（adenomyosis）是指子宫肌层内出现子宫内膜的腺体和间质，在激素的影响下发生出血、肌纤维结缔组织增生，形成的弥漫性病变或局限性病变，也可局部形成子宫腺肌瘤病灶。

　　子宫腺肌病属于"痛经""癥瘕"等范畴。

一、临床诊断要点与鉴别诊断

（一）诊断标准

1. 病史

注意月经史、孕产史，询问有无生殖器炎症和生殖器肿瘤病史，有无使用避孕药物、宫内节育器及输卵管结扎术史。痛经，进行性加剧，常为痉挛性，致使患者难以忍受；月经失调表现为月经量增多及经期延长，少数可有月经前、后点滴出血；妇科检查子宫增大呈球形，质地较硬，有压痛，有的表现为子宫表面不规则，呈结节样突起。月经期子宫可增大，质地变软，压痛明显。

2. 症状

患者常表现为渐进性痛经；经前或经后某一固定时间内下腹疼痛、腰骶不适进行性加剧；

周期性直肠刺激症状，进行性加剧；月经量多、经期延长。子宫均匀性或非均匀性增大，表面不规则或呈结节样突起，质硬而有压痛，经期压痛尤为明显；后穹隆、子宫骶骨韧带或子宫峡部触痛性结节；附件粘连；月经前后附件上述包块有明显变化（未用抗炎治疗）。

3. 检查

（1）妇科检查：检查见子宫呈均匀增大或有局限性结节隆起，质硬且有压痛，经期压痛更甚。无症状者有时与子宫肌瘤不易鉴别。

（2）实验室检查：子宫呈不同程度增大，多无形态变化；子宫内膜异位或显示不清；病灶多发生在后壁，表现为后壁增厚，呈稍强不等的粗颗粒状，间以大小不等的低回声区，呈蜂窝状、栅栏状改变，部分病例在瘤体内出现放射状细条浅淡声影；病灶无明显边界。子宫腺肌病病灶以后壁居多，肌壁常增厚，切面较硬，内见增粗的肌纤维带和微囊腔，腔内为陈旧性血液。局灶型子宫腺肌病的病灶呈局限性生长，局部平滑肌大量增生，呈肌瘤样结节，结节内可见内膜腺体和间质，类似肌壁间肌瘤，但无假包膜存在，与周围肌层无明显界限，称为子宫腺肌瘤。肌层内异位内膜组织呈岛状分布，较少出血形成囊肿。偶尔异位病灶在子宫或宫颈形成出血性囊肿。

（3）其他检查

1）B型超声表现：根据病灶的分布和回声特征，可以分为弥漫型、前/后壁型和局灶型。

2）血流频谱：子宫腺肌病病灶处的动脉性频谱与子宫动脉各级分支的频谱基本相同，阻力指数常＞0.05，偶尔在严重的腺肌病子宫内可记录到低阻力型动脉频谱，静脉性频谱较多见。

（二）鉴别诊断

1. 前或后壁型腺肌病与巨大子宫肌瘤鉴别

鉴别要点是仔细寻找病灶周围有无正常肌层。子宫肌瘤常在病灶周围扫查到正常肌层。

2. 子宫腺肌瘤与子宫肌瘤鉴别

鉴别关键是分辨病灶周围有无假包膜，肌瘤边界清楚，周围有假包膜反射，彩超显示假包膜上有环状血流信号。

3. 弥漫型子宫腺肌病与子宫肥大症鉴别

子宫肥大症病理特征为平滑肌细胞肥大，子宫纤维化，胶原纤维增生，肌层肥厚，子宫重量＞120g，超声表现为子宫均匀增大，肌层回声稍不均匀。当腺肌病较轻时，肌层也仅表现为稍不均，超声无特异性，鉴别时有困难。此时主要靠有无痛经病史来鉴别。

4. 子宫腺肌病合并感染时与子宫肉瘤鉴别

子宫腺肌病合并感染时病灶内血流丰富，而子宫肉瘤也表现为肌层内边界不清，病灶血流异常丰富，两者鉴别需结合病史、诊断性刮宫，必要时行超声引导穿刺活检辅助诊断。

二、审析病因病机

（一）肾虚血热

先天不足，或者后天损伤，大病、久病、房劳多产，肾阴不足，虚火内生，每逢排卵期阴阳转化之际，阴不维阳，阳气易亢，热灼冲任胞脉以致血脉瘀阻，不通则痛。

（二）气滞血瘀

素性抑郁，或怒伤肝，气滞血瘀，留结于下腹瘀阻冲任而发病。气滞血瘀证为子宫腺肌病最常见的证型。经期、产后余血未尽，外邪入侵，致使患者经血不循常道，离经之血蓄积胞宫而成瘀，瘀血又能阻碍气的运行，形成气滞血瘀，临床比较常见。

（三）寒凝血瘀

经期、产后感受寒邪，或过食生冷，寒客冲任与血相搏，气血凝滞不畅而发病。

（四）寒热错杂

病入厥阴，寒热错杂，气血不和，肝脾失调致发病。

（五）精血亏虚

先天不足，或者后天损伤，大病、久病、房劳多产，肾气虚损，肾阳不足，运行阻滞，肾阴不足，虚火内生，冲任俱虚，精血不足，经行之后，血海更虚，子宫冲任失养，经期、产后余血未尽也可形成血瘀；或多次宫腔操作，损伤冲任、胞宫、胞脉，正气虚衰，外邪乘虚而入，致使脏腑功能失调，气血不和，瘀血内阻，引起本病。

本病病机多由肾虚血热，阴不维阳，阳气易亢，热灼冲任胞脉；气滞血瘀，结于下腹瘀阻冲任；寒凝血瘀，寒客冲任与血相搏，气血凝滞不畅；寒热错杂，气血不和，肝脾失调；精血亏虚，冲任俱虚，精血不足，经行之后，血海更虚，子宫冲任失养，而最终导致冲任损伤。

三、明确辨证要点

辨痰湿与痰瘀：痰湿与血相搏结于冲任胞宫，气血运行受阻，故见经来腹痛，色暗红，质黏稠，舌有瘀点，脉滑，为痰瘀之象。

一般而言，经产、习惯性流产和流产史均为本病的危险因素。这些危险因素均可导致冲任损伤及胞宫的藏泻功能异常，使得经血外溢而成离经之血，血蓄积子宫体局部而成瘀血，血瘀不通，则形成进行性痛经等症状、体征。

四、确立治疗方略

不同的病因可以引起气虚、寒凝、气滞、肾虚等不同的病理过程，但最终均形成血瘀的病理状态。基于以上病因病机，临床治疗上当以活血化瘀，疏肝理气为主。

五、辨证论治

1. 肾虚血热证

（1）抓主症：见排卵期后小腹疼痛，以灼痛或刀割样疼痛为主。

（2）察次症：经前加重或伴头晕、耳鸣等。

（3）审舌脉：舌质红尖略赤，苔薄白，脉细弦。

（4）择治法：滋肾清热，活血化瘀止痛。

（5）选方用药思路：本证为肝肾亏虚，每逢排卵期阴阳转化之际，阴阳冲激，阴不维阳，阳气易亢，热灼冲任胞脉以致血脉瘀阻，不通则痛。经期阴血下泄，阴虚益甚胞脉失养。应用六味地黄汤（《小儿药证直诀》）合血府逐瘀汤（《医林改错》）。方中熟地黄，滋阴补肾，填精益髓；山萸肉补养肝肾，并能涩精；山药补益脾阴，亦能固精。三药相配，滋养肝脾肾，以补肾阴为主，补其不足以治本。桃仁破血行滞而润燥，红花活血祛瘀以止痛，赤芍、川芎助君药活血祛瘀；牛膝活血通经，祛瘀止痛，引血下行。全方有滋肾清热，活血化瘀止痛之效。

（6）据兼症化裁：若经行腹痛，月经量多如冲，块下大且多者，酌加蒲黄化瘀止血。

2. 气滞血瘀证

（1）抓主症：经前小腹胀痛或经前乳胀，经期加重，或连及肛门坠胀疼痛，经量不多或经行不畅。

（2）察次症：经血紫暗夹血块，经血排下小腹痛减。

（3）审舌脉：舌质略暗，苔薄白，脉沉弦。

（4）择治法：行气活血，化瘀止痛。

（5）选方用药思路：本证为素性抑郁，肝气怫郁，肝郁则气滞，气滞则血瘀，经血运行不畅；或产后、人工流产后损伤脉络等形成瘀血内留胞宫、胞脉，经血不利，不通则痛而发生痛经。本证为气滞血瘀，不通则痛，应用金铃子散（《太平圣惠方》）和四逆散（《伤寒论》）合方加减。方中白芍柔肝敛阴，养血止痛；川楝子、延胡索活血止痛；柴胡升发阳气；枳实、赤芍活血行瘀。全方有活血化瘀，疏肝理气之效。

（6）据兼症化裁：若经行腹痛，囊肿较大或触痛结节明显，酌加大量皂角刺用于软坚散结。

3. 寒凝血瘀证

（1）抓主症：见经期小腹冷痛，拒按喜热，畏寒肢冷，面色苍白。

（2）察次症：甚则恶心呕吐，冷汗淋漓，四肢厥冷。

（3）审舌脉：舌质暗淡，苔薄白，脉弦紧。

（4）择治法：温经散寒，活血化瘀止痛。

（5）选方用药思路：本证为血遇寒则凝，寒久则血脉凝滞而血瘀，瘀血积滞于胞宫、胞脉，经血排出不畅，不通则痛。应用少腹逐瘀汤（《医林改错》）。方中小茴香、肉桂、干姜味辛而性温热，入肝肾而归脾，理气活血，温通血脉；当归、赤芍入肝，行瘀活血；蒲黄、五灵脂、川芎、延胡索、没药入肝，活血理气，使气行则血活，气血活畅故能止痛。全方有温经散寒，活血化瘀止痛之效。

（6）据兼症化裁：若下腹剧痛遇热减轻，冷汗可酌加桂枝 3g，剂量宜轻，小剂量即达到助阳化气，温经通脉的作用。

4. 寒热错杂证

（1）抓主症：经期小腹冷痛，经前乳胀口干，心烦易怒，或经前面部痤疮。

（2）察次症：经前头痛，手足心热。

（3）审舌脉：舌质暗淡少苔，脉弦细。

（4）择治法：寒热兼顾，气血并调，调肝和脾。

（5）选方用药思路：本证为厥阴为病，寒热错杂，气血不和，肝脾失调所致，选用乌梅丸（《伤寒论》）。方中乌梅酸温安蛔，涩肠止痢，为君药。花椒、细辛性味辛温，辛可伏蛔，温能祛寒，共为臣药。附子、干姜、桂枝温脏祛寒；人参、当归养气血，共为佐药。全方共奏缓肝调中，清上温下之功。全方有寒热兼顾，气血并调，调肝和脾之效。

（6）据兼症化裁：若伴有面部痤疮，可酌加金银花、白花蛇舌草等清热解毒。

5. 精血亏虚证

（1）抓主症：痛经多出现在行经之后，经量越多而腹痛越甚，经血质稀色淡。

（2）察次症：伴头晕神疲，腰酸倦怠。

（3）审舌脉：舌质淡胖，脉细弱。

（4）择治法：补益气血，滋养肝肾。

（5）选用药思路：本证为肾气虚损、冲任俱虚、精血不足，经行之后，血海更虚，子宫、冲任失养。应用归肾丸（《景岳全书》）合四君子汤（《太平惠民和剂局方》）。方中以附子温补肾阳，填精补髓。熟地黄、枸杞子、山茱萸、山药滋阴益肾，养肝补脾。佐以菟丝子补阳益阴，固精缩尿；杜仲补益肝肾，强筋壮骨；当归养血和血。全方有补益气血，滋养肝肾之效。

（6）据兼症化裁：若伴腰膝酸软严重，头晕耳鸣，可酌加补肾壮骨的药物如淫羊藿、骨碎补、补骨脂等。

六、中成药选用

（1）田七痛经胶囊：适用于寒凝气滞血瘀型。经期或经前 5 日服用，每次 3～5 粒，每日 3 次；经后可继续服用，每次 3～5 粒，每日 2～3 次。

（2）血竭散：适用于气滞血瘀型。每次 6g，每日 2 次。

七、单方验方

（1）决津煎合失笑散加味：当归 15g，怀牛膝 6g，川牛膝 6g，泽泻 3g，熟地黄 20g，肉桂粉 3g（冲服），乌药 6g，蒲黄 18g，五灵脂 9g，白芍 15g，延胡索 9g，炙甘草 6g。

（2）化滞汤：桃仁 10g，苏木 10g，当归 15g，川芎 10g，蒲黄 6g，五灵脂 10g，花椒 6g，炒小茴香 10g，生三七 10g，甘草 3g。

八、中医特色技术

针刺治疗：针灸以调气祛瘀为主。取关元、中极、气海、天枢、三阴交、子宫、阿是穴治疗子宫内膜异位症，并使用温针灸，治疗效果明显。根据不同病情采用补法或泻法，每日 1 次，每次留针 20～30 分钟，3 个月为 1 个疗程。

九、预防调护

（1）预防方面，积极治疗，严格遵医嘱用药，以免引起出血量增多，甚至重度贫血引起失血性休克等。生活起居要规律，注意劳逸结合，身体力行，寒温适宜。肾阳虚及脾虚患者，应注意保暖，不可复感寒邪；肾阴虚者，衣被不宜过暖；血热者，不可过暖，并且所服药液可偏凉服下。

（2）安抚患者，消除其恐惧和不安心理，增强其治疗的信心，使患者配合治疗。

（3）在调摄方面，加强饮食管理，给予易于消化而且营养丰富的食物，可以多食用牛奶、新鲜蔬菜、鱼类、肉类、禽蛋类等食物。血热患者饮食应该以清淡为主，忌食辛辣刺激之品；血瘀患者忌食生冷酸涩性食物；肾阴虚患者可以多食用甲鱼、紫菜、黑木耳等清养之品；肾阳虚患者可多食羊肉、韭菜等。

十、各家发挥

马宝璋认为肾为先天之本、藏精之脏，主生殖；先天禀赋不足，或后天损伤，房劳多产，大病久病等可致肾气受损，多表现为下腹坠痛，伴见腰脊酸楚，痛引下肢和阴户，月经先后不定期，不孕或屡孕屡堕。肾阳不足，冲任通畅乏力，经血凝结为其基本病机，治疗上更注重病因的治疗，在原有活血化瘀的基础上，从整体观念出发，按月经周期中不同时期的特点进行"补肾调周"。具体治法：经前期补肾助阳，化瘀消癥；行经期温暖胞宫，活血化瘀；经后期滋阴养血，化瘀消癥；经间期补肾调气，活血消癥。活血的同时应不忘补肾以充养女性生殖之本，治疗应缓解痛经症状并改善患者血瘀肾虚证候。久病及肾，其病机为本虚标实，"活血化瘀，软坚消癥，补肾益精"是本病的基本治法，结合月经周期，运用"消癥饮"加减，方由三棱、莪术、生牡蛎、鸡内金、鳖甲、丹参、香附、黄芪、桂枝、乌药、川牛膝组成，疗效显著。湿瘀内结是子宫腺肌病的关键病机，多因手术或摄身不慎，感受湿热之邪为患。湿困下焦，阻滞气机，血行不畅而成瘀；血瘀久羁加重气滞水停，两者互为因果，胶着难解，合而致病则缠绵难愈。日久尚可化热，湿热蕴于下焦，结聚不散，又易酿而成毒，治以"解毒化瘀，祛痰除湿，消癥散结"，药用蒲公英、连翘、玄参、生牡蛎、浙贝母、白花蛇舌草、夏枯草、薏苡仁、三棱、莪术、炙鳖甲、三七粉，在长期的临床运用中，取得了较好的疗效。

王秀霞等用散结镇痛胶囊治疗子宫腺肌病痛经。散结镇痛胶囊为中药制剂，由龙血竭、三七、浙贝母、薏苡仁四味中药组成，具有软坚散结、化瘀定痛的功效。她认为瘀热胶结为子宫腺肌病的主要病机，离经之血瘀阻胞宫，瘀久化热，瘀、热两种病理因素胶固搏结而成病，故常见周期性发热，痛经，月经量多如崩等症状。以"活血消癥，清热化瘀"为基本治则，并根据月经周期配合中药分期疗法，调整机体阴阳气血。遵循"宜顺其血气，无令蕴滞，则痛自愈"的治疗原则，以"清热活血，化瘀止痛"立论。

侯丽辉从临床出发，认为"阳气不足，寒凝血瘀"是本病的主要病机之一，其临床表现多以冷痛为主，喜温喜按，并伴见畏寒肢冷、面色苍白、乏力倦怠等虚寒之象，舌质紫暗色淡。素体阳气虚，或久病伤阳，致使阳气不足，血失温运而寒凝血瘀；或血失固摄，离经之血溢于脉外，亦形成瘀血，确立了"温阳散寒，祛瘀通脉，行气止痛"的治疗法则。

韩延华认为久患本病，日久必虚，气随血脱，气虚无以生血，不荣则痛；此类患者多为七七之年，病史十数年，疼痛多以虚性腹痛为主，伴见气血两虚之候。给予八珍汤加减，以达气血双补、扶正化瘀之功，可改善患者临床症状，效果明确。运用补肾祛瘀法治疗子宫腺肌病，注重月经周期不同时间治疗的侧重点不同，即经前期及经期注重活血化瘀、行气止痛为主，佐以温经散寒之法，血遇寒则凝，遇温则行，一号方中熟地黄、乌药温补肾阳，温经散寒；当归、五灵脂、牛膝、泽兰、三棱、莪术活血化瘀，软坚散结；配延胡索、青皮疏肝行气，气行则血行；白芍、甘草缓急止痛，调和诸药。全方因势利导，使邪有出路，通则不痛。经后期注重补肾养血，调养冲任二脉，扶助人体正气，《内经》云："正气存内，邪不可干。"二号方则在一号方基础上去乌药、青皮、牛膝、泽兰，加淫羊藿、杜仲、桑寄生等补肾之药，针对肾虚之本，标本兼治，使肾气充盛，冲任调和，气血通畅，则瘀阻去，胞脉通，而经自调。因临证复杂，可随证加减。肾虚加续断、杜仲等；气滞偏重加香附；湿热偏重加红藤、败酱草、夏枯草等；寒湿偏重加制附子、茴香、肉桂等，并注意补肾活血；药量亦随月经周期有所调整，每多奏效。又因为本病以肾虚为本，血瘀为标的病机，总结的经验方结合中医调周期法随症加减，在临床上常能取得较好的疗效。其验方中鹿角片温补肾阳，活血消肿；杜仲补肾助阳，甘润而不燥；生黄芪补气助阳，兼能摄血；炒牡丹皮、当归、片姜黄、半枝莲、焦山楂活血化瘀止痛；瘀久必生热，半枝莲兼有清热解毒之功，可谓一药二用，恰到好处；川楝子行气止痛，"气为血之帅""气行则血行"，故活血药常配伍行气药；浙贝母、穿山甲、猫爪草软坚化痰散结，其中穿山甲可走窜透络，抵达病所，芍药、甘草缓急止痛，待瘀消痛止后，以扶脾养血而善后，使气调血旺而无留瘀之弊；甘草兼调和诸药。全方既补虚又泻实，方药时时不忘止痛，活血止痛又时时顾护正气，临证每多奏效。对要求保留子宫有生育愿望的患者，可明显改善症状，提高生活质量。根据月经生理，以人工周期治疗，分为经净后至排卵期、排卵期至经前期、月经期，以基本方加减。经后期消癥散结，用熟地黄兼补肾阴以治本；排卵期至经前期理气活血，配散寒破血，以取破散癥积兼定痛之功；月经期重在化瘀澄源。

（孙可丰）

第九章 不 孕 症

凡婚后未避孕、有正常性生活、夫妻同居 1 年而未受孕者，称为不孕症（infertility）。其中从未妊娠者称为原发不孕，有过妊娠而后不孕者称为继发不孕。

一、临床诊断要点与鉴别诊断

（一）诊断标准

1. 病史

询问患者年龄、婚史、同居时间、配偶健康状况、性生活情况、月经史及产育史，还需了解既往史及家族史，尤需注意有无结核、甲状腺疾病、糖尿病及盆腹腔手术史。

2. 症状

不孕症共同的临床表现为夫妻规律性生活 1 年，未避孕而未孕。不同病因导致的不孕症可能伴有相应病因的临床症状。

3. 检查

（1）体格检查：注意第二性征发育情况，身高、体重、腰围、臀围，有无溢乳、多毛、痤疮及黑棘皮征等。

（2）妇科检查：注意内外生殖器的发育，有无畸形、炎症及肿瘤等。

（3）特殊检查：①输卵管性不孕的检查；②排卵功能障碍性不孕的检查；③免疫性不孕的检查；④不明原因性不孕的检查。

（二）鉴别诊断

1. 闭经

正常月经建立后月经停止 6 个月，或按自身原有月经周期计算停止 3 个周期以上者，可引起本病发生，通过详细询问月经史及孕产史相鉴别。

2. 男性不育

注意有无慢性病史如结核、腮腺炎等，了解其生活习惯及有无性交困难，外生殖器检查有无畸形，精液检查有无异常，有条件者可进一步作免疫及染色体检查相鉴别。

二、审析病因病机

（一）肾虚

先天禀赋不足，或早婚多产，或房事不节，损伤肾气，冲任虚衰，胞脉失养，不能摄精成孕；或损伤肾中真阳，命门火衰，冲任失于温煦，胞脉虚寒，不能摄精成孕；或肾阴素虚，或房劳过度，或数伤于血，精亏血耗，以致冲任血少，不能凝精成孕；或阴血不足，虚热内生，热伏冲任，扰动血海，不能凝精成孕。

（二）肝郁

素性抑郁，或恚怒伤肝，情志不畅，肝气郁结，疏泄失常，血气不和，冲任不能相资，以致不能摄精成孕；或盼子心切，烦躁焦虑，肝郁不舒，冲任失和，久而不孕；或由于冲任不调，血海蓄溢失常，引起月经不调，进而导致不孕。

（三）痰湿

素体肥胖，或恣食膏粱厚味，痰湿内盛，阻塞气机，冲任失司，躯脂满溢，闭塞胞宫；或素体脾虚，或饮食不节，劳倦过度，损伤脾气，脾失健运，痰湿内生，流注下焦，阻滞冲任、胞脉，均可致不能摄精成孕。

（四）血瘀

经期产后，余血未净之际，或不禁房事，或涉水感寒，邪与血结，瘀血内阻；或恚怒伤肝，气滞血瘀，瘀血内停，冲任受阻，瘀滞胞脉，以致不能摄精成孕。

三、明确辨证要点

（一）辨脏腑

病在肾者，头晕耳鸣，腰酸腿软，小便清长，或月经后期，量少色淡，甚则闭经，平时白带量多，腰痛如折，腹冷肢寒，性欲淡漠。病在肝者，月经愆期，量多少不定，经前乳房胀痛，胸胁不舒，少腹胀痛，精神抑郁，或烦躁易怒。

（二）辨寒热

小便清长，腹冷肢寒为寒证；小便短赤，五心烦热，潮热盗汗为热证，但应辨别虚实。

（三）辨虚实

头晕耳鸣，腰酸腿软，或月经后期，量少色淡，甚则闭经，或腰痛如折属虚证。若形体肥胖，带下量多，或胸胁不舒，少腹胀痛，精神抑郁，或烦躁易怒，或月经后期，量少或多，色暗夹块，经行腹痛拒按为实证，但应注意虚实夹杂之证。

本病病机多为肾气不足，冲任气血失调，常由肾虚、肝郁、痰湿和血瘀所致。

四、确立治疗方略

"求子之道，莫如调经"，种子必先调经。肾藏精，主生殖，调经种子重在补肾；肝藏血，主疏泄，调经种子妙在疏肝；女子以血为本，调经种子贵在理血；兼有痰瘀互结，则祛瘀化痰，功在疏通。

五、辨证论治

（一）肾虚证

1. 肾气虚证

（1）抓主症：婚久不孕，月经不调，经量或多或少。

（2）察次症：头晕耳鸣，腰酸腿软，小便清长。

（3）审舌脉：舌质淡，苔薄，脉沉细，两尺尤甚。

（4）择治法：补肾益气，填精益髓。

（5）选方用药思路：本证为肾气不足，冲任虚衰，不能摄精成孕，而致不孕，为肾气不足之证。应用毓麟珠（《景岳全书》）。方中菟丝子、鹿角霜、杜仲补肾强腰膝而益精髓；四君子汤补气；四物汤养血；佐川椒温督脉以扶阳。全方既养先天肾气以生精髓，又补后天脾气以化气血，并佐以调和血脉之品，使精充血足，冲任得养，胎孕乃成。

（6）据兼症化裁：经来量多者，加阿胶、炒艾叶固冲止血；经来量少不畅者，加丹参、鸡血藤活血调经；心烦少寐者，加柏子仁、夜交藤养心安神；腰酸腿软甚者，加续断、桑寄生补肾强腰。

2. 肾阳虚证

（1）抓主症：婚久不孕，月经后期，量少色淡，甚则闭经。

（2）察次症：平时白带量多，腰痛如折，腹冷肢寒，性欲淡漠，小便频数或不禁，面色晦暗。

（3）审舌脉：舌质淡，苔白滑，脉沉细而迟或沉迟无力。

（4）择治法：温肾助阳，化湿固精。

（5）选方用药思路：本证为肾阳不足，命门火衰，冲任失于温煦，不能摄精成孕，故致不孕，为肾阳不足之证。应用温胞饮（《傅青主女科》）。方中巴戟天、补骨脂、菟丝子、杜仲补肾助阳而益精气；肉桂、附子温肾助阳以化阴；人参、白术健脾益气而除湿；山药、芡实补肾涩精而止带。全方共奏温肾助阳，填精助孕之效。

（6）据兼症化裁：若小便清长，夜尿多者，加益智仁、桑螵蛸补肾缩小便；性欲淡漠者，加紫石英、肉苁蓉温肾填精。血肉有情之品如紫河车、龟板、鹿茸等，具补肾阴阳、通补奇经之效，可适时加味。

3. 肾阴虚证

（1）抓主症：婚久不孕，月经错后，量少，色鲜红。

（2）察次症：头晕耳鸣，腰酸腿软，眼花心悸。

（3）审舌脉：舌质红，苔少，脉沉细。

（4）择治法：滋肾养血，调补冲任。

（5）选方用药思路：肾阴亏损，精血不足，冲任空虚，不能凝精成孕，为阴虚精亏之证。应用养精种玉汤（《傅青主女科》）。方中熟地黄、山茱萸滋肾阴而益精血；当归、白芍养血调经。全方共奏滋肾养血调经之效，精血充足，冲任得滋，自能受孕。

（6）据兼症化裁：若血虚甚者，酌加鹿角胶、紫河车等血肉有情之品填精养血，大补奇经；若兼有潮热、盗汗者，酌加知母、青蒿、龟甲、炙鳖甲等以养阴清热。

（二）肝郁证

（1）抓主症：多年不孕，月经愆期，量多少不定，经前乳房胀痛。

（2）察次症：胸胁不舒，少腹胀痛，精神抑郁，或烦躁易怒。

（3）审舌脉：舌质红，苔薄，脉弦。

（4）择治法：疏肝解郁，理血调经。

（5）选方用药思路：情志不舒，则肝失条达，气血失调，冲任不能相资，致多年不孕，为肝郁之证。应用开郁种玉汤（《傅青主女科》）。方中当归、白芍养血柔肝；白术、茯苓健脾培土；牡丹皮凉血活血；香附理气解郁调经；天花粉清热生津。全方共奏疏肝解郁，调经种子之效。

（6）据兼症化裁：若见乳房胀痛者，酌加川楝子、延胡索、郁金以疏肝解郁，理气止痛；若乳房有结块者，酌加王不留行、橘核、夏枯草以活血行滞，软坚散结。

（三）痰湿证

（1）抓主症：婚久不孕，形体肥胖，经行延后，甚或闭经。

（2）察次症：带下量多，色白质黏，头晕心悸，胸闷泛恶。

（3）审舌脉：舌质淡，苔白腻，脉滑。

（4）择治法：燥湿化痰，理气调经。

（5）选方用药思路：肥胖之人，痰湿内盛，壅阻气机，闭阻冲任胞脉，不能摄精成孕，致婚久不孕，为痰湿内阻之证。应用启宫丸（经验方）。方中苍术、茯苓、神曲健脾祛湿消积；半夏、陈皮燥湿化痰理气；香附、川芎理气行滞调经。

（6）据兼症化裁：若痰湿内盛，胸闷气短者，酌加瓜蒌、天南星、石菖蒲宽胸利气以化痰湿；经量过多者，去川芎，酌加黄芪、续断补气益肾以固冲任；心悸者，酌加远志以祛痰宁心。若肥胖、多毛、黑棘皮、手心热者，酌加补骨脂、覆盆子、黄芩、黄连补肾填精以清虚热；月经后期或闭经者，酌加鹿角胶、淫羊藿、巴戟天以补肾调经。

（四）血瘀证

（1）抓主症：婚久不孕，月经后期，量少或多，色暗夹块。

（2）察次症：经行腹痛拒按。

（3）审舌脉：舌紫暗，或舌边有瘀点，脉弦涩。

（4）择治法：活血化瘀，温经通络。

（5）选方用药思路：瘀血内停，冲任受阻，胞脉不通，则致多年不孕，为瘀血内阻之证。应用少腹逐瘀汤（《医林改错》）。方中小茴香、干姜、肉桂温经散寒；当归、川芎、赤芍养血活血行瘀；没药、蒲黄、五灵脂、延胡索活血化瘀止痛。

（6）据兼症化裁：若血瘀日久化热者，症见小腹灼痛，拒按，月经量多，色红，质黏有块，舌红，苔黄，脉滑数。治宜清热解毒，活血化瘀。方用血府逐瘀汤加红藤、败酱草、薏苡仁、金银花等。

六、中成药选用

（1）麒麟丸：适用于肾气虚证。每次6g，每日2～3次，口服。

（2）右归丸：适用于肾阳虚证。每次 9g，每日 3 次，口服。

（3）左归丸：适用于肾阴虚证。每次 9g，每日 2 次，口服。

（4）调经促孕丸：适用于脾肾阳虚、瘀血阻滞证。每次 5g（50 粒），每日 2 次，口服。

七、单方验方

（1）补肾种子方：枸杞子 12g，菟丝子 12g，五味子 12g，覆盆子 12g，车前子 12g，益智仁 12g，乌药 12g，炙龟板 12g。

（2）开郁种玉汤：酒白芍 30g，酒炒香附 9g，牡丹皮 9g，茯苓 9g，当归 150g，炒白术 150g，天花粉 6g。

（3）养精种玉汤：熟地（九蒸）30g，当归（酒洗）15g，酒白芍 15g，酒萸肉 15g。

（4）疏管灵：雷丸 20g，郁金 20g，石见穿 20g，百部 15g，麦冬 15g，槟榔 15g，赤芍 15g，桃仁 15g，路路通 15g，桂枝 5g，细辛 5g，牡丹皮 10g，穿山甲 10g，皂角刺 10g。

八、中医特色技术

（1）针灸：体针取关元、中极、三阴交、子宫、气海、足三里等穴，随证加减；灸法以艾灸为主，取神阙、关元等为主穴。根据不同病情采用补法或泻法，每日 1～2 次，每次留针 20～30 分钟。

（2）中药保留灌肠：丹参 30g，三棱、莪术、枳实、皂角刺、当归、透骨草各 15g，乳香、没药、赤芍各 10g。加水浓煎至 100ml，温度 37～39℃，保留灌肠。每 10 日为 1 个疗程。适用于盆腔因素（包括输卵管梗阻、盆腔炎性疾病后遗症、子宫内膜异位症等）所致不孕，经期停用。

（3）外治法：中药外敷热熨、肛门导入、穴位离子导入及导管介入等疗法，对输卵管性不孕有较好疗效，临证多以内治与外治法联合应用。

（4）心理治疗：注重情志因素对孕育的影响。不孕症应身心并治，辅以心理咨询及心理治疗。

九、预防调护

（一）预防

（1）重视衣原体感染：做好个人卫生是必不可少的，在有炎症的情况下尽量勿行房。

（2）避免反复人工流产：做好避孕措施，减少人工流产的次数。

（3）精神紧张影响雌激素分泌，放松神经。

（4）避免性事不和谐：对性生活应该保持愉快的心态，排卵期间行房，增加受孕的概率。

（5）避免过度减肥、贪吃。

（6）避免经期行房。

（二）调护

心理护理：护理人员应全面了解患者的心理状态，充分调动患者的主动性，帮患者分析病情，使患者了解不孕症是一种妇科杂病，经过治疗和护理是可以成功妊娠的，消除不必要的思想顾虑，树立妊娠的信心，提高心理舒适度。

十、各家发挥

马宝璋认为不孕症的治疗贵在补肾，受孕的机制在于肾气的旺盛，肾藏精而主生殖。功能失调性子宫出血所致不孕的病例，多数属肾虚型。此型不孕主要是治疗功能失调性子宫出血，功能失调性子宫出血乃是下丘脑-垂体-卵巢系统失调所致。在月经产生机制中，中医的肾气-天癸-冲任-胞宫过程，与西医的下丘脑-垂体-卵巢-子宫的环路相对应，基于这一认识，功能失调性子宫出血的治疗在中医应是补益肾气。并根据月经产生的生理过程，设计了"三补肾阴，一补肾阳，并佐以活血通经"的方案，对功能失调性子宫出血进行中药周期治疗，收到了满意效果。

韩百灵在诊治妇人不孕症方面尤为擅长，认为肝肾两脏在女子求育过程中发挥着极为重要的作用，如果肝肾功能失调，便会引起妇科诸多病证，在这一基础之上针对肾虚、肝郁所致的不孕自拟了百灵育阴汤、百灵调肝汤；其第四代传人韩延华在继承韩老"肝肾学说"理论的基础上，根据自己的临床经验，结合现代诊疗手段，进行探索创新，自拟韩氏妇炎汤、消抗灵1号，用于治疗炎性和免疫性不孕症，取得了显著的成果，值得进一步研究，并推广应用。

王秀霞认为本病的发病机制是肾精亏损，血虚血寒，瘀阻冲任。治疗上以补肾为主，加以活血化瘀之品，活血化瘀可增进血行，气血通畅可滋养肾精，对补肾也有一定疗效。另外，补肾可增强子宫内膜的增长，活血化瘀可改善子宫血液循环，为孕育胎儿提供先决条件。补肾有促进卵泡发育的功能，在补肾的基础上使用活血化瘀之品，可以改善微循环，增进血流量，提高排卵概率。大量临床资料和文献报道认为，肾虚患者的性腺轴功能低下，并影响卵子的产生和排出，这为中医运用补肾法治疗不孕症提供了现代医学理论依据。自拟益肾方中淫羊藿、鹿角霜、巴戟天、覆盆子、益智仁、仙茅、山茱萸、生杜仲温肾助阳，肾阳旺盛，方可温煦其他脏腑，进而可以改善全身的阳虚诸症；茯苓健脾渗湿，利水助其行血，补肾之中又协以升阳，除湿使清浊攸分以助调理冲任；枸杞子有补肝肾，益精血之功。诸药共用，有调补冲任，益肾活血而摄精成孕之效。对于受孕成功的患者，她仍然认为补肾为第一要务。因为胞脉系于肾，肾主藏精而关乎生殖，肾气亏损，则胎元不固。补肾，目的在于固胎之本。予以保胎方加减，保胎方根于《医学衷中参西录》寿胎丸，黄芪、党参益气养血载胎；菟丝子补肾助阳而益精气；山茱萸滋阴补肾；川续断、生杜仲补肾强腰，安胎止痛；阿胶滋阴养血，止血安胎；苍术健脾燥湿；麦冬清心除烦，"保神，定肺气，安五脏"；桔梗载药上行，为舟楫之品，升提安胎。诸药相合，固冲任，补肾益气安胎。在坚持治疗的同时，还要调节情志，饮食有节，增加运动，可以收到更好的疗效。

（赵　颜）

第十章　辅助生殖技术

辅助生殖技术（assisted reproductive techniques，ART）指在体外对配子和胚胎采用显微操作技术，帮助不孕夫妇受孕的一组方法，包括人工授精、体外授精-胚胎移植及其衍生技术等。人工授精（artificial insemination，AI）是指精子通过非性交方式注入女性生殖道内，使其受孕的一种技术。体外授精-胚胎移植（in vitro fertilization and embryo transfer，IVF-ET）技术指从妇女卵巢内取出卵子，在体外与精子发生受精并培养 3～5 日，再将发育到卵裂期或胚囊期阶段的胚胎移植到宫腔内，使其着床发育成胎儿的全过程，俗称"试管婴儿"。由于辅助生殖技术的应用对象多为不孕夫妇，中医学中其相关诊疗可参考"不孕症"辨证论治。近年来临床上多采用中西医结合的方式，即辅助生殖技术加中药安胎助孕以提高辅助生殖技术的成功率。本章重点介绍体外授精-胚胎移植。

此外，体外受精并发症以卵巢过度刺激综合征（OHSS）多见，可参考中医学"子满"施治。

一、临床诊断要点与鉴别诊断

（一）诊断标准

1. 病史

病史包括不孕年限，月经史，婚育孕产史及有无并发症。近期心理、情绪、进食、过度运动史、泌乳、多毛、痤疮、体重改变史等。人工授精患者应了解丈夫的健康情况、性生活情况；体外授精-胚胎移植患者可有月经病史、盆腔炎性疾病史、子宫内膜异位症病史或宫颈病史等，病史采集时应根据导致患者不孕的差异有所侧重，并重点关注有无感染病史。既往史应询问有无结核、阑尾炎手术等。近期辅助检查，治疗经过，宫、腹腔镜手术史。

2. 症状

临床可表现为盆腔痛、不孕等证候。

3. 检查

（1）体格检查：注意第二性征发育情况，乳房泌乳等。

（2）妇科检查：因盆腔因素实施辅助生殖技术的患者，可有炎症体征或有子宫体增大、质硬或形态的改变，或附件包块，可有压痛；子宫直肠陷凹处的包块、触痛和结节；盆腔和腹壁压痛及反跳痛；盆腔包块。卵巢过度刺激综合征患者可有卵巢增大。注意有无雄激素过多体征（多毛、痤疮、黑棘皮征等）。

（3）实验室检查：基础激素水平测定，一般在排卵异常和高育龄妇女（>35岁）中进行。包括周期第2～4天的FSH、LH、E_2，可反映卵巢的储备功能和基础状态，TSH反映甲状腺功能，PRL反映是否存在高泌乳素血症，T反映是否存在高雄激素血症等内分泌紊乱导致的排卵障碍。考虑子宫内膜异位症患者可进行血清CA125测定。

（4）其他检查：①基础体温测定（BBT），有助于判断有无排卵及黄体功能；还可通过观察宫颈黏液是否出现羊齿植物叶状结晶判断有无排卵。②B型超声检测，可了解子宫大小和形态、肌层回声、子宫内膜的厚度和分型。卵巢基础状态：卵巢的体积、双侧卵巢内直径2～10mm的窦卵泡计数、优势卵泡的直径。卵巢内异常回声的大小及回声特征。是否有输卵管积水征象，是否有异常的盆腔积液征象。③输卵管通畅度检查，采取子宫输卵管X线造影或超声造影，可观察宫腔形态、位置，输卵管走行、形态、位置及通畅情况。④宫腔镜检查，可观察子宫腔形态、内膜的色泽和厚度、双侧输卵管开口，是否有宫腔粘连、畸形、息肉、黏膜下肌瘤等病变。⑤腹腔镜检查，可与腹腔镜手术同时进行，用于盆腔情况的检查诊断，直视下观察子宫、附件的大小和形态、输卵管形态，以及有无盆腔粘连，可以同时进行腹腔镜粘连分离术和异位病灶电灼术、子宫肌瘤剔除术等。输卵管通液试验可在直视下观察输卵管的形态、通畅度及与周围有无粘连。宫腔镜联合腹腔镜检查时可分别在输卵管内口插管，注射染料（亚甲蓝），以判别输卵管的通畅度。

（二）鉴别诊断

本病诊断及适用指征明确，无须鉴别。

二、审析病因病机

（一）肾虚

先天肾气不足，或房事不节、久病大病、反复流产损伤肾气，或高龄，肾气渐虚。肾气虚，则冲任虚衰不能摄精成孕；或素体肾阳虚或寒湿伤肾，肾阳亏虚，命门火衰，阳虚气弱，则生化失期，有碍子宫发育或不能触发氤氲乐育之气，致令不能摄精成孕；或素体肾阴亏虚，或房劳多产、久病失血，耗损真阴，天癸乏源，冲任血海空虚；或阴虚生内热，热扰冲任血海，均不能摄精成孕。

（二）肝气郁结

若素性忧郁，或七情内伤，情怀不畅；或因久不受孕，继发肝气不舒，致令情绪低落、郁郁寡欢，气机不畅。两者互为因果，肝气郁结益甚，以致冲任不能相资，不能摄精成孕。又肝郁克脾，脾伤不能通任脉而达带脉，任、带失调，胎孕不受。

（三）瘀滞胞宫

瘀血既是病理产物，又是致病因素。寒、热、虚、实、外伤均可导致瘀滞冲任，胞宫、胞脉阻滞不通而致难孕。或经期、产后余血未净，房事不节亦可致瘀，瘀积日久成癥。

（四）痰湿内阻

素体脾肾阳虚或劳倦思虑过度，饮食不节伤脾或肝木犯脾，或肾阳虚不能温脾，脾虚则健运失司，水湿内停，肾阳虚则不能化气行水，聚湿成痰；或嗜食膏粱厚味，痰湿内生，躯脂满溢，遮隔子宫，不能摄精成孕；或痰阻气机，气滞血瘀，痰瘀互结，不能启动氤氲乐育之气而致不孕。

三、明确辨证要点

（一）辨脏腑

肾气虚者，先天肾气不足或后天肾气损伤，则精不化血，冲任血海匮乏，可见不孕，或伴月经后期、月经过少，甚至闭经；摄纳或系胞无力，则致胎动不安等。肾阳虚，命门火衰，冲任失于温煦，不能暖宫，胞宫虚寒，可令宫寒不孕。妇人以血为基本，若素性忧郁，或七情内伤，或他脏病变伤及肝木，则肝的功能失常，表现为肝气郁结与不孕并见。

（二）辨气血

若血失温运而迟滞成瘀，血瘀阻碍生机，加重肾虚，而发生肾虚血瘀，导致子宫内膜异位症、多囊卵巢综合征等更为错综复杂之证，故难成孕。精血不足，冲任血虚，血海不能按时由满而溢，可致月经后期、月经过少、闭经而不孕；冲任、胞脉失养，可致痛经，甚或不孕。

四、确立治疗方略

（一）补肾调周法整体调节

在助孕技术中，由于患者卵巢反应低下，不能募集一定数量的卵子，直接影响受精卵及胚胎移植的数量和质量，在进行辅助生殖技术前进行中医调理，可明显改善妊娠率。由于西医学人工周期概念的提出及其疗法的渗入，我们从中汲取对女性生理周期的演变规律的认识，根据月经周期变化节律进行分期调治，长期以来，被称为"中药调整月经周期法"，简称"中药调周法"。补肾调周法专功补肾调经，一方面可以改善卵巢储备，提高患者对促性腺激素的敏感性，增加获卵数，改善卵子质量，提高辅助生殖技术的种植率和妊娠率；另一方面可增加子宫内膜厚度，改善子宫内膜血流状况及局部微环境，从而提高子宫内膜容受性，为胚泡着床创造有利条件，提高妊娠率。该方法在经期行气活血调经，使月经能如期而至，子宫行使其正常"泻"之功能；经后期则滋阴养血为主，注重固护阴血；经间期益肾、调理气血，重在调血以促排卵；经前期补肾助阳、疏肝理气，顺应月经周期规律，使冲任气血协调，阴阳平衡，并总结出"种子必调经"的经验。

（二）补肾活血祛瘀

此法可以改善卵巢储备功能下降，改善患者的血抑制素 B、E_2、FSH、LH、窦卵泡数、卵巢基质血流阻力水平，改善卵巢的储备功能及子宫内膜容受性，故其治法首推补肾活血祛瘀。

（三）分阶段辨治

经典的辅助生殖过程要经历垂体降调节、控制性超排卵、取卵、体外受精、胚胎培养、胚胎移植、黄体维持的过程，根据胞宫的藏泄规律与肾阴阳消长的协调转化规律，结合现代生殖内分泌理论，而采取分阶段辨治的方略。

五、辨证论治

（一）肾虚证

1. 肾气虚证

（1）抓主症：婚久不孕，月经不调或停闭不行，经量或多或少，色暗。

（2）察次症：头晕耳鸣，腰酸膝软，精神疲倦，小便清长。

（3）审舌脉：舌淡、苔薄，脉沉细，两尺脉弱。

（4）择治法：补肾益气，温养冲任。

（5）选方用药思路：本方为治血气俱虚，经脉不调，久不受孕者。以毓麟珠（《景岳全书》）随证加减最妙。毓麟珠，又名调经毓麟丸，或加味补肾安胎饮（韩百灵教授经验方）。方中四君四物，八珍双补气血，温养冲任；菟丝子、杜仲温养肾气，调补冲任；鹿角霜、川椒温肾助阳。诸药合用，既能温补先天肾气以生精，又能培补后天脾胃以生血，使精血充足，冲任得养，胎孕乃成。

（6）据兼症化裁：临证时常加淫羊藿、巴戟天代川椒以温肾助阳，增强性功能。

2. 肾阳虚证

（1）抓主症：婚久不孕，月经迟发，或月经后推，或停闭不行，经色淡暗，性欲淡漠，小腹冷，带下量多，清晰如水。或子宫发育不良。

（2）察次症：头晕耳鸣，腰酸膝软，夜尿多；眼眶暗，面部暗斑，或环唇暗。

（3）审舌脉：舌质淡暗，苔白，脉沉细尺弱。

（4）择治法：温肾暖宫，调补冲任。

（5）选方用药思路：本方为下部冰冷不受孕者而设。黄绳武《傅青主女科评注》中指出："温胞汤方……重在温补心肾之火，以养精益气，使火旺而精不伤，阳回而血亦沛，有如春风化雨，万物资生，即所谓'天地氤氲，万物醇化'。其制方妙义，读者宜仔细研求之。"应用温胞饮（《傅青主女科》）或右归丸加龟甲。方中巴戟天、补骨脂、菟丝子、杜仲温肾助阳益精气；肉桂、附子补益命门，温肾助阳以化阴；人参、白术益气健脾以养化源并除湿；山药、芡实补肾涩精而止带。全方共奏温肾助阳暖宫，填精助孕之效。

（6）据兼症化裁：若子宫发育不良，应积极早治，加入血肉有情之品如紫河车、鹿角片（或鹿茸）及桃仁、丹参、茺蔚子补肾活血，通补奇经以助子宫发育；若性欲淡漠者，选加淫羊藿、仙茅、石楠藤、肉苁蓉温肾填精。

3. 肾阴虚证

（1）抓主症：婚久不孕，月经常提前，经量少或月经停闭，经色较鲜红。或行经时间延长。或阴中干涩。

（2）察次症：形体消瘦，头晕耳鸣，腰酸膝软，五心烦热，失眠多梦，眼花心悸，肌肤失润。

（3）审舌脉：舌质稍红略干，苔少，脉细或细数。

（4）择治法：滋肾养血，调补冲任。

（5）选方用药思路：应用养精种玉汤（《傅青主女科》）。亦可选用左归丸或育阴汤（《百灵妇科》）。方中重用熟地黄滋肾水为君；山萸肉滋肝肾为臣；当归、白芍补血养肝调经为佐使。全方共奏滋肾养血，调补冲任之功。傅氏认为："此方之用，不特补血，而纯于填精，精满则子宫易于摄精，血足则子宫易于容物，皆有子之道也。"本方实为四物汤去川芎辛温，加山萸肉滋肾益精而成。

左归丸以大队滋补肾阴药,配补阳药,宗"阳中求阴"之意,"则阴得阳升而泉源不竭"。稍佐活血且重视其配伍归经入冲、任、督脉的龟、鹿等血肉有情之品,调补肾之阴阳的同时,又使任督相通,一身阴阳脉气平衡协调,还兼通补奇经,以达调经种子之效。

育阴汤为龙江妇科韩百灵教授治疗肾阴亏损所致不孕、不育的经验方,具有滋阴补肾固冲、助孕、安胎之功,其组成为熟地黄、白芍、续断、桑寄生、杜仲、山萸肉、山药、海螵蛸、龟甲、牡蛎、阿胶等。

(6)据兼症化裁:临证时多以养精种玉汤加龟甲、知母、紫河车、首乌、肉苁蓉、菟丝子、牡丹皮加强滋肾益精之功,稍佐制火,疗效更佳。如阴虚火旺,可予左归丸合二至丸,加白芍、知母;若肾虚肝郁,则宜配以柴胡、郁金、合欢皮等疏肝解郁。

(二)肝气郁结证

(1)抓主症:婚久不孕,月经或先或后,经量多少不一,或经来腹痛;或经前烦躁易怒。
(2)察次症:胸胁乳房胀痛,精神抑郁,善太息。
(3)审舌脉:舌暗红或舌边有瘀斑,脉弦细。
(4)择治法:疏肝解郁,理血调经。
(5)选方用药思路:应用开郁种玉汤(《傅青主女科》)或百灵调肝汤(韩百灵教授经验方)。方中重用白芍养肝平肝为君;合当归养血为臣,酒洗开郁;白术健脾,茯苓健脾宁心,香附为解郁要药;牡丹皮泻肝火,妙配天花粉润燥生津。方从逍遥散化裁而成,乍看平淡无奇,实则处处着眼养肝开郁。于疏肝解郁药中配伍天花粉这般滋阴药物皆因肝体阴而用阳,肝体得养则肝气条达而不郁。

(6)据兼症化裁:若肝郁犯脾症见厌食者加陈皮、焦三仙健脾和胃;若肝病日久,累及于肾,即子病及母,见腰酸乏力、头晕耳鸣等,可酌加龟板、枸杞子、女贞子滋肾水以养肝。

(三)瘀滞胞宫证

(1)抓主症:婚久不孕,月经多推后或周期正常,经来腹痛,甚或进行性加重,经量多少不一,经色紫暗,有血块,块下痛减。有时经行不畅、淋漓难净,或经间出血。
(2)察次症:或见肛门坠胀不适,性交痛。
(3)审舌脉:舌质紫暗或舌边有瘀点,苔薄白,脉弦或弦细涩。
(4)择治法:逐瘀荡胞,调经助孕。
(5)选方用药思路:应用少腹逐瘀汤(《医林改错》)。本方原治"小腹积块疼痛"或"经血见时,先腰酸少腹胀,或经血一月见三五次,接连不断,断而又来,其色或紫,或黑,或块,或崩漏,兼少腹疼痛,或粉红兼白带,皆能治之"。更出奇者,此方种子入神。血瘀偏寒而致胞宫瘀滞证,除平时服药外,尤以经来之日始,连服5日,逐瘀荡胞,有利于助孕。方中官桂、干姜、小茴香温经散寒;当归、川芎、赤芍养营活血;蒲黄、五灵脂、没药、延胡索化瘀止痛。

(6)据兼症化裁:若有久居湿地史,宜加苍术、茯苓、薏苡仁、羌活以散寒除湿;少腹痛重拒按,可酌加乌药、三七粉。

(四)痰湿内阻证

(1)抓主症:婚久不孕,多自青春期始即形体肥胖,月经常推后、稀发,甚至停闭不行,带下量多，色白质黏无臭。

（2）察次症：头晕心悸，胸闷泛恶，面目虚浮或㿠白。

（3）审舌脉：舌淡胖，苔白腻，脉滑。

（4）择治法：燥湿化痰，行滞调经。

（5）选方用药思路：应用苍附导痰丸（《叶氏女科证治·调经》）。本方原治肥盛之妇，躯脂迫塞，痰涎壅盛，血滞而经不行，治宜行气导痰而经自通。方中二陈汤燥湿除痰；苍术健脾燥湿；枳壳、香附行气化痰；胆南星清热化痰；生姜、甘草和中。

（6）据兼症化裁：临证时除以苍附导痰丸燥湿化痰治标外，常加淫羊藿、巴戟天、黄芪、党参健脾补肾以治本。诸药合用，标本兼顾，再加强补肾调经助孕，可期经调而子嗣。

六、中成药选用

（1）麒麟丸：适用于肾精血亏证，症见婚久不孕，月经延后或量少，或停闭不行，经色淡，头晕耳鸣，腰膝酸软，精神疲倦，舌质淡红，苔薄白或少苔，脉沉细。每次6g，每日2～3次，或遵医嘱。

（2）调经促孕丸：适用于肾阳虚证。症见月经不调、闭经、痛经、不孕；月经错后、经水量少、有血块、行经小腹冷痛、经水日久不行、久不受孕、腰膝冷痛。每次1袋，每日2次，自月经周期第5日起连服20日；无周期者每月连服20日，连服3个月，或遵医嘱。

（3）龙鹿胶囊（丸）：适用于元气亏虚证。症见精神委靡，食欲不振；女子宫寒，久不孕育。每次3～5粒，每日3次。

（4）妇科养荣胶囊（丸/浓缩丸）：适用于肝郁血虚证。症见肝郁不舒，月经不调，头晕目眩，血漏血崩，贫血身弱及久不受孕。每次4粒，每日3次。

（5）逍遥丸：适用于肝郁脾虚证。症见婚久不孕，精神压力较大，或体外授精-胚胎移植前情绪焦虑紧张、失败后情绪低落或抑郁者。每次6g，每日3次。

（6）散结镇痛胶囊：适用于瘀滞胞宫证。症见久不受孕，或宿有癥瘕，月经量多，经行腹痛明显，色紫暗，有血块。每次4粒，每日3次，于月经来潮第一日开始服药，连服3个月经周期为1个疗程，或遵医嘱。

（7）大黄䗪虫丸：适用于瘀血内停证。症见腹部肿块、肌肤甲错、面色暗黑、潮热羸瘦、经闭不行、继发不孕。每次30粒，每日1～2次。

（8）少腹逐瘀颗粒（丸）：适用于血瘀寒凝证。症见不孕伴见月经不调，小腹胀痛，腰痛，白带异常等。每次1袋，每日3次。

（9）暖宫孕子丸：适用于血虚气滞证。症见腰酸疼痛，经水不调，赤白带下，子宫寒冷，久不受孕等。每次8丸，每日3次。

（10）天紫红女金胶囊：适用于气血两亏证。症见月经不调，崩漏带下，腰膝冷痛，宫冷不孕。每次3粒，每日2～3次。

七、单方验方

（1）中药调整月经周期

1）卵泡期用滋阴奠基汤：龟甲（先煎）15g，炙鳖甲（先煎）15g，左牡蛎（先煎）30g，怀山药、熟地黄各 12g，山萸肉 9g，牡丹皮、茯苓、怀牛膝、制首乌各 10g，玄参 9g，太子参 12g，每日 1 剂，水煎分 2 次服。

2）排卵期用益肾促排卵汤：炒当归、赤白芍、怀山药、熟地黄、牡丹皮、茯苓、川续断、菟丝子、鹿角片（先煎）各 10g，山萸肉 6g，五灵脂 12g，红花 5g，服法同前。

3）黄体期用助黄汤加减：巴戟天 15g，杜仲 10g，川续断 15g，菟丝子 15g，淫羊藿 15g，鹿角霜 10g，香附 9g，当归 9g，熟地黄 12g，枸杞子 12g，温肾助阳以充黄体功能。根据患者基础体温情况分别于各期投予相应的处方，3 个月经周期为 1 个疗程，连续 2 个疗程。

（2）二至天癸颗粒：女贞子 15g，墨旱莲 15g，枸杞子 15g，菟丝子 15g，当归 12g，白芍 12g。每日 2 次，每次 6g，温开水送服，连服 21 日。用于改善子宫内膜容受性。

（3）种子金丹：覆盆子 30g，五味子 30g，韭菜子 30g，车前子 30g，枸杞子 30g，女贞子 30g，蛇床子 30g，菟丝子 30g，当归 30g，木香 30g，益母草 60g，白芍 30g，续断 30g，肉苁蓉 60g，羌活 30g，紫河车 60g，2 剂，共为细面，炼蜜为丸，每丸重 10g，每日 3 次。餐后服 1 丸，经期停服。用于肝脾肾不足所致不孕。

八、中医特色技术

（1）针刺：进入超排卵阶段后，适宜针刺的时间窗包括：①月经第 2～3 日。针刺可以活血通经，祛瘀生新，形成一个全新的子宫内环境，改善卵巢的供血。②月经的第 12～14 日，即周期的 hCG 注射日。此时机体处于重阴转阳时期，治疗目的是通调气血，促使转化顺利。③月经的第 15～16 日，即取卵手术后、胚胎移植前。此时针刺可减轻手术的刺激，缓解患者的紧张和压力，调整子宫内环境，改善内膜血供，促进内膜由增生期向分泌期转换，为胚胎移植创造条件。④胚胎移植当日手术前后。此时针刺可降低患者的压力，改善子宫的容受性，控制子宫的收缩运动。⑤黄体期，移植后 2～3 日。此时胚胎即将着床，针刺可助维持子宫种植的窗口期，以利于胚胎着床。

如胚胎移植前可取内关、地机、太冲、百会、归来；移植后取足三里、三阴交、血海、合谷或关元、中极、大赫、子宫改善卵巢功能，根据不同病情采用补法或泻法，每日 1～2 次，每次留针 20～30 分钟，治疗天数视具体治疗目的而定。取卵镇痛可选百会、疼痛穴（右）、三阳络（右）、足三里（右）、耳穴子宫（右），并于得气后在疼痛穴和三阳络行电针刺激至取卵结束，能刺激机体使脑脊液中的内啡肽、脑啡肽等镇痛物质增多，从而提高麻醉药物的药效，可在取卵术中起辅助镇痛作用。

（2）耳针：取内分泌、卵巢、子宫、脑点等穴，可用耳穴埋针、埋豆，每次选用 4～5 穴，每周 2～3 次。

九、预防调护

（1）实施辅助生殖技术患者应重视"未病先防"，做好个人卫生防感染，避免输卵管炎性不孕的发生；交合有时，以免房劳伤肾，终致不孕。

（2）遵循求嗣之道，在选择婚配、婚龄、聚精养血等方面尤当紧守。

（3）调治劳伤痼疾，谨记"种子必先调经"和"治疗带下病"。

（4）调畅情志，有些患者由于长期不孕或体外授精-胚胎移植治疗失败，各种压力及精神负担叠加，导致郁郁寡欢、心情低落，当加以疏导和鼓励，使夫妻双方保持良好心态。

十、各家发挥

（一）从肾论治

马宝璋认为肾在月经产生机制中占主导作用，"种子必先调经，调经以补肾为要"。对于补肾，马宝璋提出三补肾阴，一补肾阳，并佐以活血通络之法。在月经过后，着重补肾阴，即填精养血；排卵前至排卵期，并补肾阳肾阴，可稍佐活血之品；排卵后期，着重温补肾阳（在稍补肾阴的基础上），兼以活血，血得温则行；再于经前期，在补肾基础上重用活血之品，因势利导，以促进月经按期来潮。临床上，马宝璋以加减固阴煎为主补肾调周。处方：熟地黄20g，当归、香附、山药、菟丝子、巴戟天、续断、女贞子、甘草各15g。加减：卵泡期重补肾阴，酌加山茱萸、枸杞子各15g。排卵期阴阳并补，稍佐活血之品，加丹参15g。黄体期重用活血之品，加丹参20g，益母草15g。每日1剂，水煎，早晚分服，连续治疗3个月经周期。待月经周期正常后予毓麟珠临证加减以助孕。

（二）从肾虚血瘀论治

王秀霞认为在治疗此类病症时，重点在于在补肾活血的基础上采用中药周期疗法治疗，根据月经周期的不同时期采取针对性中药治疗。特别注意月经周期中行经期、经后期、经间期及经前期四个时期的生理、病理特点。行经期（子宫内膜脱落期）：由满而溢，血室大开，气随血出。治以理气活血调经。中药予以熟地黄、白芍、阿胶、丹参等。经后期（卵泡期）：血海空虚，气血两虚。治以补肾益精，养血调经。予以自拟益肾方加减，适量加用温补肾阳以促进卵泡发育，达到阳中补阴的作用，如山药、当归、熟地黄等。经间期（排卵期）：阴阳之气相互转化的时期，阴精旺盛，重阴转化为阳，治以温肾助阳，益气调经。予以自拟益肾方加减，适量加以熟地黄、山药等。经前期（即黄体期）：肾气、冲任、胞宫及脏腑之气血皆充盛，为月经来潮准备物质基础。治以补肾益气，引血下行。予以自拟益肾方加减，适量加以活血药，可以起到调整经期的作用，如丹参、郁金、川牛膝、益母草等。自拟益肾方中淫羊藿、鹿角霜、巴戟天、覆盆子、益智仁、仙茅、山茱萸、生杜仲温肾助阳，肾阳旺盛，方可温煦其他脏腑，进而可以改善全身的阳虚诸症；茯苓健脾渗湿，利水助其行血，补肾之中又协以升阳，除湿使清浊攸分以助调理冲任之效；枸杞子有补肝肾，益精血之功。诸药共用，有调补冲任，益肾活血而摄精成孕之效。处方：仙茅15g，山茱萸15g，枸杞子20g，覆盆子20g，巴戟天15g，生杜仲20g，淫羊藿20g，益智仁20g，鹿角霜20g，丹参20g，甘草10g。

若是输卵管阻塞性不孕瘀重者，王秀霞认为可侧重采用治疗中医癥瘕的原则：行气活血，化瘀消癥，选药以活血化瘀消癥药为主，如三棱、莪术、刘寄奴、当归等以缓消癥积，方如琥珀散；多数患者均以受孕为最终治疗目的，故病程中有肾虚表现者，王秀霞会加入补肾助孕药，如杜仲、牛膝、桑寄生等，临床往往效果良好。琥珀散药物组成：三棱、莪术、牡丹皮、肉桂、延胡索、乌药、刘寄奴、当归、芍药、地黄等。

（三）从肝肾论治

韩百灵认为，气血是孕育之本，不孕之故，病变脏腑主要在肝肾，肝与肾关系密切。不孕或因肝郁，或因肾虚，或因痰湿而致。临证中痰湿者少见，肝郁不孕者多之。造成肝郁的主要原因多为情志不畅，肝气郁结，疏泄失常，气血失调，冲任不能相资。《景岳全书·妇人规》曰："产育由于气血，气血由于情怀，情怀不畅则冲任不充，冲任不充则胎孕不受。"《傅青主女科》又云："肝木不舒……腰脐之气不利，必不能通任脉而达带脉，而带脉亦塞……胞胎之门必闭。"肾虚有阴虚、阳虚、气虚之分。肾阴虚不孕多由素体阴血不足，或久病伤阴损血，或早婚、过贪房事，阴精暗耗，精亏血少，冲任空虚，胞脉失养所致；肾阳虚不孕多由先天禀赋不足，命火虚衰或久病损伤肾阳，而致冲任虚寒，不能摄精成孕；肾气虚不孕亦可由先天禀赋不足，或早婚房事不节损伤肾气，冲任虚损胞脉失养而致。

韩百灵立疏肝解郁、理血调经之法，自创百灵调肝汤，法从种子先调经，调经必先疏肝，肝气条达，诸经通畅，胎孕乃成，此亦遵"妇人……天癸既行，皆从厥阴论之"之意。方中当归补血活血，调经止痛，经云："补中有动，行中有补，诚血中之气药，亦血中之圣药也"；白芍养血调经，平肝止痛，主入肝经，既可以养肝血以补阴之不足，又可以柔肝止痛以泻肝之余；川楝子归肝经，行气止痛；枳实破气除热；王不留行性行而不止，走而不守，以活血通经，行血脉；通草清热通气，通利血脉；皂角刺通气开闭，除乳胀；牛膝补肝肾，活血通经，引血下行。当归、白芍、牛膝合用，养血活血以和血，通络调经；川楝子、枳实疏肝理气；王不留行、通草、皂角刺三药下达血海，走而不守。处方：当归 15g，白芍 20g，青皮 10g，王不留行 15g，通草 15g，皂角刺 5g，枳实 15g，瓜蒌 15g，川楝子 15g，怀牛膝 15g，甘草 5g。

韩百灵治疗肾虚不孕，以滋补肝肾、养血育阴为大法，自创育阴汤一方，韩老在临床实践中发现肾虚不孕的患者，大部分存在排卵功能障碍，临证中主要运用该方加减：熟地黄 20g，白芍 20g，山茱萸 20g，山药 20g，川续断 20g，桑寄生 20g，阿胶 15g，杜仲 20g，怀牛膝 20g，海螵蛸 20g，龟板 15g，牡蛎 20g，生甘草 5g。方中熟地黄、山茱萸、山药滋补肝肾，填精益髓；续断、桑寄生、杜仲、怀牛膝补益肝肾，强筋骨。龟板、牡蛎、海螵蛸为血肉有情之品，补益精血。阿胶源于血肉，化于精血而养血补血。白芍养血敛阴，主女人一切病。生甘草补虚，并调和诸药。全方共奏滋补肝肾、养血育阴之效。

（李硕熙）

参 考 书 目

韩延华. 2016. 百灵妇科[M]. 北京：中国中医药出版社.

洪家铁. 1996. 中西医临床妇科学[M]. 北京：中国中医药出版社.

李祥云. 2005. 实用妇科中西医诊断治疗学[M]. 北京：中国中医药出版社.

连方，齐聪. 2012. 中西医结合妇产科学[M]. 北京：人民卫生出版社.

刘雁峰. 2014. 中医妇科临证必备[M]. 北京：人民军医出版社.

罗颂平，梁国珍. 2004. 中西医结合生殖免疫与内分泌学[M]. 北京：人民军医出版社.

滕秀香. 2013. 柴松岩妇科思辨经验录[M]. 北京：人民军医出版社.